全国中医药行业中等职业教育"十三五"规划教材

推拿学

（第二版）

（供中医、中医护理、中医康复保健、中药等专业用）

主 编 ◎ 张美林

中国中医药出版社

·北 京·

图书在版编目(CIP)数据

推拿学/张美林主编 . —2 版 . —北京:中国中医药出版社,2018.7(2024.8 重印)

全国中医药行业中等职业教育"十三五"规划教材

ISBN 978-7-5132-4959-1

Ⅰ.①推… Ⅱ.①张… Ⅲ.①推拿-中等专业学校-教材 Ⅳ.①R244.1

中国版本图书馆 CIP 数据核字(2018)第 090373 号

中国中医药出版社出版

北京经济技术开发区科创十三街 31 号院二区 8 号楼

邮政编码 100176

传真 010-64405721

河北品睿印刷有限公司印刷

各地新华书店经销

开本 787×1092 1/16 印张 17.5 字数 360 千字

2018 年 7 月第 2 版 2024 年 8 月第 7 次印刷

书号 ISBN 978-7-5132-4959-1

定价 54.00 元

网址 www.cptcm.com

服 务 热 线 010-64405510

购 书 热 线 010-89535836

维 权 打 假 010-64405753

微信服务号 zgzyycbs

微商城网址 https://kdt.im/LIdUGr

官 方 微 博 http://e.weibo.com/cptcm

天猫旗舰店网址 https://zgzyycbs.tmall.com

李伏君（千金药业有限公司技术副总经理）

李灿东（福建中医药大学校长）

李建民（黑龙江中医药大学佳木斯学院教授）

李景儒（黑龙江省计划生育科学研究院院长）

杨佳琦（杭州市拱墅区米市巷街道社区卫生服务中心主任）

吾布力·吐尔地（新疆维吾尔医学专科学校药学系主任）

吴　彬（广西中医药大学护理学院院长）

宋利华（连云港中医药高等职业技术学院教授）

迟江波（烟台渤海制药集团有限公司总裁）

张美林（成都中医药大学附属针灸学校党委书记）

张登山（邢台医学高等专科学校教授）

张震云（山西药科职业学院党委副书记、院长）

陈　燕（湖南中医药大学附属中西医结合医院院长）

陈玉奇（沈阳市中医药学校校长）

陈令轩（国家中医药管理局人事教育司综合协调处副主任科员）

周忠民（渭南职业技术学院教授）

胡志方（江西中医药高等专科学校校长）

徐家正（海口市中医药学校校长）

凌　娅（江苏康缘药业股份有限公司副董事长）

郭争鸣（湖南中医药高等专科学校校长）

郭桂明（北京中医医院药学部主任）

唐家奇（广东湛江中医学校教授）

曹世奎（长春中医药大学招生与就业处处长）

龚晋文（山西卫生健康职业学院／山西省中医学校党委副书记）

董维春（北京卫生职业学院党委书记）

谭　工（重庆三峡医药高等专科学校副校长）

潘年松（遵义医药高等专科学校副校长）

赵　剑（芜湖绿叶制药有限公司总经理）

梁小明（江西博雅生物制药股份有限公司常务副总经理）

龙　岩（德生堂医药集团董事长）

中医药职业教育是我国现代职业教育体系的重要组成部分，肩负着培养新时代中医药行业多样化人才、传承中医药技术技能、促进中医药服务健康中国建设的重要职责。为贯彻落实《国务院关于加快发展现代职业教育的决定》（国发〔2014〕19号）、《中医药健康服务发展规划（2015—2020年）》（国办发〔2015〕32号）和《中医药发展战略规划纲要（2016—2030年）》（国发〔2016〕15号）（简称《纲要》）等文件精神，尤其是实现《纲要》中"到2030年，基本形成一支由百名国医大师、万名中医名师、百万中医师、千万职业技能人员组成的中医药人才队伍"的发展目标，提升中医药职业教育对全民健康和地方经济的贡献度，提高职业技术院校学生的实际操作能力，实现职业教育与产业需求、岗位胜任能力严密对接，突出新时代中医药职业教育的特色，国家中医药管理局教材建设工作委员会办公室（以下简称"教材办"）、中国中医药出版社在国家中医药管理局领导下，在全国中医药职业教育教学指导委员会指导下，总结"全国中医药行业中等职业教育'十二五'规划教材"建设的经验，组织完成了"全国中医药行业中等职业教育'十三五'规划教材"建设工作。

中国中医药出版社是全国中医药行业规划教材唯一出版基地，为国家中医中西医结合执业（助理）医师资格考试大纲和细则、实践技能指导用书、全国中医药专业技术资格考试大纲和细则唯一授权出版单位，与国家中医药管理局中医师资格认证中心建立了良好的战略伙伴关系。

本套教材规划过程中，教材办认真听取了全国中医药职业教育教学指导委员会相关专家的意见，结合职业教育教学一线教师的反馈意见，加强顶层设计和组织管理，是全国唯一的中医药行业中等职业教育规划教材，于2016年启动了教材建设工作。通过广泛调研、全国范围遴选主编，又先后经过主编会议、编写会议、定稿会议等环节的质量管理和控制，在千余位编者的共同努力下，历时1年多时间，完成了50种规划教材的编写工作。

本套教材由50余所开展中医药中等职业教育院校的专家及相关医院、医药企业等单位联合编写，中国中医药出版社出版，供中等职业教育院校中医（针灸推拿）、中药、护理、农村医学、康复技术、中医康复保健6个专业使用。

本套教材具有以下特点：

1. 以教学指导意见为纲领，贴近新时代实际

注重体现新时代中医药中等职业教育的特点，以教育部新的教学指导意

见为纲领，注重针对性、适用性以及实用性，贴近学生、贴近岗位、贴近社会，符合中医药中等职业教育教学实际。

2. 突出质量意识、精品意识，满足中医药人才培养的需求

注重强化质量意识、精品意识，从教材内容结构设计、知识点、规范化、标准化、编写技巧、语言文字等方面加以改革，具备"精品教材"特质，满足中医药事业发展对于技术技能型、应用型中医药人才的需求。

3. 以学生为中心，以促进就业为导向

坚持以学生为中心，强调以就业为导向、以能力为本位、以岗位需求为标准的原则，按照技术技能型、应用型中医药人才的培养目标进行编写，教材内容涵盖资格考试全部内容及所有考试要求的知识点，满足学生获得"双证书"及相关工作岗位需求，有利于促进学生就业。

4. 注重数字化融合创新，力求呈现形式多样化

努力按照融合教材编写的思路和要求，创新教材呈现形式，版式设计突出结构模块化，新颖、活泼、图文并茂，并注重配套多种数字化素材，以期在全国中医药行业院校教育平台"医开讲－医教在线"数字化平台上获取多种数字化教学资源，符合职业院校学生认知规律及特点，以利于增强学生的学习兴趣。

本套教材的建设，得到国家中医药管理局领导的指导与大力支持，凝聚了全国中医药行业职业教育工作者的集体智慧，体现了全国中医药行业齐心协力、求真务实的工作作风，代表了全国中医药行业为"十三五"期间中医药事业发展和人才培养所做的共同努力，谨此向有关单位和个人致以衷心的感谢！希望本套教材的出版，能够对全国中医药行业职业教育教学的发展和中医药人才的培养产生积极的推动作用。需要说明的是，尽管所有组织者与编写者竭尽心智，精益求精，本套教材仍有一定的提升空间，敬请各教学单位、教学人员及广大学生多提宝贵意见和建议，以便今后修订和提高。

国家中医药管理局教材建设工作委员会办公室

全国中医药职业教育教学指导委员会

2018 年 1 月

《推拿学》
编委会

主　编

张美林（成都中医药大学附属医院针灸学校/四川省针灸学校）

副主编

李　川（成都中医药大学附属医院）

尹百顺（曲阜中医药学校）

张明丽（南阳医学高等专科学校）

编　委（以姓氏笔画为序）

尹百顺（曲阜中医药学校）

李　川（成都中医药大学附属医院）

李小琴（江西中医药大学附属医院）

杨雪艳（保山中医药高等专科学校）

张明丽（南阳医学高等专科学校）

张美林（成都中医药大学附属医院针灸学校/四川省针灸学校）

廖建东（大理护理职业学院）

　　《推拿学》是"全国中医药行业中等职业教育'十三五'规划教材"之一。本教材是依据习近平总书记关于加快发展现代职业教育的重要指示和《国家中长期教育改革和发展规划纲要（2010—2020年）》精神，为适应中医药中等职业教育的教学发展需求，突出中医药中等职业教育的特色，由全国中医药职业教育教学指导委员会、国家中医药管理局教材建设工作委员会办公室统一规划、宏观指导，中国中医药出版社具体组织，全国中医药中等职业教育学校联合编写，供中医药中等职业教育教学使用的教材。

　　本教材牢固确立职业教育在国家人才培养体系中的重要位置，力求职业教育专业设置与产业需求、课程内容与职业标准、教学过程与生产过程"三对接"，"崇尚一技之长"，提升人才培养质量，做到学以致用。本教材编写强化质量意识、精品意识，以学生为中心，以"三对接"为宗旨，突出思想性、科学性、实用性、启发性、教学适用性，在教材内容结构、知识点、规范化、标准化、编写技巧、语言文字等方面加以改革，从整体上提高教材质量，力求编写出"精品教材"。

　　本教材可供中等职业教育中医、中医护理、中医康复保健、中药等专业学生使用；也可供推拿爱好者自学使用。

　　全书分为五个模块，十三个单元，208幅插图。第一模块（基础部分）分为两个单元，介绍了推拿学专业课程应掌握的基本理论、知识和推拿功法基本技术。主要包括推拿发展源流，推拿分类，推拿适应证、禁忌证及注意事项，推拿的体位、力度、时间、顺序，推拿介质，推拿异常情况处理；练功对人体的影响及练功原则、身体素质训练及传统功法训练。第二模块（手法部分）分为三个单元，介绍了成人推拿手法和小儿推拿手法及特定穴。主要包括推拿基本手法、运动关节类手法和复合手法；小儿推拿常用手法和特定穴位。第三模块（推拿诊断及治则治法）分为三个单元，介绍了推拿四诊合参、常用检查方法和推拿治则治法。主要包括望诊、问诊、闻诊、切诊；骨伤科特殊检查和影像学检查；推拿治疗原则和推拿治法。第四模块（临床治疗部分）分为两个单元，介绍了骨伤科疾病和内、妇、五官、小儿科疾病。主要包括落枕、颈椎病、肩周炎等10个骨伤科常见疾病；头痛、痛经、近视、小儿肌性斜颈等14个内、妇、五官、儿科常见推拿适应病症。第五模块（保健部分）分为三个单元。介绍了老年人和儿童的保健推拿技术。主要包括老年人的生理病理特点、老年人的体质辨识、老年人的保健推拿技术；小儿的生理病理特点和小儿的保健推拿技术。

本教材主要特点：①紧扣专业培养目标，着眼培养实用型、技术技能型推拿专业人才。在内容上充分遵循"基本、必需、实用、够用、精炼"的原则，并加强了与该专业有密切联系的相关课程编写人员的沟通协作，精简、融合、优化历版中职推拿教材的结构和内容，避免了简单重复，内容精练，图文并茂，增强了可读性。②根据中职学生的文化基础和年龄特点，根据该专业课程的内在特性采用了"模块、单元"的编写体例来把握教材架构，有利于提高课堂教学的有效性。③本教材增加了传统功法技术如八段锦、五禽戏等，以及老年人保健推拿、小儿保健推拿技术等以适应健康服务业（中医药养生保健、特色康复、健康养老、健康服务等产业）的发展需求。

编写分工：模块一、模块五由张美林、李川、杨雪艳编写；模块二由张明丽编写；模块三、模块四由尹百顺、廖建东和李小琴编写。

在编写过程中，国家中医药管理局、全国中医药职业教育行业指导委员会、中国中医药出版社给予了有力的支持和指导，全体编写人员密切合作。同时，本教材还参阅借鉴了部分专家、学者的研究成果和部分推拿适宜技术。在此一并表示衷心的感谢。

本教材虽经主编统稿，集体研究，会议审定，但由于我们水平有限，加之中职教育的形势和要求正处在前所未有的变革中，对产业、专业、职业、课程等相互之间的对接、中高职的衔接和沟通尚不充分，书中不足之处在所难免，恳请广大教师、学生和读者批评指出，以便进一步修订完善。

《推拿学》编委会

2018 年 1 月

▌模块一　推拿基础▌

▍模块二　推拿手法▍

▎模块三　推拿诊断及治则治法▎

▎模块四　临床治疗▎

▎模块五　保健推拿▎

模块一　推拿基础

【学习目标】

1. 掌握推拿的适应证、禁忌证、注意事项，以及推拿的体位、力度、时间、顺序等基础知识。

2. 熟悉推拿的分类、介质及异常情况处理等内容。

3. 了解推拿的发展源流。

扫一扫，看课件

单元一
推拿学基础知识

项目一　推拿发展源流

推拿是我国传统医学的重要组成部分，属于外治法的范畴。在远古时代，原始人在与自然界抗争及人类间的相互争斗中，不可避免地出现扭挫伤、跌仆伤等损伤，原始人会本能地用自己的双手去抚摩、按压受伤部位以减轻疼痛。经过不断地实践和总结，这些抚摩、按压、摩擦等本能动作逐渐发展成为医疗行为，成为推拿的起源。

"推拿"一词出现于明代。汉代以前有"按摩""按跷""跷摩"等称谓，汉代至明代多称"按摩"，明代以后多将"推拿""按摩"并称。目前，"推拿"多用于医疗领域，"按摩"多用于保健领域。但两者在基本手法等领域，框架相同，也有学者将其统称"推

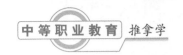

拿"。现在的"推拿"是融会了传统医学和现代医学的一门医学学科,与生命科学、物理学等学科交叉融合,是安全、生态的自然疗法。

一、 秦汉时期

秦汉时期,朴素唯物的阴阳学说得到发展,早期医学模式得以整理继承、总结完善,并奠定了中医学术体系,推拿按摩也随之形成。史载的第一部推拿学专著——《黄帝岐伯按摩经》(十卷,佚)即是这个时期的产物。另外,医圣张仲景的《金匮要略》中已有"膏摩"的记载:"若人能养慎……膏摩勿令九窍闭塞。"书中还记载了抢救自缢的方法:"徐徐抱解,不得截绳。上下安被卧之。一人以脚踏其两肩,手少挽其发,常弦弦勿纵之;一人以手按据胸上,数动之;一人摩捋臂胫屈伸之;若已僵,但渐渐强屈之,并按其腹。如此一炊顷,气从口出,呼吸眼开,而犹引按莫置,亦勿苦劳之。"首创了以手法抢救呼吸、心脏骤停等危急症,并与其他方法相结合。长沙马王堆汉墓出土了《导引图》,共有导引图像44幅,不仅描绘了自我抚胸、捶背、按腰等各种导引姿态,还注明了所防治疾病的名称,为我国现存最早的推拿图绘资料。

二、 魏晋隋唐时期

魏晋隋唐时期的推拿疗法已有较高地位,不仅成为医学教育的四大科目之一,而且已经应用于骨伤和外科疾病的治疗。晋代葛洪《肘后备急方》为推拿疗法的发展做出了巨大贡献,即记载了世界上最早的颞颌关节脱位整复方法:"令人两手牵其颐已,暂推之,急出大指,或咋伤也。"该方法目前仍在临床上广泛应用。书中还记载了用爪切人中治猝死、按心下宛宛中治卒心痛、抓脐上3寸治腹痛等简便方法,使推拿更广泛地应用于急救。书中另记录了小儿推拿的捏脊疗法。在隋唐时代,推拿疗法颇受朝廷和民间的重视,得到突飞猛进的发展。在隋代的医疗制度中,推拿疗法有史以来第一次作为独立的学科被提出,如《隋书·百官志》记载:"太医署有主药二人……按摩博士二人。"唐代沿用了该医疗制度,把按摩推拿医生分成按摩博士、按摩师和按摩工等不同等级,并出现了专门的按摩教学机构,如《旧唐书·职官志》记载:"太医院掌医疗之法……三曰按摩,皆以博士教习之。"

这一时期的医籍中还记有很多其他成就。唐·蔺道人的《理伤续断秘方》记载了许多按摩手法,如拔、揣、摸、伸等。并且该书将推拿引用到骨伤科,对以后的伤科推拿流派的形成和发展有重大作用。该时期,膏摩也得到很大发展。唐·孙思邈的《千金要方》中就有以"膏摩"法治疗"夜啼""腹胀满""不能乳食"等多种小儿病证的记载,再次延伸了推拿的治疗范围。《大唐六典》中明确提出了按摩可治"风""寒""暑""湿""饥""饱""劳""逸"等因素所致的疾患,充分显示了推拿治疗的发展水平。

盛唐时期,随着经济、文化的繁荣,对外文化交流也出现了空前的盛况。中医这种按摩疗法已开始传往朝鲜和日本，在国外有很大影响。

三、宋金元时期

宋金元时期，由于外族入侵，医学等科学受到一定冲击，推拿不如隋唐时期盛行，国家医疗机构也不复设推拿专科。尽管如此，该时期的医学仍有一定发展。宋代末年官方组织编纂了一部大型医籍《圣济总录》，里面有独立成篇的推拿内容记载，可视为对此前历代成就的一次系统总结。《圣济总录·治法门》中说："可按可摩，时兼而用，通谓之按摩，按之弗摩，摩之弗按，按止以手，摩或兼以药，曰按曰摩，适所用也。……世之论按摩，不知析而治之，乃合导引而解之。夫不知析而治之，固已疏矣，又合以导引，益见其不思也。大抵按摩法，每以开达抑遏为义，开达则壅蔽者以之发散，抑遏则剽悍者有所归宿。"对按摩推拿手法作用与导引的关系进行了精辟阐述，为后世的进一步发展提供了丰富的理论基础。宋代名医庞安时"为人治病十愈八九……有民家妇孕将产，七日而子不下，百术无所效……令其家人以汤温其腰腹，自为上下按摩，孕者觉肠胃微痛，呻吟间生一男子"，运用了腹部推拿手法催产，这是世界上首例产科手法助产病案。元·危亦林的《世医得效方》记载了"摆摇""屈伸"等新手法，对推拿手法有不少创新，还记载了推拿手法对关节脱位、扭挫伤、骨折等骨伤疾患的治疗方法。金·张从正的《儒门事亲》提出推拿具有汗、吐、下三种作用，对推拿治疗提出了新的认识。朱丹溪则将摩腰膏的应用推向了一个新的高潮，至清代不衰。元代《回回药方》记载有"脚踏法""擀面杖于脱出的骨上"等骨伤疗法，在正骨推拿史上有所创新和发展。

四、明代

在明代，资本主义生产方式萌芽产生，社会科学文化经过沉淀发展达到新的高度，推拿也进入一个新的发展时期。推拿重新被列入医学分科之中。"推拿"一词首见于龚云林的《小儿推拿方脉活婴秘旨全书》，该名称的出现为后世推拿学科立名奠定了基础。推拿不仅具备了以前各代的成就，而且形成了小儿推拿的独特体系。现存最早的小儿推拿专题文献——明·徐用宣《袖珍小儿方》的"秘传看惊掐筋口授心法"，可谓是小儿推拿体系的雏形。我国现存最早的推拿专著《小儿按摩经》，以及《小儿推拿秘诀》和《小儿推拿方脉活婴秘旨全书》等专著的出现，使小儿推拿独立和完善，形成小儿推拿分支。推拿的高速发展也使民间按摩医生比较活跃，如《香案牍》载："有疾者，手摸之辄愈，人呼为摸先生。"所谓摸先生就是指民间按摩医生。此外，明代的《医学入门》《保生秘要》《古今医统》等大量文献也涉及了推拿内容，可见推拿的广泛应用和兴盛场面。

五、清代

清代的太医院未设推拿专科，但推拿的理论、手法和临床应用都有很大发展。如清代医学全书《医宗金鉴·正骨心法要旨》对宋以来的骨伤推拿进行了系统的总结和整理，提出了八大骨伤推拿手法："摸、接、端、提、按、摩、推、拿。"还指出："一旦临证，机触于外，巧生于内，手随心转，法从手出。"该时期还产生了其他很多推拿专著，如《幼科推拿秘书》《小儿推拿广意》《小儿推拿直录》《厘正按摩要术》《保赤推拿法》《推拿易知》《推拿指南》《小儿推拿术》《推拿图解》《推拿抉微》等，对后世推拿手法总结、儿科杂病治疗、伤科疾病治疗等产生重大影响。另外，汪启贤的《济世全书》对脊柱病分类和推拿整脊进行了更为系统和全面的阐述。吴尚先的《理瀹骈文》在膏摩的理法方药方面进行了一次系统总结和提高。唐元瑞的《推拿指南》对各种目疾的推拿治疗及操作方法进行了说明。从以上著作中可以看出，清代时期的推拿不仅在理论上日益丰富，而且在临床上得到推广和发展。

六、 民国时期

民国时期，西方文化及西方医药学在中国进一步传播，使传统医学备受歧视，并且出现了一股全盘否定传统文化的思潮。随之国民党政府提出了"废止旧医，以扫除医事卫生之障碍"的方针，对我国的社会及医药事业的发展产生了重大影响，也使推拿的发展陷入了低潮，只能以分散的形式在民间存在和发展。在此期间，推拿出现了地域特征的流派：江浙的一指禅推拿、北方的正骨推拿、上海的滚法、四川的经穴推拿等。另外，西方医学的进入也在一定程度上促进和丰富了推拿学的发展。

七、 中华人民共和国成立后

中华人民共和国成立后，国家高度重视和发展传统医学，在党的政策指引下，推拿学迅速发展，重现光彩。1956 年推拿正式列入国家教育体系，1958 年在上海成立了推拿专科门诊部，同年还开设了推拿专科学校，邀请当时全国著名推拿专家任教，开始了有计划的正规教育。在 20 世纪 50 年代，国内许多省、市级医院开设了按摩科或推拿科，推拿治疗范围扩大到内、外、妇、儿、伤、五官等各科病证，对推拿的生理作用和治疗原理也有了初步的探讨，同时推拿界开始了对推拿历史和文献的发掘、整理与研究工作。20 世纪 60 年代的上半期，在我国初步建立了一支推拿队伍，开始了推拿作用机理的现代实验研究，研究了推拿对正常人脑电波、血细胞、局部温度、消化液分泌及皮肤电阻的影响。此时，推拿已被应用于急腹症的治疗，如扭转性肠梗阻、蛔虫性肠梗阻、尿路结石、锑剂中毒等。推拿麻醉也在这一时期获得初步成效。

20 世纪 70 年代至 90 年代，国内的中医学院相继出现了推拿专业、推拿院系及推拿相关的科学研究。1979 年上海中医学院成立了针灸推拿系，1982 年北京中医学院也成立了针灸推拿系。随后，全国有条件的中医院校相继开始筹建针灸推拿系，有的省市还设置了针灸推拿按摩专科学校。1987 年中华全国中医学会推拿学会成立，同时期，卫生部组织编写了《推拿学》统编教材。1993 年 7 月 1 日《中华人民共和国国家标准·学科分类与代码》正式将该学科命名为"按摩推拿学"，代码为 360.1051。1997 年上海中医药大学开始招收推拿博士生，各院校相继开展推拿硕士、博士生教育，2001 年人民卫生出版社出版了全国高等中医药院校 21 世纪课程教材《推拿手法学》《推拿治疗学》，2002 年中国中医药出版社出版了全国中等中医药教育规划教材《推拿学》，2003 年中国中医药出版社出版了新世纪全国高等中医药院校规划教材《推拿学》。

2000 年以后，随着海内外的频繁学术交流，推拿疗法已引起国际医学界的重视，中国的按摩推拿开始走向世界。世界许多国家也开展对中国传统推拿的临床和实验研究，并达到了分子生物学水平。目前，中国推拿作为人类最古老又安全有效的绿色医疗方法，为人类健康贡献力量。

项目二　推拿的分类

一、根据应用目的分类

1. 医疗推拿　以治疗疾病为主要目的的推拿治疗方法。治疗范围涉及骨伤、神经、内、外、妇、儿等科疾病。医疗推拿具有自己独特的治疗优势。

2. 保健推拿　以养生保健为主要目的的推拿方法。医者可用按摩手法，刺激人体的适当部位或穴位或反射区，产生刺激信息，并通过经络和脏腑的表里络属关系、局部反映整体的关系调节人体，从而达到消除疲劳、增强体质、健美缓衰、延年益寿的目的。

3. 运动推拿　旨在消除运动员紧张、缓解疲劳、调整和保护运动员良好竞技状态的一种推拿方法，在提高运动能力、调整比赛心理、发挥运动技能等方面有重要的意义。

4. 康复推拿　是针对残疾人、慢性病者、老年人、某些疾病的恢复期等，采取推拿手法调节恢复身体机能、促进疾病康复的一种推拿方法，在康复医学治疗手段中有重要价值。

5. 美容推拿　是通过特定的推拿手法，对皮肤产生良性刺激，从而改善皮肤的弹性、干湿度，进而使皮肤得到更多营养，并迅速消除皮肤疲劳的推拿方法。美容推拿具有延缓皱纹形成、抗皮肤衰老和减肥的作用。

二、根据治疗对象分类

1. 小儿推拿　主要适用于 3 岁以下的小儿。由于小儿特有的生理病理特点，使其有

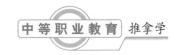

特定的手法和特定的穴位，自成体系。

2. 成人推拿　运用推拿疗法治疗成人疾病为主要对象的疗法。

三、根据治疗病种分类

1. 整骨推拿　是采用推拿手法和功能训练来治疗骨伤、脱位、伤筋等骨伤疾病的推拿方法。

2. 小儿推拿　是中医儿科学和推拿学相结合的一门学科，是根据小儿生理病理特点防治儿科疾病，保健儿童身心和促进儿童生长发育的一种中医外治疗法。

3. 急救推拿　是在第一时间，迅速应用推拿疗法急救病人的一种方法。

项目三　推拿的适应证、禁忌证及注意事项

学习掌握推拿的适应证、禁忌证及注意事项是非常必要的，只有这样，才能保证推拿的安全性和有效性，使医患关系和谐，避免医疗事故的发生。

一、适应证

1. 骨伤科疾病如落枕、颈椎病、寰枢椎关节紊乱症、颈椎间盘突出症、前斜角肌综合征、肩关节周围炎、胸胁进伤、肋软骨炎、胸椎小关节紊乱症、腰椎后关节突关节紊乱、腰椎间盘突出症、急性腰扭伤、慢性腰肌劳损、腰椎管狭窄、第三腰椎横突综合征、骶髂关节半脱位、骨盆移位综合征、梨状肌综合征、臀上皮神经损伤、尾骨挫伤、强直性脊柱炎；各种常见关节脱位，如颞颌关节脱位、肩关节脱位、肘关节脱位、桡尺远端关节分离症、髋关节脱位等；四肢关节扭伤，如肩关节扭挫伤、肘关节扭挫伤、腕关节扭挫伤、半月板损伤、关节脂肪垫劳损、关节内外侧副韧带损伤、踝关节扭伤、跟腱损伤；以及其他如肩峰下滑囊炎、肱二头肌长头腱鞘炎、肱骨外上髁炎、肱骨内上髁炎、桡骨茎突部狭窄性腱鞘炎、指部腱鞘炎（掌指关节腱鞘炎）、腱鞘囊肿等。

2. 内科疾病如感冒、头痛、不寐、眩晕、咳嗽、肺胀、哮病、胃脘痛、呃逆、腹痛、泄泻、便秘、胁痛、中风、消渴病、癫狂等。

3. 妇科疾病如月经不调、痛经、闭经、带下病、产后缺乳、产后耻骨联合分离症、围绝经期综合征、慢性盆腔炎等。

4. 儿科疾病如小儿脑瘫、咳嗽、发热、腹痛、泄泻、呕吐、疳证、夜啼、遗尿、惊风、小儿肌性斜颈、小儿麻痹后遗症、斜视等。

5. 五官科疾病如近视、目倦、伤风鼻塞、鼻窒、喉痹、功能性耳鸣等。

6. 急症类如中暑昏迷、休克、晕针等。

二、　禁忌证

1. 各种急慢性传染病。

2. 可疑或已经明确诊断有骨或软组织肿瘤、结核。

3. 烧伤、烫伤及其他溃疡性皮肤病的局部。

4. 各种感染性、化脓性疾病等，如骨髓炎、化脓性关节炎等。

5. 诊断不明确的急性脊柱损伤或伴有脊髓症状患者，手法可能加剧脊髓损伤。

6. 各种血液病或有出血倾向的患者，如便血、尿血、软组织损伤早期瘀肿，胃、十二指肠急性穿孔和中风等出血性疾病。

7. 严重的心、脑、肝、肾等器官的器质性疾病。

8. 醉酒者、严重的（不能合作的）精神病患者。

9. 经期、妊娠期妇女的腹部和腰骶部。

10. 年老体弱不宜重手法刺激者。

11. 极度疲劳、久病体虚、暴怒后、大量运动后、空腹饥饿及饭后半小时内，不宜推拿。

三、　注意事项

1. 推拿室应保持安静、卫生等。冬季注意保暖，夏季注意防暑。避免强光和噪音刺激。

2. 推拿医师的手、指甲要保持清洁，指甲要每天修剪，手腕不戴装饰品，防止损伤患者的皮肤。冬季手要保持温暖，夏天手要保持干爽。

3. 医者治疗前应明确诊断和治疗方案，排除推拿禁忌证。同时做好患者思想工作，排除顾虑，以便医患配合。

4. 医者在推拿过程中要随时观察和询问患者，适时地调整手法的轻重及作用时间。对老人、儿童应掌握适宜的刺激量。急性软组织损伤早期，局部疼痛肿胀瘀血较重，待病情缓解后，再行局部操作。

5. 关节活动的幅度要由小到大，切忌粗暴，以免超越病情适应度和关节正常生理活动范围。

项目四　推拿的体位、力度、时间、顺序

推拿时，需根据患者的病情、病位和手法特点等因素随时改变医患的体位和姿势。体位和姿势是否合适，与手法的施展和治疗效果都有密切关系。选择体位时，既要让患者舒

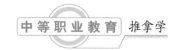

适、安全，肌肉得到放松并能保持很长时间，又要利于医生手法发力、操作方便、节省体力、持久操作。

一、 推拿体位

（一）患者体位

1. 仰卧位　患者仰面朝上，头下垫薄枕，双下肢伸直，双上肢自然置于身体两侧，全身肌肉放松，自然呼吸。亦可根据治疗需要，令患者一侧上肢或下肢外展、内收、上举、屈曲等。在颜面、胸腹及四肢前侧等部位实施手法时常选择该体位。

2. 俯卧位　患者背部朝上，前额、胸部垫薄枕，双下肢伸直，双上肢自然置于身体两侧，或屈肘向上置于头部两侧，全身肌肉放松，自然呼吸。或根据治疗需要，令患者一侧上肢或下肢外展、内收、上举、屈曲等。在背部、腰臀及下肢后侧实施手法时常选用该体位。

3. 侧卧位　患者面部朝左或右，两下肢自然屈曲，或一屈一伸，上侧上肢自然置于身体上侧，下侧上肢置于床面或屈曲置于面部前方。向左侧卧的体位称左侧卧位，向右侧卧的称右侧卧位。在臀部、下肢外侧及腰部斜扳法时常选择上述体位。

4. 端坐位　患者端正而坐，两脚自然分开与肩同宽，大腿与地面平行，两上肢自然下垂，两手置于两膝上，全身放松，自然呼吸。在头、颈、肩、上背部实施手法时常选该体位。

5. 俯坐位　患者端坐位后，上身前倾，两肘屈曲支撑膝上或桌椅上，全身放松，自然呼吸。在项、肩及上背部实施手法时常采用该体位。

（二）医生体位

在推拿过程中，医生要选择一个合适的体位，步态、姿势要有利于医生发力和持久操作。由于操作时医生手法的改变，左右手转换或患者体位需要改变时，医生原来的位置步态和姿势就不能适应，需要随时注意调整。医生的姿势要进退自如，转侧灵活，做到操作过程中各部动作协调一致。

二、 推拿力度

在推拿操作治疗时要求医生手法具有一定的力量。力量越重，刺激性越强；力量越轻，刺激性越弱。临床上不是手法越重越好，力量大小应根据患者的年龄、性别、体质、病情等情况灵活掌握，且必须符合人体组织的力学与生理特性，使手法作用于人体之后可以形成一种良性的刺激和感应。一般来讲，形体健壮者，手法力量宜重；形体消瘦者，手法力量宜轻。年老体弱、妇女儿童，手法力量宜轻；年轻体壮者，手法宜重。针对一个疾病完整手法治疗过程，一般应遵循"轻-重-轻"的原则，即手法治疗过程前后两头宜轻，中间的针对性治疗时手法宜重。另外,在同一部位手法操作时应注重手法的轻重交替,以及点、线、面的结合使用,切不可在同一点上长时间、持续性使用重手法操作。

三、 推拿时间

在推拿治疗疾病时,需根据患者的病情、体质、所选用手法的类别及力度等,来确定手法达到治疗效果所需的治疗时间。时间过短,往往达不到疗效;时间过长,可能会引起不良反应。每次治疗时间以 10~20 分钟为宜,对内科和妇科疾患的治疗可适当增加时间。

四、 推拿顺序

推拿手法治疗遵循一定的操作顺序,一般自上而下,先左后右,从前到后,由浅入深,循序渐进,可依具体病情适当调整。

项目五　推拿介质

推拿时,为了减少对皮肤的摩擦,或者为了借助某些药物的辅助作用,可在推拿部位或穴位上涂些液体、膏剂或洒些粉末,这种液体、膏剂或粉末样物质统称为推拿介质。其中,古人把各种药物配制成膏作为推拿介质,利用这种介质所做的推拿称为膏摩。目前,推拿介质种类颇多,如水剂、膏剂、汁剂、酒剂、油剂、粉剂等。现将常用推拿介质分述如下。

1. 常用推拿介质

(1)葱姜汁　葱白和生姜洗净,捣碎取汁(或将葱姜用酒精浸泡)。其性味辛温,能解表散寒,通阳,温中止呕。如治疗风寒感冒,头痛、鼻塞,蘸汁揉风池、大椎、迎香、太阳等;若寒邪中胃,腹痛、呕吐,蘸汁揉中脘、天枢、神阙等。

(2)冷水　一般的洁净食用冷水即可。有清凉肌肤和退热作用。常用于小儿热证。

(3)蒜汁　将蒜剥皮捣泥取汁。蒜性味辛温,有凉润肌肤、解毒杀菌、温中健胃的作用。如治疗感冒咳喘,取汁推拿肺俞、膻中、中府等穴。

(4)薄荷水　取少量薄荷,用开水浸泡后放凉去渣即可应用。有清凉解表、清利头目的作用。如治疗风热感冒,头痛、发热,取汁推拿印堂、太阳等。

(5)滑石粉　医用滑石粉即可。有滑润皮肤、减少皮肤擦伤和吸水的作用。

(6)爽身粉　有吸水、清凉、增强皮肤润滑的作用。

(7)食用油　如麻油、香油、菜油等均可应用。有加强手法透热的作用。

(8)冬青膏　将冬青油、薄荷脑与凡士林混合称冬青膏。有加强透热和润滑的作用。

(9)蛋汁　将鸡蛋穿一小孔,让其蛋清流出取用。有清凉去热、消积消食的作用。常用于小儿外感发热、消化不良等。

（10）医用酒精　有退热作用。

（11）药酒　如风湿活络酒、五加皮酒、独活寄生酒等，常因浸泡药物不同而作用各异，可视病情选择应用。

2. 推拿介质的选择

临床上常根据具体情况，如年龄、病情、季节等因素来选用介质。

（1）病情　根据各种介质的作用，视病情予以选择应用。如软组织损伤、关节扭伤等所致瘀青、瘀肿，可选用活血化瘀、消肿止痛的介质，如红花油、冬青膏等；小儿肌性斜颈多选用润滑作用较好的滑石粉、爽身粉等；小儿发热多选用清凉作用较好的酒精、冷水等。选择介质，还可以根据患者寒热虚实的不同症状而异。寒证，多选用具有温热散寒作用的葱姜汁、冬青膏等；热证，多选用具有清凉退热作用的酒精、薄荷水等；实证，多选用具有清泻作用的蛋清、红花油等；虚证，多选用具有滋补作用的药酒、冬青膏等。

（2）年龄　小儿常用的介质主要有爽身粉、滑石粉、蛋汁、冷水、薄荷水、酒精、姜葱汁。成年人使用的介质种类不受限制。老年人常用的介质主要有油剂和酒剂。

（3）季节　春夏季节常用的介质主要有葱姜汁、冷水、薄荷水、滑石粉、爽身粉、蛋汁、酒精等，秋冬季节常用的介质主要有冬青膏、食用油、药酒等。

项目六　推拿异常情况处理

推拿治疗疾病安全有效，但当对疾病诊断不准确或手法操作不当时就会对患者产生损伤，甚至造成生命危险。

一、晕厥

晕厥是在推拿过程中病人出现眩晕、全身无力、出虚汗等症状，甚至发生晕倒、昏厥的现象，又叫"晕推"。

1. 症状　患者突然头晕、恶心、心慌、面色苍白、全身无力、四肢发凉、出虚汗，甚至出现惊厥和昏倒症状。

2. 原因　病人过于紧张、体质虚弱、疲劳、过饥过饱，或者手法过重、时间过长等。

3. 处理　当发现病人晕厥时，立即停止推拿治疗，将患者平卧于空气流通处，采取足高头低位，即头部不用枕头，腿部抬高约30°，并对患者松解衣带，安静休息，尽量不要搬动患者。轻者静卧片刻，给饮温水或糖水，休息后即可恢复。重者在上述处理基础上，可配合掐人中、按涌泉、拿肩井、拿合谷、掐十宣等方法，促其苏醒。特殊情况下，及时送往相关科室治疗，必要时，还应进行现场急救。

4. 预防　当病人紧张时，做好医患沟通，消除患者对推拿治疗的恐惧感；对体质虚弱、疲劳、过饥等患者，手法不宜过重，时间不宜过长；注意室内环境舒适，空气流通。

二、 皮下出血

推拿时除了特殊手法（如拧法等）外，一般无皮下出血现象。若皮肤出现瘀青、青紫等现象，说明皮下出血。

1. 症状　推拿部位出现疼痛、瘀青、瘀肿、青紫。

2. 原因　推拿手法过重或推拿方法不对。

3. 处理　对轻度的皮下出血或局部小面积瘀青，一般不必处理，可自行消退；若局部青紫面积较大，肿痛明显，可先制动、冷敷或用弹性绷带加压包扎。出血停止后，可在局部使用按、揉、摩、擦等手法治疗，手法宜轻，同时加湿热敷，以消肿止痛，促进瘀血消散、吸收。

4. 预防　正确掌握各种手法的动作要领，推拿手法不宜过重。适当使用介质。对有出血倾向的患者慎用推拿治疗。对于已经出血患者，忌早期使用手法干预或湿热敷，应在出血停止后再配合使用。

三、 脱位、骨折

推拿时手法不当或手法粗暴，可引起患者骨折或关节脱位。

1. 症状　骨折和关节脱位部位疼痛剧烈，软组织肿胀、出血，功能活动受限。

2. 原因　推拿手法不当或手法粗暴，对正常关节活动度认识不清，超过患者骨骼或关节正常生理活动范围。

3. 处理　出现骨折或脱位时，应及时进行整复及固定。

4. 预防　治疗前，应明确诊断，排除某些推拿的禁忌证，如骨结核、骨肿瘤等。医生应熟悉各个关节的解剖结构及其正常运动幅度。手法要柔和，不可暴力。关节运动幅度应由小而大，循序渐进。

四、 破皮

使用擦法、推法等手法时会出现皮肤破损现象。

1. 症状　皮肤表面不同程度破损、出血。

2. 原因　手法使用不当，没有使用介质。

3. 处理　皮肤破损，不应在破损皮肤处继续操作，要保持伤口清洁，并做相应处理，一般不要包扎，数日后可痊愈。

4. 预防　使用擦法、推法等手法时，把握手法力度、时间等因素，防止手法过重。可以适当使用介质。

扫一扫，看课件

单 元 二

推拿功法

项目一　练功对人体的影响及练功原则

一、　练功对人体的影响

推拿练功是推拿医生掌握好专业推拿技术的前提和基础，是按照推拿操作技术和技能的特殊要求，以提高操作者的身体素质和专业技能为目的的独特练功方法。在练功时，主要训练肌肉的等长收缩来提高医生的指力、臂力、腰力和腿力，从而提高手法动作的技巧性。医生也可指导患者进行功法锻炼，达到扶正祛邪、强壮身体的作用。

二、　练功原则

（一）因人制宜

不同的人有其不同的个体特点，应根据每个人的年龄、性别、体质等不同特点来制订自己的练功计划。只有选择符合自己实际情况的练功内容和方法，才能安全、有效、长久。

（二）循序渐进

练功要注意遵守循序渐进的原则。强度要从小到大，逐渐增加，难度要由易到难，由简单到复杂。不应过早去练习自己力尚不及的高难度动作，以免损伤身体。

（三）长期坚持

练功伊始，初学者常感觉新鲜、好奇，但之后，练功人员可能会感到枯燥、逐渐失去兴趣。练功需要毅力，需要循序渐进，不可急于求成，避免伤害练功的积极性。另外，练功者应端正心态。练功进步的快慢在很大程度上取决于练功的心态，练功越是深入，心态对于练功的影响就表现得越明显。

练功时，要求做到动作明确，全面锻炼，动静结合，意气相随。练功可以锻炼肌肉骨骼及内脏器官；可以陶冶情操，修身养性，延年益寿；还可以提高身体灵敏度和柔韧度，又可提高力量、耐受性。长期坚持练功，受益匪浅。

（四）做好准备活动和整理活动

练功前的准备活动能提高大脑皮质神经细胞的兴奋性和协调各器官系统的活动，还能使肌肉、肌腱、韧带等都处于良好的状态，提高其弹性和伸展性。因此，做好练功前的准备活动，可防止心肺等器官在活动中出现的不适，还可预防肌肉、韧带、关节在运动中出现损伤。准备活动包括走、跑、跳、徒手操等，准备活动时间要充足，强度大小应适宜。

整理活动是功法结束后进行的，可以消除疲劳，促进体力恢复。练功结束后，呼吸和心跳仍然较快，整理活动可以使紧张的运动状态更好地过渡到安静状态。若练功结束后突然静止，这就妨碍了此时所需较强的呼吸动作，影响氧气的补充，同时也影响了静脉血的回流，心脏的输出量因而减少，血压降低，身体就会出现不适感。因此，练功后的整理活动是必不可少的。整理活动包括呼吸运动和较缓慢的全身运动。运动量要适当，强度由大变小。同时还应注意及时补充营养。

项目二　身体素质训练

一、徒手训练

（一）跑步

跑步是一种最普遍的运动项目，方法很多，包括短跑、中长跑、接力跑等。推拿工作人员可选择中长跑、高抬腿跑等方法。

1. 中长跑　特点是距离长，要求有一定的速度和持久的耐力。经常练习，能提升耐力和内脏器官的功能，还能培养吃苦耐劳、不怕困难的优良品质。

2. 高抬腿跑　练习时，身体需保持正直或稍向前倾，两肩和双上肢放松，足尖着地，前脚掌进行缓冲，脚跟始终不落地。蹬地时腿要伸直，身体重心提高。此项运动可强化腰髋肌群的力量和腿部的力量，增强肌肉耐力，提高身体素质。

（二）纵跳

1. 蛙跳　蛙跳是一种剧烈的下肢运动，是提升体能的一种好方法。它要求上身稍前倾，双手交叉背后，两腿用力蹬伸，充分伸直髋、膝、踝三个关节，身体向前上方跳起，然后用全脚掌落地屈膝缓冲。该运动对下肢的冲击力非常大，练习者应该小心谨慎，以免受伤。

2. 屈膝下蹲　练习者两手平举，胸挺背直，两眼前视，屈膝下蹲，然后迅速蹬地，身体向上跳起，双腿伸直。这项运动对下肢肌肉力量的锻炼极佳。

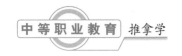

（三）仰卧起坐

练习者仰卧，两腿并拢，双手交叉抱对侧肩，利用腹肌收缩，上身用力离开地面，弯腰坐起，成坐姿。练习时，下肢不能离开地面，练习者也可让人帮忙按住两下肢。这项运动主要是增强腹部肌肉力量，改善内脏器官功能。

（四）俯卧撑

要求练习者身体保持从肩膀到脚踝成一条直线，双臂放在胸部位置，双手间距略宽于肩膀。首先，练习者应该用 2~3 秒时间来充分下降身体，最终胸部距离地面应该是 2~3 厘米距离；然后用力撑起，回到起始位置。俯卧撑主要锻炼的肌肉群有胸大肌和肱三头肌及三角肌等。

二、 器械训练

器械训练是借助于训练器械有侧重地锻炼肌肉的一种方法。推拿医生的器械训练项目的多数动作姿势与现代体育、健美运动相同，但不等同于体育、健美锻炼，其训练的针对性、内容、重点不同，主要训练与推拿相关肌肉的肌力，增强与推拿相关关节的柔韧性，避免推拿人员长期从业发生劳损。推拿临床操作过程中，上肢的力量要求比下肢高，手指的力量要求比前臂高，而拇指、食指、中指的力量要求更高些。因此，重点选择指力、腕力及前臂肌力的训练。同时，还应注意意念和呼吸的配合，达到意、气、力相合的要求。

（一）指力锻炼

本内容主要介绍握力器锻炼法。握力器是一种主要锻炼大、小鱼际和手指肌肉肌力的小型器械，具有体积小、携带方便、使用时不受限制的特点。训练时，手臂不要动，掌或手指用力，握至极限停顿 3 秒钟，放松，再握紧。具体可分为掌握法和指握法。

1. 掌握法　以大鱼际与其余四指进行一紧一松的握放动作。一握一放为 1 次，20~50 次为 1 组，根据个人情况增减次数，共练习 3 组，以局部疲劳、酸胀感为度。

2. 指握法　以拇指与其余四指进行一紧一松的握放动作。一握一放为 1 次，20~50 次为 1 组，根据个人情况增减次数，共练习 3 组，以局部疲劳、酸胀感为度。

（二）腕力锻炼

本内容主要介绍杠铃、哑铃锻炼法。该器械规格较统一，能调节重量，锻炼范围广泛，主要锻炼前臂后群伸肌、伸指肌和前臂前群屈腕肌、屈指肌的肌力，增强手腕的力量。

1. 反握　屈腕屈臂，两脚自然分开站立，两手下垂与肩同宽，手背向前握持杠铃或哑铃（根据个人的承受能力选择适合重量），然后身体直立，前臂屈曲至胸前，稍停，沿原路返回为 1 次，重复上述动作。杠铃 10~12 次为 1 组，哑铃 15~20 次为 1 组，根据个人情况增减次数，分 3 组进行练习。

2. 正握　屈腕屈臂，坐于凳上，两脚分开。掌心向前握持杠铃或哑铃，将前臂放于大腿上，然后进行前臂的屈曲，稍停，沿原路返回为 1 次，重复练习上述动作。杠铃 10~15 次为 1 组，哑铃 15~20 次为 1 组，根据个人情况增减次数，分 3 组进行练习。

（三）臂力锻炼

1. 拉力器锻炼法　拉力器是利用弹簧或橡胶等物品的回弹力进行肌肉训练。常见的是弹簧钢丝拉力器，可装 1~5 根弹簧，训练时可根据实际情况装卸。

（1）双手水平拉开　两脚平行开立，双手抬起与肩平行，左右手分别握住拉力器两端手柄，双手反向用力，水平拉开，使双上肢呈一直线，然后逐渐减力，使拉力器还原为 1 次。10~15 次为 1 组，分 3 组练习。主要锻炼肱三头肌等伸肌群的肌力。

（2）前臂背后伸　两脚平行开立，右手（或左手）从上在颈后屈臂握住拉力器的一端手柄，另一手伸直，掌心向后置于对侧身后握住手柄的另一端。然后右手（或左手）用力向上拉开拉力器放松还原为 1 次，10~15 次为 1 组，分 3 组两手交替练习。主要锻炼肱二头肌的力量。

2. 哑铃、杠铃锻炼法

（1）正握屈臂　两脚分开，自然站立，双手握住哑铃或杠铃（重量以个人承受能力来选择），掌心向前，身体直立。然后屈臂至胸前，稍停，按原路返回放下为 1 次。主要锻炼肱二头肌、肱肌、喙肱肌等屈肌群。

（2）侧屈臂　两脚分开，自然站立，双手持哑铃，拳心向上，向身体两侧平举至与肩相平，上肢伸直。然后屈臂，使哑铃至双肩上方，稍停，按原路返回放下为 1 次。主要锻炼肱二头肌、肱肌、喙肱肌等屈肌群。

（3）侧平举　两脚分开，自然站立，双手持哑铃，掌心向下，向身体两侧平举成一直线，上肢伸直，稍停，按原路还原至体侧为 1 次。主要锻炼上肢外侧三角肌等外展肌。

项目三　传统功法训练

一、易筋经

易筋经是骨伤和推拿医生常练的功法之一。"易"有改变之意；"筋"指与骨关节相连的组织结构；"经"是方法的意思。易筋经具有强筋健骨、增强内力的作用，深受练功者的喜爱和重视。历史上易筋经流派较多，本节内容介绍的是一指禅推拿流派沿用的易筋经十二势，具有多数动作与呼吸（自然呼吸、顺腹式呼吸和逆腹式呼吸）配合密切、静止性用力训练、不屏气的特点。

（一）基本要求

1. 练习时，需宽松衣带，穿练功鞋或软底布鞋，活动四肢，排除干扰，专心一致。

2. 练习时，要求松静自然，不急不躁，顺其自然，使用腹式呼吸，意守丹田。

3. 中间休息或练习结束后，不可当风。

4. 训练要循序渐进，持之以恒。每式每次练习一般不超过 30 分钟，以练习后微微汗出为度。

5. 过饥、过饱、喜怒过度及身体过度疲倦时，不宜练功。

（二）预备式

两脚平行站立，与肩同宽，足尖向前，膝关节微屈，上肢自然下垂于身体两侧，头部端正，口微闭，舌舐上腭，上下齿轻叩，目平视或目视鼻尖，全身放松，心平气定，神情安详。

（三）易筋经十二势

1. 第一势：韦驮献杵（图 1-1）

【动作姿势】

（1）左脚向左横跨一步，与肩同宽，两膝微挺，五趾着地。两臂同时外展至手与肩平，掌心向下。肘、腕自然伸直，不可耸肩。

（2）掌心向前，两手缓缓向胸前合拢，屈肘 90° 左右，两臂与腕徐徐内收，腕、肘、肩相平，十指朝天。

（3）两臂内旋，指尖对胸（与天突穴相平）。

（4）两肩向两侧慢慢拉开，双手在胸前成抱球姿势，肘略垂，十指微屈，掌心内凹相对，距 4~5 寸，身体微前倾，双目平视前方，呼吸自然，意守丹田。

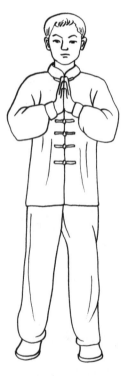

（5）结束时，先深吸一口气，然后缓缓呼出，并慢慢放下两手至身体两侧，恢复到预备姿势。

【动作要领】

（1）两脚间距离与肩等宽。

（2）头部端正，口微闭，舌舐上腭，上下齿轻叩。

（3）两手上提腕与肩等高。

（4）沉肩，垂肘，松腕，两手臂合抱成球形。

（5）全身放松，心平气定，神情安详。

图 1-1　韦驮献杵

2. 第二势：横担降魔杵（图 1-2）

【动作姿势】

（1）左脚向左横跨一步，两脚与肩同宽，两手掌心朝下，指端向前，肘挺直，两目平视。

（2）两手翻掌，指尖相对，缓慢上提至胸前，拇指桡侧着力，徐徐向前推出，与肩相平。

（3）两臂同时向左右分开，以拇指桡侧着力为主。两臂伸直，手与肩同高，两臂与肩成一直线，手指自然伸开。

（4）翻掌，臂直，掌心向下，两膝挺直，足跟微提起，以足趾支撑身体，身体微前倾，两目圆睁注视前方，牙齿紧咬。

（5）结束时，先深吸气，然后慢慢呼出，同时两手放下于体侧，收左脚，恢复预备姿势。

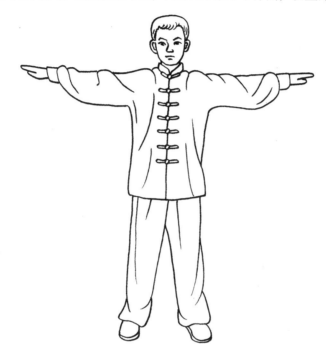

图 1-2　横担降魔杵

【动作要领】

（1）两手左右分开，与肩、肘、腕一字相平。

（2）两臂前伸时呼气，向左右分开时吸气。

（3）足跟微提起，身体要微前倾。

3. 第三势：掌托天门（图 1-3）

【动作姿势】

（1）左脚向左横跨一步，与肩同宽，两目平视前方。

（2）两手掌心向下，上提至与乳头相平时，旋腕转掌，四指并拢，手掌心向上，内凹，两手指端相距 1~2 寸。

（3）两手翻转掌心上举过头顶前上方，掌心朝上，两手指端相距约 1 寸，四指并拢，拇指外分，两臂成一圆拱形。

（4）头略后仰，两目注视掌背，挺膝，足跟提起，足趾着地，蓄腹敛臀。

（5）结束时，先深吸一口气，然后慢慢呼出，同时两手放下于体侧，收左脚，恢复预备姿势。

【动作要领】

（1）上身微前俯，不可挺腹。

（2）两目上视掌背，应从天门观两手背，不宜过分仰头。

（3）足跟缓缓提起，足趾着地时，要求足跟提起至最大限度。

4. 第四势：摘星换斗（图1-4）

【动作姿势】

（1）右脚前跨半步，脚尖外撇，右足跟与左足内缘中点相隔一拳，成前丁后八式。两膝微屈，重心在左腿上，右足尖着地，足跟提起离地约2寸，蓄腹敛臀。

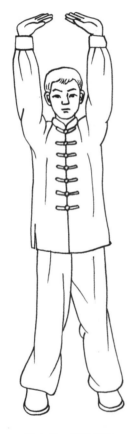

图1-3 掌托天门

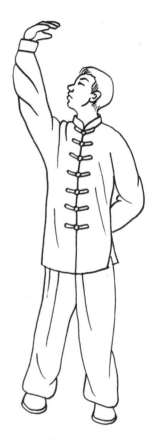

图1-4 摘星换斗

（2）双手同时动作，左手屈肘、前臂内旋、握空拳，置于第二腰椎旁；右手拳松开，五指自然并拢弯曲如钩状，前臂微外旋，从躯干右前方上抬至头部右前方，于额右前方约一拳远，掌心对头，沉肩，略屈肘，头转向右侧，目视右掌心。

（3）结束时，紧吸一口气，慢慢呼出，同时还原至预备姿势。左右交换，姿势相同。

【动作要领】

（1）上身正直，蓄腹敛臀，勿挺腹凸臀。

（2）沉肩，肘稍高于肩部，尽量内收，前臂垂直于地面。

（3）前足尖着地，足跟提起，重心在后足跟，前虚后实。

（4）头转向右侧，两目要注视右掌心。

（5）舌抵上腭，口微开，呼吸自然，使气下沉丹田。

5. 第五势：倒拽九牛尾（图1-5）

【动作姿势】

（1）左脚向左平跨一大步，间距比肩略宽，足尖内扣。屈膝下蹲成马裆势，两手握拳护腰，拳心向上。上身略前俯，松肩，直肘，昂头，两目前视。

（2）两拳上提至胸前，由拳化掌，成抱球势（同韦驮献杵）。沉肩，垂肘，屈膝，头端平，两目前视，胸部微挺。

（3）旋转两掌，使掌心各向左右，坐腕。然后徐徐向左右分推，至肘直。沉肩，挺肘，腕背伸，肩、肘、腕相平。

（4）身体向右转侧，成弓箭步，面向右方，身体重量大部分落于右脚，左腿挺直。两上肢同时动作，右前臂外旋，屈肘成半圆状，双手五指端捏拢成勾拳，上举，指尖向外上方平额头，屈肘略大于90°，腕屈，目视右手劳宫穴。左上肢同时下落内旋向后伸，掌心朝后外方，指尖向上。

（5）持续一段时间后，右足撤回，两手放胁肋下，然后行左势，动作相同，只是左右相反。

【动作要领】

（1）旋转两掌，向左右分推坐腕时，要求四指并拢朝天，拇指外分，成八字掌。

（2）马步屈膝屈髋须在45°以下，膝不过足尖，挺胸直腰，头端平，两目前视。

（3）上身正直，塌腰收臀，呼吸自然。

（4）弓箭步前跪达45°以下，后腿膝关节伸直，两脚踏实。

6. 第六势：出爪亮翅（图1-6）

【动作姿势】

（1）两手握拳提至腰侧，拳心向上。

（2）两拳变掌，掌心向上，缓缓上提至胸前两乳旁，上臂略外展，然后内旋前臂，使掌

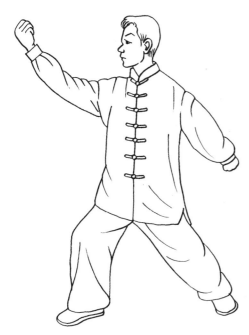

图1-5　倒拽九牛尾

心向前推出，掌侧相距约 6 厘米，高与肩平。

（3）两手缓缓旋腕翻掌，掌心向下，拇指相接，四指并拢，肩、肘、腕、掌相平。两手腕背伸，两手十指用力上翘外分，贯于指端。两目平视前方。松腕、虚掌，十指微屈，屈肘，两手缓缓收回胸前，蓄势后再推出。反复收推 7 次。

（4）两前臂外旋，握拳，屈肘，收回至胸侧。两拳变掌，慢慢落下两手回预备式。

【动作要领】

（1）握拳护腰，掌心向前推掌，缓慢向前推出，高与肩平。

（2）推掌时，呼气，意念两掌推山，推至极点时倾力推出，这时要挺胸拔背收腹，两膝挺直，双目睁开，集中注意力于两掌。收回时，吸气，用力收回。

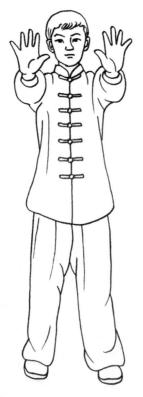

图 1-6　出爪亮翅

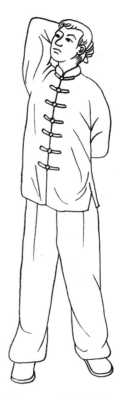

图 1-7　九鬼拔马刀

7. 第七势：九鬼拔马刀（图 1-7）

【动作姿势】

（1）左脚向左跨出一步，与肩同宽，目视前方。

（2）左前臂内旋向后背下按，掌心朝下，指端向右。

（3）右臂从体侧上举过头，掌心朝上，肘关节伸直，指端向左，屈肘置于左侧耳上，各指自然伸展、分开。目视左上方，头略向前俯，背后五指紧按。

（4）结束时，深吸气，慢慢呼出，返回预备姿势。左右交换，动作要求相同。

【动作要领】

（1）身直气静，两膝立直勿屈。

（2）抱头之手使头面尽量转向对侧。

（3）仰掌时掌心放平，手掌心向上，目视掌心。

8. 第八势：三盘落地（图 1-8）

【动作姿势】

（1）左足向左横开一步，两足距离略较肩宽，足尖略内收。屈膝下蹲，两手叉腰。

（2）前臂外旋翻掌，两掌心向上，两手相距 30 厘米左右，如托重物，沿胸前徐徐上抬与肩相平，高不过眉。

（3）两掌翻转，掌心朝下，慢慢下压，五指自然分开，虎口相对，如握重物，掌悬于膝上，或虚掌置于膝盖，上身微向前俯。

（4）上身正直，两肩松开，两肘内裹，两目圆睁，收腹提肛。

（5）结束时，深吸气，后慢慢呼出，缓缓收回两手，返回预备姿势。

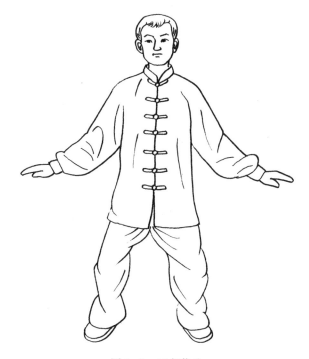

图 1-8　三盘落地

【动作要领】

（1）动作过程前胸微挺，后背如弓，两肘略向里向内旋，头若顶物，两目直视前方，舌抵上腭，上下齿轻叩。

（2）练习时要呼吸下按，意守丹田，待丹田气足，再以意引气上臂贯指，两手上托。

9. 第九势：青龙探爪（图1-9）

【动作姿势】

（1）左脚向左方跨出一步，两脚与肩等宽，两手握拳，置于胁肋下，拇指在里，拳眼朝外。

（2）左上肢仰掌向右前上方伸出，边伸边内旋前臂，至顶点时掌心向右前方，指尖向上，随势身略向右转侧，面向右前方，目视左掌，松肩直肘，右拳仍仰拳护腰。两脚踏实勿移。

（3）左手大拇指向掌心屈曲，双目注视拇指。

（4）左臂内旋，掌心向下。后向左滑动，俯身弯腰，随势推掌至地，过膝后握拳，随上身直立提起放于胁下，拳眼朝下，双目前视。

（5）结束时，深吸气，再慢慢呼出。右势同前，惟左右相反。

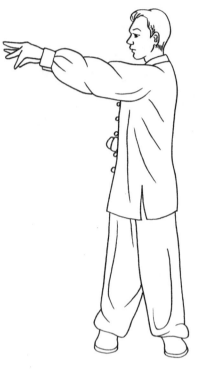

图1-9 青龙探爪

【动作要领】

（1）双手握拳在腰侧，出拳化掌，高勿过眉，拇指内屈，四指并拢。

（2）身转约45°，足跟勿离开地面。

（3）俯身弯腰，推掌至地，掌要按紧，膝应挺直，勿屈，抬头，目向前视。

10. 第十势：卧虎扑食（图1-10）

【动作姿势】

（1）左足向左前方跨出一大步，成左弓箭步。

（2）身体前俯，两手前伸，掌心向前，十指成虎爪状，前扑有力，五指端着地，掌心悬空，右足跟微提起，足尖着地，头向上略抬，微挺胸，目视前方，似卧虎扑食动作。

（3）前足收回，膝部伸直，足背放于后足跟之上，胸腹略收，向上抬头。

（4）全身后收，身体下俯，臀部向后上方提起，上身不抬起，两肘挺直，头抬起目视前方，身体向前上方运行，屈肘，臀部下降，约离地6厘米。成波浪形往返动作。

（5）结束时，深吸气，后深呼气，徐徐起立。左右交换，要求相同。

【动作要领】

（1）头向上抬，不可过高或过低，两目应注视前方。

（2）臂伸直，身体后退时吸气，收腹；屈肘，身体下俯前扑时呼气，意念老虎双目注视前方，欲扑之感。

（3）动作力求平衡，往返动作，切勿屏气。呼吸要求紧吸慢呼：吸气时肌肉要用力收缩，呼气时肌肉要相对放松。

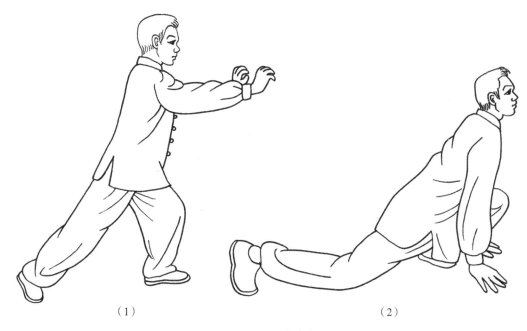

（1）　　　　　　　　　　（2）

图 1-10　卧虎扑食

11. 第十一势：打躬击鼓（图 1-11）

【动作姿势】

（1）左脚向左横跨一步，脚尖内扣，与肩等宽。

（2）两手仰掌徐徐外展，成左右平举势。立身正直，腕、肘、肩相平，掌心向上，腕勿屈曲，松肩直肘，头如顶物，目向前视。

（3）屈肘，使十指交叉抱于后枕部，勿挺腹凸臀。

（4）屈膝下蹲成马步。后缓慢挺直双膝，同时上体前俯，两手用力使头向两腿之间，两膝不得屈曲，足跟不能离地。双目后视，呼吸均匀。

（5）直腰站起，两手十指相对，掌心掩耳，食指从中指上用力滑下叩击风池穴 24 次，耳中可闻及"咚咚"的击鼓声，称"鸣天鼓"。

（6）结束时，深吸气，慢慢呼出，两手落下，返回预备姿势。

【动作要领】

（1）两手抱头，十指相握，用力压头，颈部微用力使头后伸与之抗衡。

（2）手指交叉相握，抱持枕后，两肩尽量外展并扩胸与胸成水平，目前视，头如顶物。

（3）弯腰时，头尽量压向裆下，打躬前俯，两膝挺直不得屈曲，脚勿移动。

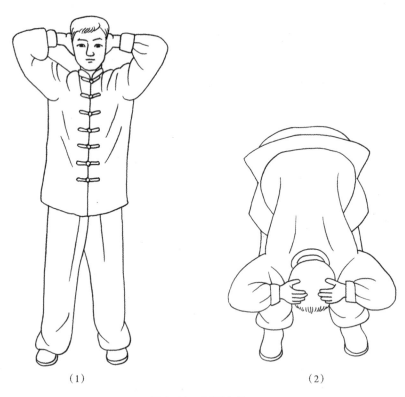

（1）   （2）

图 1-11　打躬击鼓

12. 第十二势：掉尾摇头（图 1-12）

【动作姿势】

（1）两手仰掌由胸前慢慢上举过顶，双目视掌，随掌上举缓缓移动。身立正直。

（2）十指交叉相握，翻掌，掌心朝天，两肘伸直，两膝挺直，目视前方。

（3）身体后仰，腰向后弯，上肢随之而往，双目上视。

（4）俯身向前，两掌随上体前俯下推掌，掌心贴地，向左脚和向右脚方向各推 7 次，昂头，目视前方，膝直，脚跟勿离地。

（5）结束时，先深吸气，后慢慢呼出，同时直腰立起，两手落下。立直后两脚跟上提、放下，反复 21 次。返回预备姿势。

【动作要领】

（1）十指交叉相握，两肘要伸直，身向前俯，掌心须直推至贴地，以膝直、肘直为关键。

（2）直立时，上身保持正直，勿挺胸凸腹。

（3）身体后仰时，腰后伸不得小于30°，同时，双膝伸直勿弯曲。

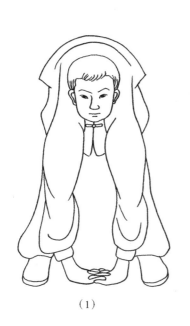 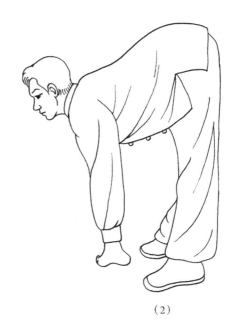

(1) (2)

图 1-12　掉尾摇头

二、少林内功

少林内功原是武术练功方法，内功推拿流派将其引进推拿练功之中，并逐渐成为推拿练功的重要功法之一。少林内功锻炼讲究以力贯气，运用"霸力"，即肌肉的静止收缩力，达到"炼气不见气，以力带气，气贯四肢"的境界。

（一）基本要求

1. 预备时，由中裆势，屈肘，两手放于胸胁两侧，掌心相对，拇指伸直欲翘，余四指伸直并拢，指尖朝前。两目平视，呼吸自然，全神贯注。

2. 动作协调，呼吸自然，呼吸和动作协调。

3. 一般先练裆势，后练上肢。

4. 本功法体力消耗很大，训练量应逐渐增加，循序渐进，持之以恒。

（二）基本裆势

1. 站裆势（图 1-13）

【动作姿势】

（1）并步站立，左脚向左横跨一步，略宽于肩，足尖略内八字，十趾着地，脚跟踏实，劲由上贯下注于足。

（2）前胸微挺，拔背，微收腹，臀内蓄，两臂后伸内旋，挺肘，伸腕，四指并拢内扣，拇指外分，两目平视，全神贯注，自然呼吸。

【动作要领】

（1）做到三直四平，即保持臂直、腰直、腿直；头顶平、两肩平、手掌平、脚底平。

（2）两足尖内扣，运用霸力。夹肩、挺肘、伸腕、翻掌、立指，挺胸收腹，舌抵上腭，呼吸自然，两目平视。

2. 马裆势（图1-14）

【动作姿势】

（1）并步站立，左脚向左平开一步，间距约为肩宽1倍半，屈膝半蹲，大腿与地面相平，两膝和脚尖微向内扣，两脚跟微向外蹬，成内八字形。

（2）挺胸收腹，微微前倾，重心放在两腿之间，两臂后伸内旋，挺肘，伸腕，四指并拢内扣，拇指外分，两目平视，全神贯注，自然呼吸。

【动作要领】

（1）沉腰屈膝，大腿与地面相平。

（2）挺胸收腹，重心放在两腿之间，两目平视，呼吸自然。

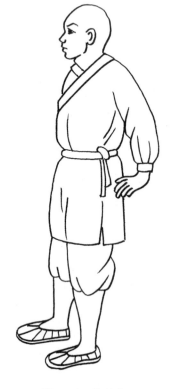 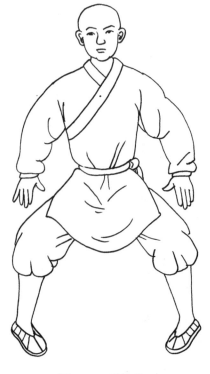

图1-13　站裆势　　　　　　　　　　　图1-14　马裆势

3. 弓箭裆势（图 1-15）

【姿势动作】

（1）并步站立，身向右旋，右足向右前方跨出一大步，距离可根据自身高矮调整；在前之右腿屈膝半蹲，膝与脚垂直，脚尖微向内扣；在后之左腿膝部挺直，脚略向外，脚跟着地，成前弓后箭之势。

（2）上身略向前俯，重心下沉，臀部微收，两臂后伸内旋，挺肘，伸腕，四指并拢内扣，拇指外分，两目平视。或两手叉腰，虎口朝内，蓄势待发。

【动作要领】

前弓后箭，用劲后沉，挺胸收腹，后腿挺直，呼吸自然，全神贯注。

4. 磨裆势（图 1-16）

【动作姿势】

（1）右弓步，上身微前俯，重心下沉，臀部微收，两手仰掌护腰。

（2）左手化俯掌屈肘向右上方推出，掌根及臂外侧运动缓慢向左方磨转，身体随之向左旋转，右弓步变换成左弓步，左手变仰掌护腰。

（3）右手化俯掌屈肘向左上方推出，掌根及臂外侧运动缓慢向右方磨转，身体随之向右旋转，左弓步变换成右弓步，右手变仰掌护腰。

【动作要领】

前弓后箭，重心下沉，上肢蓄力，缓慢磨转，以腰为轴。

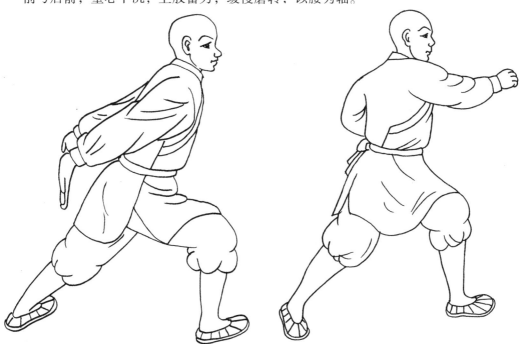

图 1-15　弓箭裆势　　　　　　　图 1-16　磨裆势

5. 亮裆势（图1-17）

【动作姿势】

（1）弓箭步，双手自腰间向前上方缓慢推出亮掌，指端相对，掌心朝前上方，目视掌背，上身略前俯，重心下沉。

（2）换步时身体后转，两掌收回由腰部向后，左右交替，动作相同。

【动作要领】

双手蓄力向前上方缓慢推出亮掌，双目注视掌背。换步后转时，双掌收回后伸。

6. 并裆势（图1-18）

【动作姿势】

（1）并步站立，两脚并拢，脚跟微微向外蹬，脚尖并拢微内收，十趾着地，脚跟踏实，劲由上贯下注于足。

（2）前胸微挺，拔背，微收腹，臀内蓄，两臂后伸内旋，四指并拢内扣，拇指外分，两目平视。

【动作要领】除两足并拢外，其他同站裆势。

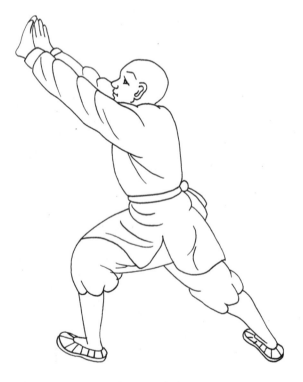

图1-17 亮裆势

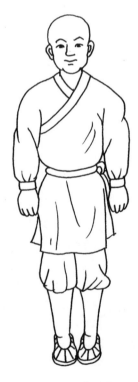

图1-18 并裆势

7. 大裆势（图 1-19）

【动作姿势】

（1）并步站立，左脚向左横开一大步，双膝挺直，两脚踏实，脚尖略内扣，成内八字。

（2）两臂后伸内旋，挺肘，伸腕，四指并拢内扣，拇指外分，两目平视。

【动作要领】两脚尽量分开，其余同站裆势。

8. 悬裆势（图 1-20）

【动作姿势】

（1）并步站立，左脚向左横开一大步，两脚距较马裆势宽，约为肩宽 2 倍，屈膝半蹲，脚尖略内收，十趾着地。

（2）两臂后伸内旋，挺肘，伸腕，四指并拢内扣，拇指外分，两目平视，动作与马裆势相同，故又称大马裆。

【动作要领】同马裆势。

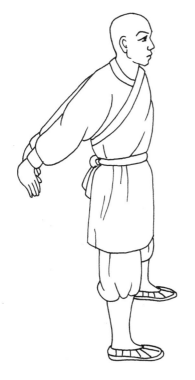

图 1-19　大裆势

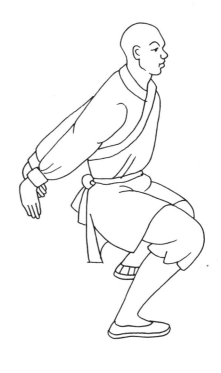

图 1-20　悬裆势

9. 低裆势（图 1-21）

【动作姿势】

（1）并步站立，两脚靠拢，十趾着地，脚跟外蹬，略呈内八字。

（2）屈膝下蹲，上身下沉，臀部与膝相平，前胸微挺，收腹，塌腰，两手握拳前上举，拳眼向上，两目平视。又有蹲裆之称。

【动作要领】两脚靠拢，屈膝下蹲，臀部与膝相平，握拳上举，拳心相对，拳眼向上，两肘微屈。

10. 坐裆势（图1-22）

【动作姿势】

（1）两脚交叉，盘膝而坐，脚外侧着地，上身微前俯，又称坐盘功架。

（2）双手掌心朝下，双腕背伸，两目平视。

【动作要领】盘膝而坐，上身微前俯，要注意保持身体平衡。

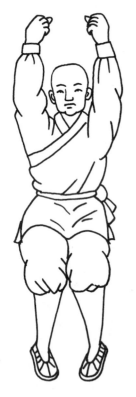

图1-21　低裆势

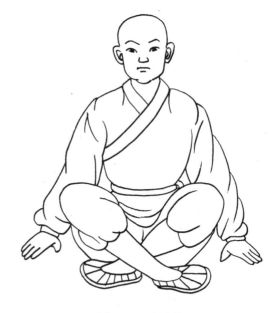

图1-22　坐裆势

（三）基本动作

1. 前推八匹马（图1-23）

【动作姿势】

（1）取站裆或指定裆势。两肘屈曲，直掌于两胁。

（2）两掌心相对，四指并拢，拇指伸直，蓄劲于肩臂指端，两臂慢慢向前推进，至肩与掌相平。胸微挺，臂略收，两目平视，自然呼吸。

（3）手臂运动，拇指上翘，其余四指与手臂成直线，慢慢屈肘收掌至两胁。

（4）由直掌化俯掌下按，两臂后伸，返回原裆势。

【动作要领】

（1）两掌前推，蓄力于肩背，力达指端，拇指上翘，其余四指伸直并拢与手臂成直线。

（2）收回时，蓄力于肩肘，拇指上翘。

2. 倒拉九头牛（图1-24）

【动作姿势】

（1）取站裆或指定裆势。两肘屈曲，直掌于两胁。

（2）两掌沿两胁前推，边推边内旋前臂，手臂完全伸直时，四指并拢，拇指用力外分，拇指朝下，掌心对外。腕、肘伸直，与肩相平。

（3）五指向内屈收握拳，边屈肘收拳边使前臂外旋，拳眼朝上，后化直掌于两胁。

（4）由直掌化俯掌下按，两臂后伸，返回原裆势。

【动作要领】

（1）两直掌旋推时，蓄力于肩背，力达指端。

（2）握拳收回时，蓄力于肩、肘、腕，劲注拳心。

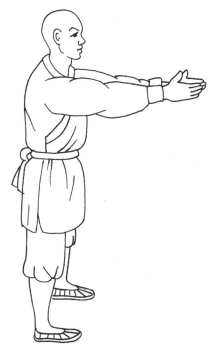
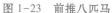

图 1-23　前推八匹马

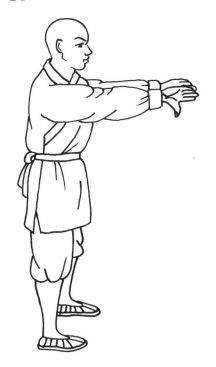

图 1-24　倒拉九头牛

3. 单掌拉金环（图1-25）

【动作姿势】

（1）取站裆或指定裆势。两肘屈曲，直掌于两胁。

（2）左手沿胁前推，边推边将前臂内旋，手臂完全伸直时，四指并拢，虎口朝下，掌心朝外，拇指外扣，臂欲蓄劲，腕、肘伸直，与肩相平，身体正直，两目平视，呼吸自然。

（3）五指向内屈收握拳，边屈肘收拳边使前臂外旋，拳眼朝上，紧紧内收，后化直掌于胁部。两臂后伸，返回原裆势。左右手相同。

【动作要领】同倒拉九头牛。

4. 凤凰展翅（图1-26）

【动作姿势】

（1）取弓箭裆或指定裆势。两肘屈曲，两手慢慢提至胸前立掌，两腕部十字交叉，右掌在内，左掌在外，掌背相对。

（2）两掌由立掌化为俯掌，缓缓用力左右外分，用力外推至手与肩相平，两臂尽力伸直，形如展翅，拇指外分，四指并拢，指欲上翘，掌心朝外，头如顶物，两目平视，上身微倾，勿抬肩。

（3）屈肘内收，旋腕，两掌徐徐收回，使掌心逐渐相对，至胸前交叉立掌。

（4）两掌化俯掌，后伸下按，返回原裆势。

【动作要领】

（1）前述动作（1）和（3）两前臂要用力，舒掌坐腕。

（2）两掌由立掌化为俯掌左右外分，掌根要用力外推。

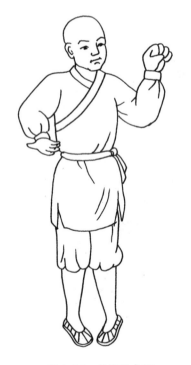

图1-25　单掌拉金环

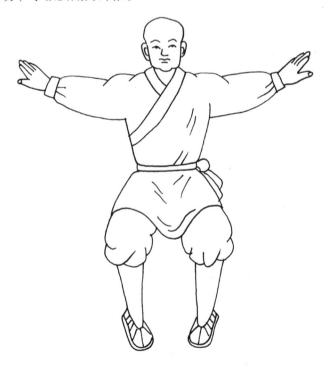

图1-26　凤凰展翅

5. 风摆荷叶

【动作姿势】

（1）取站裆或指定裆势。两肘屈曲，仰掌于腰部。

（2）屈肘，掌心向上，拇指伸直，四指并拢，向前上方推出，至胸前上下相叠，左掌在上，右掌在下。两掌运劲向前推至肩、肘、手直线相平，然后缓缓左右外分，使两手平托成水平线，拇指外侧着力含蓄，头如顶物，两目平视，呼吸自然。

（3）仰掌慢慢合拢回收，左上右下，交叉相叠，后分开收于腰部。

（4）仰掌化俯掌下按，两臂后伸，返回原裆势。

【动作要领】

（1）两臂前伸时力透指端，拇指用力外分。

（2）两仰掌交叉前推，外旋挺肘拉开，肩、肘、腕、掌平齐。

6. 两手托天（图1-27）

【动作姿势】

（1）取悬裆或指定裆势。两肘屈曲，仰掌于腰部。

（2）两掌心朝天，缓慢上托如托重物。指端着力，肩松肘直，两目平视，头如顶物，自然呼吸。

（3）过肩后掌根外旋，四指并拢，分向左右，虎口相对，缓慢上举，肘部欲挺，两目平视。

（4）两臂外旋翻掌，指端向上，掌心相对，蓄力缓慢下至胸部，变仰掌收回护腰。由仰掌化俯掌下按，两臂后伸，返回原裆势。

【动作要领】

（1）两手仰掌上托，掌心朝上，指端运劲，松肩挺肘。

（2）过肩旋掌，肘部有向两侧扩张之势。十趾抓地，足跟外蹬。

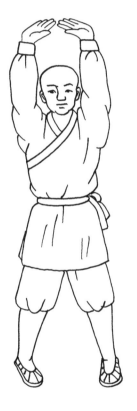

图1-27 两手托天

7. 霸王举鼎（图1-28）

【动作姿势】

（1）取弓箭裆势或指定裆势。两肘屈曲，仰掌于腰部。

（2）两掌缓缓上托，掌心朝上，过于肩部时掌根外展，指端由左右向内旋转，虎口相对，犹举重物，慢慢上举，肘部要挺，指端相对，四指并拢，两目平视，呼吸自然。

（3）旋腕翻掌，指端向上，掌侧相对，拇指外展，蓄力而下，慢慢收回腰部。

（4）两掌化俯掌后伸下按，返回原裆势。

【动作要领】

（1）前述动作（2）仰掌上托，过肩旋腕翻掌，指端相对，挺肘上举，意念手臂用力举重物。

（2）前述动作（3）回收旋腕翻掌直下，指端朝上，掌侧相对，意念双臂蓄力而下。

8. 平手托塔（图1-29）

【动作姿势】

（1）取大裆或指定裆势。两肘屈曲，仰掌于胁部。

（2）两掌慢慢向前推出，拇指外分，四指并拢，边推拇指边向左右外侧倾斜，保持掌平，犹如托物在手，推至臂直，手与肩平。

（3）屈肘，收掌，缓缓蓄劲收回于两胁。

（4）两掌化俯掌后伸下按，返回原裆势。

【动作要领】两掌前推时，肘直掌平托物，力透指端，收回时，蓄劲于肘。

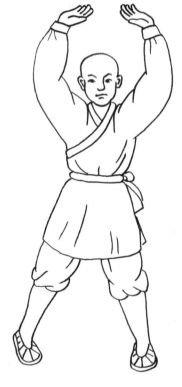

图1-28 霸王举鼎

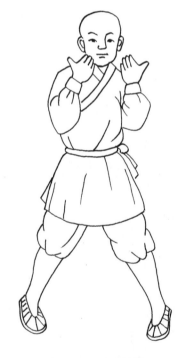

图1-29 平手托塔

9. 顺水推舟（图1-30）

【动作姿势】

（1）取马裆或指定裆势。两肘屈曲，掌心相对，指端朝前，直掌于两胁。

（2）两直掌慢慢向前推出，边推边内旋前臂，掌根外展，虎口朝下，四指并拢，掌心向前，拇指外分，指端相对，两臂上抬至手与肩肘相平，肘欲伸直，腕欲屈曲，如环之形，头勿低，身勿倾。

（3）两臂逐渐下放，前臂、手掌慢慢外旋，恢复直掌，四指并拢，拇指运劲后翘，指端着力，屈肘蓄力而收，置于两胁。

（4）身体直立，由直掌化俯掌下按，两臂后伸，返回原裆势。

【动作要领】动作（2）过程，两掌推出，内旋前臂，两臂上抬至手与肩肘相平等动作都是同时逐渐完成的。

10. 单凤朝阳（图1-31）

【动作姿势】

（1）取并裆或指定裆势。两肘屈曲，仰掌于腰部。

（2）左臂内旋，左掌旋腕变俯掌。屈肘以掌小指侧着力向胸左上方运力外展，再缓缓运向右下方下落，屈肘运动上抄做半圆形，收回护腰。

（3）右手动作与左手相同，惟方向相反。

（4）两掌化俯掌下按，两臂后伸，返回原裆势。

【动作要领】旋腕化掌，蓄力外展，缓缓下运，形似半圆。

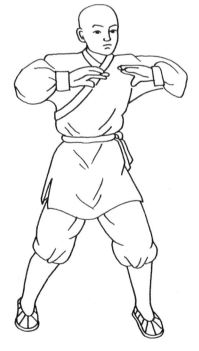

图1-30　顺水推舟

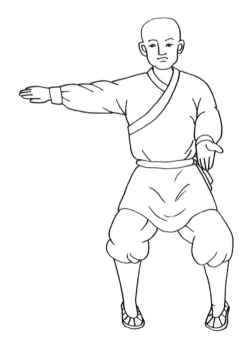

图1-31　单凤朝阳

11. 仙人指路（图1-32）

【动作姿势】

（1）取并裆或指定裆势。两肘屈曲，仰掌于腰部。

（2）右掌上提至胸前，拇指伸直朝上，四指并拢，立掌而出，掌劲立向前推出至臂直，手要与肩平，力要均匀。

（3）推直后屈腕握拳，蓄劲内收，边收边外旋前臂，仰掌于腰部，左右掌交替，动作相同。

（4）由仰掌化俯掌下按，两臂后伸，返回原裆势。

【动作要领】

（1）仰掌上提，立掌胸前，手心内凹，如同瓦楞。

（2）两掌前推时，肘臂要用力，力达指端。

12. 海底捞月（图1-33）

【动作姿势】

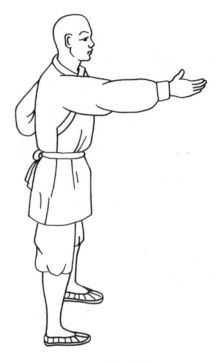

图1-32 仙人指路

（1）取大裆或指定裆势。两肘屈曲，仰掌于腰部。

（2）两手仰掌缓慢上提，经胸徐徐高举，指尖相对。后两掌上托过肩并向左右分推，边上托边向侧上方分推，旋腕翻掌，掌心朝下，同时腰向前俯，腿不可屈，脚用霸力，两掌由上而下逐渐靠拢，近地后屈腕，掌心向上，两臂前合似抱物，十趾抓地，目视两掌。

（3）两臂运劲，掌心指端着力，经腹前慢慢抄起缓缓提至胸部或仰掌护腰，上身随势而直，两目平视。

（4）由仰掌化俯掌下按，两臂后伸，返回原裆势。

【动作要领】

（1）两手运动路线为圆，左右距离比肩略宽，最后在正中线平肩处重合。

（2）上体前俯时，腿不可屈，脚用霸力，两脚踏实。

13. 顶天抱地（图1-34）

【动作姿势】

（1）取大裆或指定裆势。两肘屈曲，仰掌于腰部。

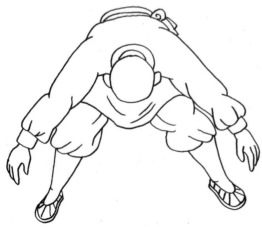

图1-33 海底捞月

（2）两掌仰掌上托，过于肩部，前臂

内旋，旋腕翻掌，掌根外展，指端相对，慢慢上举，掌欲顶天。后旋腕翻掌，慢慢向左右外分下落，上体随之前俯，两掌逐渐合拢，拇指外分，两掌相叠，右掌在上，掌心朝天，掌背尽量靠地待发。

（3）两掌如托重物缓缓托至胸部，外分至两胁，成仰掌护腰，上身随势伸直，双目平视。

（4）由仰掌化俯掌下按，两臂后伸，返回原裆势。

【动作要领】

（1）上身前俯时，腿不可屈，脚用霸力，两脚踏实。

（2）仰掌上托，慢慢上举，力达掌心，掌欲顶天。

14. 怀中抱月（图1-35）

【动作姿势】

（1）取悬裆或指定裆势。两肘屈曲，仰掌于腰部。

（2）两仰掌由腰部上提，变立掌在上胸十字交叉，右掌在外，左掌在内，掌背相对，指端向上，缓缓向左右外分，掌心朝前，指端朝向左右，肘欲直。

（3）两臂下落，指端向下，掌心朝内，慢慢蓄劲，上身略前倾，两掌由腹前抄抱，由上而下，再由下而上慢慢抄起，仍直掌回收，十字交叉于胸前。

（4）立掌化俯掌下按，两臂后伸，返回原裆势。

【动作要领】仰掌上提，立掌交叉，左右外分，掌心朝前，腕、肘、肩相平，指端向下，掌心朝内，上身略向前倾，呼吸自然。

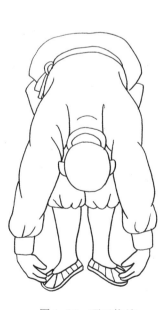

图1-34　顶天抱地

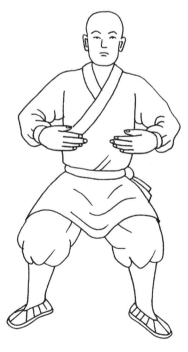

图1-35　怀中抱月

15. 力劈华山（图1-36）

【动作姿势】

（1）取弓箭裆或指定裆势。两肘屈曲，在胸部成立掌交叉，右掌在内，左掌在外，掌背相对。

（2）两立掌缓缓向左右分推，臂直，肘部微曲，四指并拢，拇指外分略朝向内侧，指端略朝上，掌心向前，力求成水平线。

（3）两臂同时用力下劈至两臂后伸，手指向后，掌心朝前，连续3次，头勿转侧摇动，两目平视，待劈完最后一次，收掌于胸前，十字交叉，后变仰掌收于胁下。

（4）由仰掌化俯掌下按，两臂后伸，返回原裆势。

【动作要领】动作（2）立掌交叉，左右分推要用力。动作（3）用力下劈时，掌小指侧要蓄力。

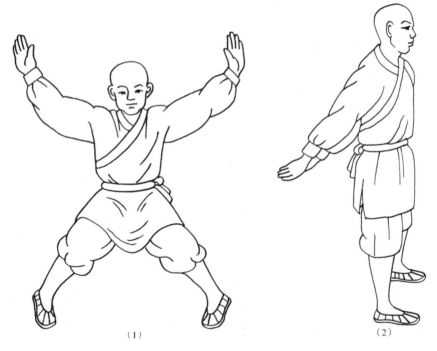

（1）　　　　　　　　　　　　　　　（2）

图1-36　力劈华山

16. 三起三落（1-37）

【动作姿势】

（1）取并裆或指定裆势。两肘屈曲，直掌于两胁。

（2）两膝屈曲下蹲至大腿与地面平行，同时两掌用力前推，掌心相对，四指并拢伸直，拇指用力上翘。两臂伸直，变掌心向前，指端向上。

（3）两掌用劲后收，同时慢慢伸膝起立，待立直时两掌正好收至两胁，往返三次，须用劲均匀。

（4）由直掌化俯掌下按，两臂后伸，返回原裆势。

【动作要领】两膝屈曲下蹲，两掌用力前推，以及手、肘等动作速度搭配要好。三起三落，上身不可俯仰摇摆。

17. 乌龙钻洞（图1-38）

【动作姿势】

（1）取大弓箭裆。两肘屈曲，直掌于两胁。

（2）两直掌并行，掌心相对，徐徐向前上方推出，边推掌心边向下逐渐化成俯掌，指端向前，上身随势前俯，使手、臂、身、后腿成一直线。

（3）两掌推足后旋腕，蓄力而收，边收掌心边外旋前臂，掌心慢慢朝上，上身随势而起，俯掌化仰掌护腰。

（4）由仰掌化俯掌下按，两臂后伸，返回原裆势。

【动作要领】直掌渐化俯掌前探，上身随势前俯，收掌后上体端正。

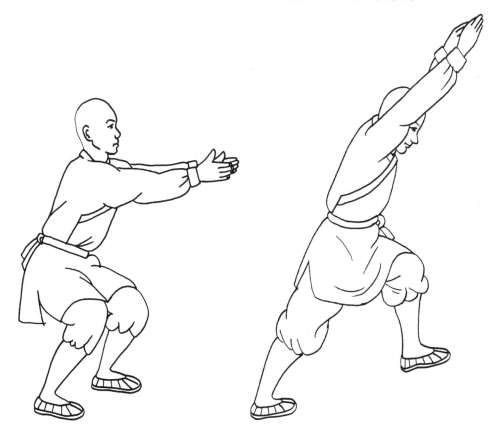

图1-37　三起三落　　　　　　　图1-38　乌龙钻洞

39

18. 饿虎扑食（图1-39）

【动作姿势】

（1）取大弓箭裆。两手仰掌护腰。

（2）两仰掌化直掌前推，同时两前臂内旋，至臂直时两腕背伸，虎口朝下，指端相对，上身随势前俯，后箭腿挺直，使劲勿松。

（3）五指内收握拳，旋腕，外旋前臂，拳眼朝天，屈肘紧收，成仰掌护腰，上身随势直起。

（4）由仰掌化俯掌下按，两臂后伸，返回原裆势。

【动作要领】仰掌旋推，腰向前俯，力达掌心、指端。

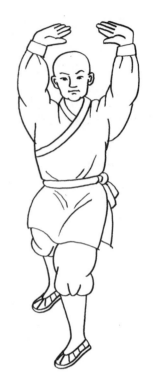

图1-39 饿虎扑食

三、 站式八段锦

八段锦是我国古代优秀的健身功法之一。"八段"，指该功法共有八节；"锦"俗称织锦，古人常用瑰丽的锦缎来比拟精美、珍贵，此处指该功法典雅华美之意。八段锦流派众多，目前常用坐式和站式两种体式，本节所介绍的是站式八段锦，是由坐式八段锦发展演变而来的。其性属外功，久练能加强关节、脊柱、内脏的功能活动，健身祛病，延年益寿。

（一）基本要求

1. 练习时宜阔衣松带，穿平底宽松的布鞋或胶底鞋，以保证活动自如，气血通畅。

2. 练功时须松静自然，动静结合，专心一致，勿有杂念。

3. 注意保暖，忌汗后当风。

4. 过饥、过饱、喜怒过度及身体过度疲倦时，不宜练功。

（二）预备式

两脚平行站立，与肩同宽，脚尖向前，膝关节微屈，身体直立，上肢自然下垂于身体两侧，身体中正，口微闭，上下齿轻叩，目平视或目视鼻尖，全身放松。

（三）基本动作

1. 两手托天理三焦（图1-40）

【动作姿势】

（1）两脚并步站立，两臂自然下垂，脚趾抓地，全身放松。左脚向左迈出一步，距离与肩同宽。

（2）两臂伸直，缓缓从两侧平举，掌心向下，平肩时两手翻掌，掌心向上，继续上举，至头顶时两手掌心向下，十指交叉后翻掌，掌心朝天并用力上托，如托天状，同时抬头目视手背，两脚跟提起，脚掌着地，尽量伸展腰背。

（3）两手交叉的手指分开，两臂从两侧放下至体侧，同时足跟落下，左脚收回呈返回姿势。重复上述动作 5 次。

【动作要领】

（1）要求注意力集中，意守丹田，全身放松。上托要深吸气，放下还原要深呼气。

（2）注意保持身体平衡，不可摇晃。

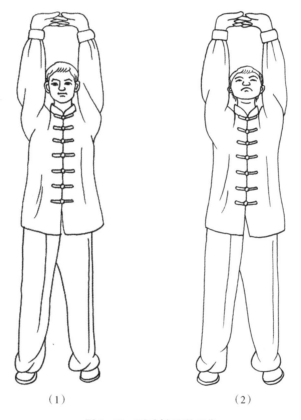

（1）　　　　　　　　　　　　（2）

图 1-40　两手托天理三焦

2. 左右开弓似射雕（图 1-41）

【动作姿势】

（1）并步站立，左脚向左迈出一大步，两脚距离约三脚宽，两膝自然伸直，两掌向上交叉于胸前，左掌在外，两掌心向内，目视前方。

（2）双腿下蹲呈马步，上体正直，大腿与地面平行。左手握拳，食指向上翘起，拇指伸直与食指成八字撑开，其余三指自然屈收，然后向左侧缓缓用力推出，掌心向左，食指朝上，头随左转，目视左手食指，同时右手变拳，拳眼向下，展臂向右平拉，如两手用力拉弓状。

（3）两臂放松，两手成掌，右掌向上、向右划弧，至与肩同高，左脚回收并步，两掌体侧下落收回于腹前，指尖相对，掌心向上。

（4）左右手交替，惟方向相反，每侧各 5 次。返回预备式。

【动作要领】

（1）一脚侧移时吸气，下蹲时呼气；双臂开弓时吸气，复原时呼气。

（2）开弓时，转头目视伸直臂方向，目视左手食指。

（3）侧推和侧拉双臂协调一致，十趾抓地，脚尖内扣。

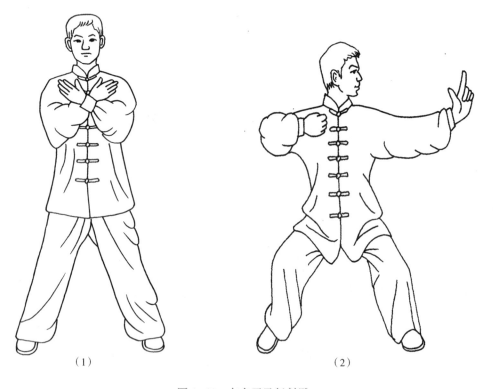

（1）　　　　　　　　　　　　　　　　（2）

图 1-41　左右开弓似射雕

3. 调理脾胃臂单举（图 1-42）

【动作姿势】

（1）两脚并步站立，左臂从前侧上抬，掌心向下，过头后继续上举，前臂内旋，五指并拢、翻掌，掌心向上，指尖向右，略下沉后再用力上举；同时右手臂略外展，右手腕背屈，四指并拢，掌心向下，四指向前，拇指向内，略抬后再下按，与左手配合，上举和下按同时用力。

（2）双臂放松，左手从侧方下落，两手返回成预备式。

（3）右式动作同上，惟方向相反，左右动作交替，每侧 5 次。

【动作要领】保持身体直立，两肩放松，手上举时吸气，下沉时呼气；两手争力时吸气，手下落还原时呼气。

4. 五劳七伤往后瞧（图 1-43）

【动作姿势】

（1）两脚并步站立，左脚向左迈出一步，距离与肩同宽，双手自然下垂，双目平视前方。

（2）两臂充分外旋，掌心向外，头缓缓左转至最大幅度，目视左后方，稍停顿后，头慢慢回转中立位，两膝微屈，两臂内旋靠压于体侧，掌心向下，指尖向前。

（3）右式动作同上，惟方向相反。左右动作交替进行，每侧 5 次。两手放下呈预备姿势。

【动作要领】头颈转至最大幅度后略回转时吸气，再次小幅度较快侧转时呼气，其余动作自然呼吸。

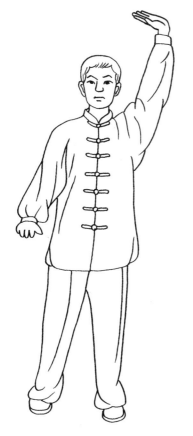

图 1-42　调理脾胃臂单举

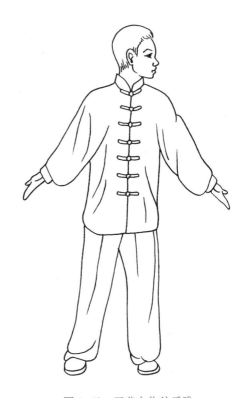

图 1-43　五劳七伤往后瞧

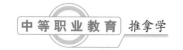

5. 摇头摆尾去心火（图1-44）

【动作姿势】

（1）两脚并步站立，左脚向左迈出一大步，两脚距离约三脚宽，屈膝下蹲成马步，两手按于大腿部，虎口向内，目视前方。

（2）头和上身前俯深屈，随即顺序向左前、向左、向后、向右、向右前、向左前做大幅度的逆时针摇转，臀部随之摇摆。连续3圈后复原成前俯深屈状。

（3）然后顺时针方向做最大幅度的摇转，动作同上，惟方向相反，臀部随之摇摆。连续3圈后返回成预备式。

【动作要领】上体绕环前半周时吸气，后半圈呼气。完成上面各项动作，始终保持身体重心落于两脚之间。

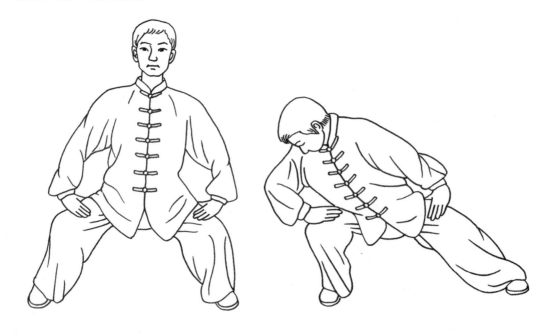

图1-44　摇头摆尾去心火

6. 两手攀足固肾腰（图1-45）

【动作姿势】

（1）两脚并步站立，两膝挺直，两手从前方上举过头，两掌心平行向前，后两臂屈肘，两手徐徐下放，掌心向下，指尖相对，于胸前旋臂变为仰掌，缓缓从腋下插于腰间并虎口叉腰，四指在后，拇指略前，从肾俞穴沿下肢后侧至足跟外侧至足尖进行推抹，目视两手。

（2）直腰，返回预备式。重复动作5遍。

【动作要领】两膝挺直，全脚着地，身体后仰时内视两掌。手上举时吸气，手下放推按腰及下肢并直腰时呼气。

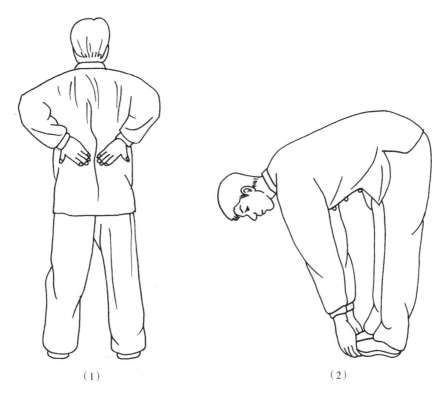

（1）　　　　　　　　　　　　　　　　　（2）

图1-45　两手攀足固肾腰

7. 攒拳怒目增气力（图1-46）

【动作姿势】

（1）两脚并步站立，左脚向左迈出一大步，两脚距离约三脚宽，屈膝下蹲成马步，同时屈肘、握拳于腰间，拇指内扣，拳心向上，两眼平视正前方。

（2）左拳用力向前击出，拳高与肩平，拳心向下，双目圆睁，目视左拳，后松拳放开手指，手腕外旋，拇指内扣，手指相应内收握拳收回腰间。

（3）同时右拳用力向前击出，拳心向下，双目圆睁，目视右拳。后松拳放开手指，手腕外旋，拇指内扣，手指相应内收握拳收回腰间。

（4）以上动作左右交替反复5遍，最后返回成预备式。

【动作要领】冲拳时要目视冲出之拳。左拳向前冲击时呼气，停势或换势吸气；右拳向前冲出时呼气，停势或换势吸气。收拳复原时缓慢呼气。

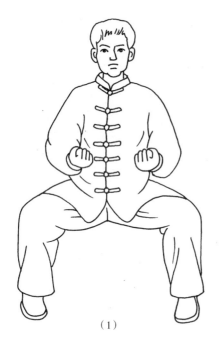

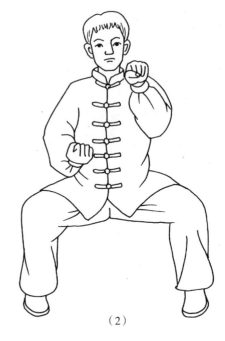

(1)   (2)

图 1-46 攒拳怒目增气力

8. 背后七颠百病消（图 1-47）

【动作姿势】

（1）两脚并步站立，左脚向左迈出一步，距离与肩同宽。两臂自然下垂于身体两侧，掌心向内。两脚后跟缓慢提起，离地3~6cm，上身挺拔，胸微挺，小腹内收，头尽量向上顶。

（2）两脚跟轻震地面，脚跟提起与下落动作反复5次，最后恢复成预备式。

【动作要领】

脚跟提起时吸气，脚跟下落时呼气。

四、 五禽戏

五禽戏，因其传承、发展于华佗故乡，又名华佗五禽戏。五禽戏是根据鹿、猿、熊、鸟、虎的活动特点，并结合人体脏腑、经络、气血的功能而编成的一套健身养生功法，具有外动内静、动中求静、刚柔相济、内外

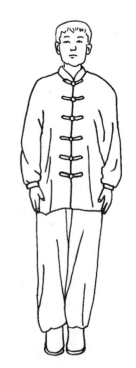

图 1-47 背后七颠百病消

兼练的特点，民间流传甚广。长期练习五禽戏，不仅可使人体筋骨得以舒展，还可改善心肺功能，促进组织器官的正常发育和调节。

（一）基本要求

1. 练功时应阔衣松带，鞋子应平底宽松，以保证活动自如，气血通畅。

2. 练功时须动静结合，外导内引，形松意充，心息相依。

3. 注意保暖，忌汗后当风。

4. 过饥、过饱、喜怒过度及身体过度疲倦时，不宜练功。

（二）预备式

1. 两脚并拢，自然站立，两臂自然垂于体侧，头正身直，下颌微收，舌抵上腭，目视前方。

2. 左脚左开一步，与肩同宽，两膝微屈，头正身直，含胸拔背，松腰松胯，沉肩坠肘，两臂自然下垂，指尖向下，掌心向内，全身放松，意守丹田，目视前方。

3. 松肩，肘微屈，两掌向侧前上托，与双目相平，掌心向上，指尖向前。

4. 松肩，坠肘，两掌向内翻转，掌心向下，指尖相对，经体前下按，自然下落体侧，指尖向下，掌心向内，目视前方。

（三）基本动作

1. 鹿戏

【动作姿势】

（1）梅鹿伸腰（图1-48）

动作1（左式）：承起式，右腿站立，左腿屈膝呈90°，右腿屈膝独立；同时，两手呈鹿角形（中指、无名指内扣，其他三指伸直），外旋上提腰间，掌心向上，鹿角尖向前，目视前方。

动作2：左脚向前蹬出，脚尖朝上；同时，两鹿角从腰间内旋上举，鹿角尖向上，掌心向前。

动作3：左腿外展收回落步，两脚平行，与肩同宽；同时，两手臂分别向体侧画弧，伸展下落体侧，掌心向内。

右式动作参见左式，左右相反。左、右式交替操作2遍。操作时，意想梅鹿沐浴朝阳，伸展肢体。

（2）转颈运间（图1-49）

动作1（左式）：重心移至左腿，右转身，右脚尖翘起外

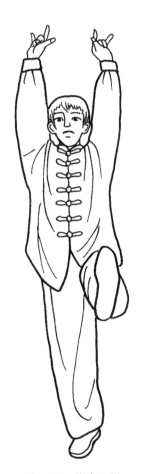

图1-48　梅鹿伸腰

展，踏实，重心移至右腿，左脚向左跨步与右脚平行，间距大于肩宽，松腰坐胯，屈膝半蹲，成马步；同时，两鹿角举向左前上方，高与视平，与肩等宽，鹿角尖向上，掌心向外，目视鹿角。

动作 2：以鸠尾为中心，两鹿角向右向下向左画立圆 3 周，鹿角尖指向圆周边；目视鹿角，头颈、尾闾相随，重心随之平移。

右式动作参见左式，左右相反。操作时，意想梅鹿性灵快乐，转运头颈与尾闾。

（3）成鹿亮角（图 1-50）

动作 1（右式）：面左；右腿收回，屈膝脚尖点地，成右丁字步，左腿坐胯屈膝，重心移至左腿；同时，两鹿角向外向后画弧，手至腰间，两手鹿角尖向前，掌心向上，目视前方。

动作 2：右脚向右前迈一大步，重心偏于右腿，成右侧弓步；左腿蹬伸，脚尖内扣；同时，两鹿角从腰间内旋亮出，右臂向右平伸，坐腕，鹿角尖向上，掌心向右；左鹿角举向右上方，过头顶，鹿角尖向右，掌心向外，目视前方。

动作 3：右脚收回，右转身，两脚平行站立，与肩同宽；同时，两臂向外向后画弧收回体侧，指尖向下，掌心向内，目视前方。

左式动作参见右式，左右相反。左、右式交替，2 遍。操作时，意想麋鹿体态安详，伸颈亮角。

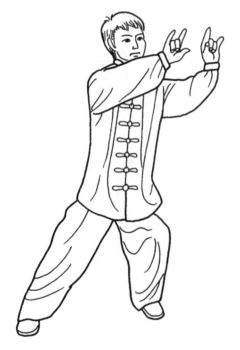

图 1-49 转颈运闾

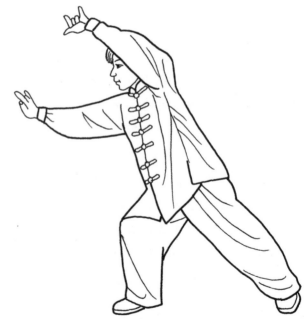

图 1-50 成鹿亮角

【功能作用】

鹿戏多伸展体侧筋肉，主练肝与筋，疏肝通胆强筋，具有防治眩晕、胸胁胀满、情志不舒、月经不调等肝失疏泄病证。

2. 猿戏

【动作姿势】

（1）白猿攀枝（图1-51）

动作（左式）：承上式，左脚跳起，脚前掌先着地，踏实独立，右腿上抬屈膝成90°；同时，左手五指微屈上抓，掌心向前，状如攀枝；右手屈腕勾手成猿勾状，收至腰间，目视左手。

右式动作参见左式，左右相反。左、右式交替，2遍。操作时，意想白猿敏捷灵巧，攀缘登高。

（2）白猿摘果（图1-52）

动作（左式）：左腿沉胯屈膝独立；头身向前俯伸，右腿向后上方抬胯屈膝，脚心向上，成左独立平衡步；同时，左臂前伸，五指末节微屈，掌心向下，状如抓果，其他四指握住拇指；右臂屈肘，屈腕勾手成猿勾，收至腰间，目视左手。

右式动作参见左式，左右相反。左、右式交替，2遍。操作时，意想白猿摘果，神情愉悦。

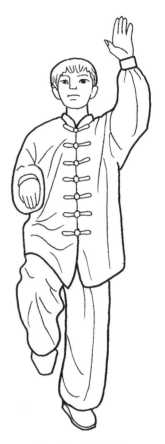

图1-51　白猿攀枝

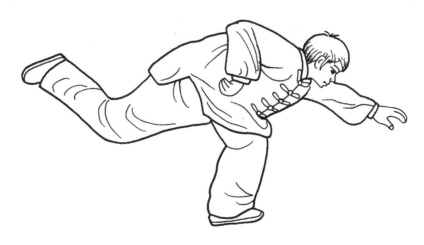

图1-52　白猿摘果

（3）白猿抓痒（图1-53）

动作1（左式）：左脚收回与右脚平行站立，与肩同宽，右腿向左后插步，成左高歇步；同时，左手由上向腹部画弧，右手由腹部向头上方画弧，两手经胸前交叉，左手在内，掌心向内，目视前方。

动作2：下蹲，成左低歇步；同时，左手落至左腰，右手画向头右侧，两肩上耸，两手臂小幅度抓抖，状如抓痒3次；头颈左转，目视左上方。

动作3：下肢不动，两手交换，左手上提至头左侧，右手下落至腰间，两肩上耸，左、右手同样各抓痒3次；头颈向右转，目视右上方。

动作4：两手移至胸前，两肩上耸，左、右手各抓痒3次；目视前方。

右式动作参见左式，左右相反。左、右式交替，2遍。操作时，意想白猿抓痒，逍遥自在。

【功能作用】

猿戏运动多窥、攀、抓、跳，机灵迅捷，主练心神与脉，具有疏通心和小肠经，养心健脑的作用，可防治心慌、心悸、心痛、不寐、多梦、健忘、神疲乏力等心神失养所致病证。

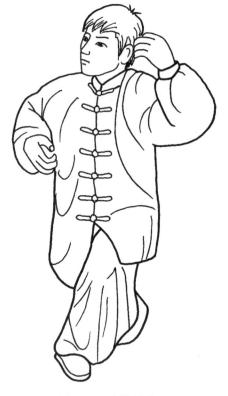

图1-53 白猿抓痒

3. 熊戏

【动作姿势】

（1）黑熊探爪

动作1（左式）：承上式，右腿坐胯屈膝，左腿屈膝，脚尖点地，成左丁字步；同时，两臂屈肘，两爪呈熊掌，五指分开，屈指状如钝钩，拇指贴近示指，上提至体右侧，高与脐平，掌心向下，目随手动。

动作2：两熊掌由体右侧向左前画弧，带动身躯左转，左脚随之向左前迈步，右脚垫步跟进，目随手动。（图1-54）

动作3：屈肘，两熊掌向左后拉回，经腹前至体右侧，画圆；两脚保持左鸡形步，重心偏移右腿，目随手动。

动作2、动作3交替，3遍，右式动作参见左式，左右相反。操作时，意想笨熊伸展脚掌，活动肢体。

（2）笨熊游走（图 1-55）

动作（左式）：右脚收回，右转身，右腿站立，左腿提胯屈膝提踵，脚尖先着地，原地迈步慢行；同时，右熊掌前抓，左熊掌后搂，两掌高与脐平，掌心向下，目视左手，颈随目转。

右式动作参见左式，左右相反。左、右式交替，2 遍。操作时，意想笨熊游走于林海，寻觅猎物。

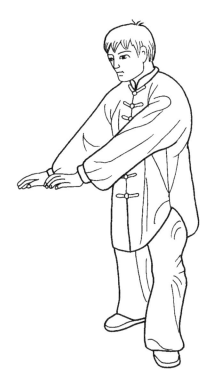
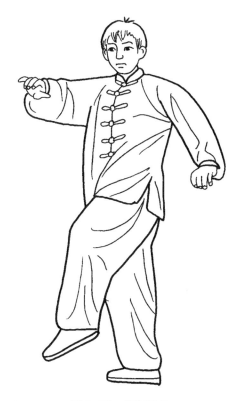

图 1-54　黑熊探爪　　　　　　　　　　　　图 1-55　笨熊游走

（3）笨熊晃体（图 1-56）

动作 1（左式）：两脚平行，左转身，左脚向左前迈步，成左鸡形步；同时，头身前倾，左臂向下向前伸展，掌心向右；右臂向上向后收，掌心向左；左膝微屈，右腿伸直，重心移至左腿。

动作 2：左臂向上、向后收回，掌心向右；右臂向下、向前伸展，掌心向左；同时，左腿伸直，右膝微屈，重心移至右腿。

动作 1、动作 2 交替，3 遍。右式动作参见左式，左右相反。操作时，意想笨熊晃动身躯，鼓荡周身。

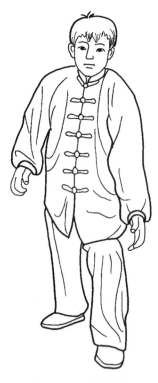

图1-56 笨熊晃体

【功能作用】

熊戏运晃腹腔内脏，主练脾胃，具有健脾和胃的功效，可防治纳差、嗳气、呃逆、脘腹胀痛、便溏、便秘等脾胃不和所致病证。

4. 鸟戏

【动作姿势】

（1）白鹤飞翔（图4-57）

动作1（左式）：承上式，右腿站立，左腿提胯、屈膝，脚尖向下，成右屈膝独立步；同时，两臂在胸前弧形交叉，再于身体两侧伸展平举，略高于肩，手形呈鸟翅状，伸指，中指、无名指并拢向下，其他三指上翘，掌心向下，目视前方。

动作2：右腿坐胯屈膝，重心下移深蹲，左腿也随之屈膝下沉，脚尖着地；同时，两臂下落于身体两侧，手形还原为掌，掌心相对，目视前方。

动作1、动作2交替，3遍。右式动作参见左式，左右相反。操作时，意想仙鹤展翅翱翔，远征高飞。

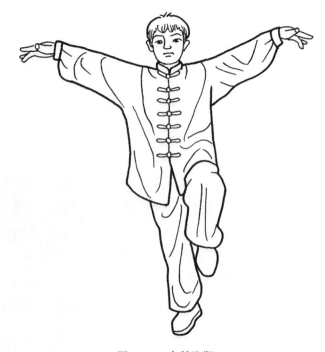

图1-57 白鹤飞翔

（2）群鹤落滩（图1-58）

动作1（左式）：右脚收回，两脚平行站立，左腿屈膝提踵向左迈开，间距略大于肩宽；同时，两手自腹前向头上方画弧交叉，左手在内，双手形呈鸟翅，掌心向外，目视左手。

动作2：头身后仰，目仰视。两臂继续向上向后画弧伸展，两掌外旋，掌心向上。

动作3：头身逐渐前俯，目俯视，两臂于体侧向前向下画弧，手形还原为掌，两掌内旋，指尖相对，掌心向下，似触地面。

动作2、动作3交替，3遍。右式动作参见左式。操作时，意想仙鹤降落沙滩，前俯后仰。

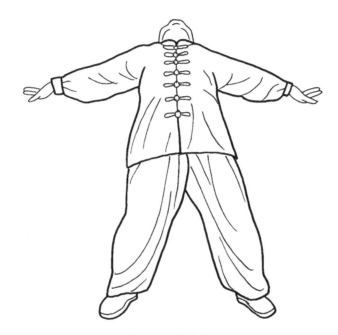

图1-58　群鹤落滩

（3）白鹤扑地（图1-59）

动作1（左式）：下肢动作保持上式不变。右手臂由前下方提起向左、向上、再向右画弧上举，指尖向上，掌心向前；左手臂随之上提体侧，目视右手。

动作2：左手臂从体侧向外、向上、经头上方至右画弧，下扑至右腿外侧，立掌指尖向下，掌心向右；同时，头身前俯，右手臂保持上举，掌心向后，目视左手。

右式动作参见左式，左右相反。操作时，意想仙鹤落滩栖息，扇翅扑地。

（4）飞鹤展翅（图1-60）

动作1（左式）：转身左前方，左脚向前迈步；同时，两臂向前弧形合抱，两手相合，指尖向前，掌心相对，重心前移，目视前方。

动作 2：以肩带臂，两臂向外、向后水平弧形展开，手形呈鸟翅状；同时，身体后仰，左腿伸直，脚跟着地，脚尖翘起，右腿坐胯屈膝，目视前方。

动作 3：以肩带臂，两臂水平弧形前收，手形还原为掌，指尖向前，掌心相对；左脚全掌着地前弓，右脚跟离地，右腿伸直，重心前移，目视前方。

动作 2、动作 3 交替，3 遍。右式动作参见左式，左右相反。操作时，意想仙鹤展翅凌云，伸筋拔骨

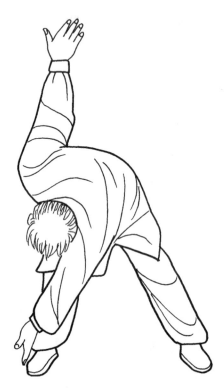 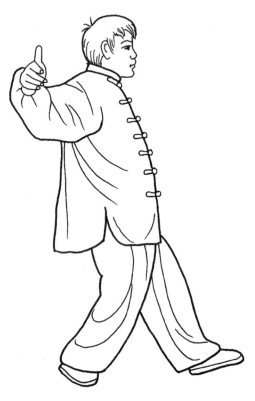

图 1-59　白鹤扑地　　　　　　　　　　　图 1-60　飞鹤展翅

（5）群鹤净身（图 1-61）

动作 1（左式）：左前转身，左脚向前迈步；头身前倾，左臂向下、向前、向上弧形伸展，掌心向下，指尖向前；右臂弧形上提，掌心向后；同时，左膝稍前弓，右脚跟提起，重心前移，目视左手。

动作 2：直身，左膝伸直，左脚尖抬起，右腿坐胯屈膝，重心后移，身体后仰；同时，以肩带臂，左臂上提弧形后收，掌心向下，画立圆；垂右臂，右手掌弧形向下、向前伸展，指尖向前，掌心向下，目视左手。

动作 1、动作 2 交替，3 遍。右式动作参见左式，左右相反。操作时，意想仙鹤净身沐浴，洗除尘垢。

（6）降落岩石（图1-62）

动作1（左式）：右腿站立，左腿屈膝提踵脚尖向下；同时，两手自腹前向头上方交叉画弧，手形呈鸟翅状，左手在内，掌心向外，目视前方。

动作2：左脚着地与右脚平行，间距与肩同宽，屈膝下蹲；同时，以肩带臂，两臂向外画弧伸展下落体侧，手形还原为掌，指尖向下，掌心相对，目视前方。

动作3：收腹，提踵，直立；同时，以肩带臂，两臂向外伸展画弧上举至头上方，手形呈鸟翅状，指尖向上，手背相对，目视前方。

动作4：松腹、落踵，两脚平行站立；同时，以肩带臂，两臂至外画弧伸展下落体侧，手形还原为掌，指尖向下，掌心相对，目视前方。

右式动作参见左式，左右相反。操作时，意想仙鹤飞离沙滩，降落岩石。

【功能作用】

鸟戏运动胸、臂，主练肺与皮毛，具有疏通肺经、大肠经和补肺固表的作用，可防治气短、咳喘、体倦、易感冒及内脏下垂等因肺气不足、气失宣降、托举无力等所致的病证。

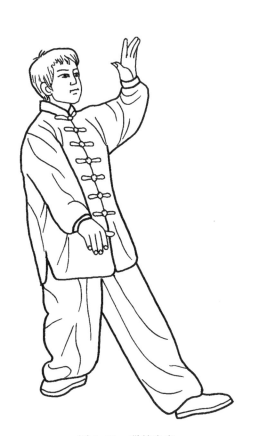

图 1-61　群鹤净身

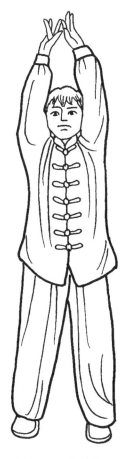

图 1-62　降落岩石

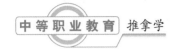

5. 虎戏

【动作姿势】

（1）猛虎觅食（图1-63）

动作1（左式）：承上式，左脚向前迈步，身体前倾，两手呈虎爪状（五指撑开，虎口撑圆，指关节屈曲内扣呈钩状），左爪自头上方弧形经腹前落至胯旁，爪心向下；右爪自腹前向头上方画弧，爪心向上，两爪经胸前交叉，左爪在内，目随爪动。

动作2：左腿屈膝前弓；同时，两臂屈肘，左爪内旋下按，爪尖向前，爪心向下；右爪内旋上推，爪尖向左，爪心向前；头颈左转，目视右脚跟。

右式动作参见左式，左右相反。左、右式交替，2遍。操作时，意想饿虎寻觅食物，虎视眈眈。

（2）摇头摆尾（图1-64）

动作（左式）：右脚收回，两脚平行站立，左腿前迈成左虚步；头身前倾，身体下沉，向前伸臂，爪心向下，两爪自左下、向上、向右、向下、再向左下画圆3周；双目视爪，头颈身随爪相向转动。

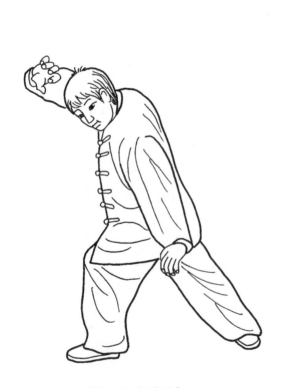

图1-63 猛虎觅食

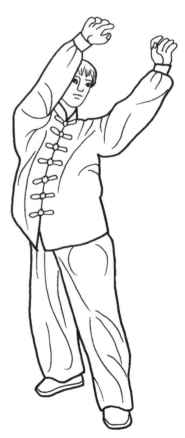

图1-64 摇头摆尾

右式动作参见左式，左右相反。操作时，意想猛虎与猎物搏斗，摇头摆尾。

（3）翻身扑按（图1-65）

动作1（左式）：重心后移至左腿，上体稍左转，右腿抬起，脚尖翘起内扣，踏实，重心再移至右腿；同时，两臂前伸，爪心向下，两爪从体前方抬起，上越头部，以腰为枢，向左后仰面翻转，转身向后，双目视爪。

动作2：接上式（转身向后），右腿坐胯屈膝，成左虚步；同时，两臂向体侧垂直下扑，目前视。

动作3：左腿提胯提足，右腿独立；同时，两爪体前上举至视平，爪心向前；目视双爪，身体转向原正前方。

动作4：左脚下踩，左腿屈膝前弓；同时，两爪向体侧垂直下按，爪心向下；目视前下方。

右式动作参见左式，左右相反。左、右式交替，2遍。操作时，意想猛虎捕捉猎物，翻身扑按。

【功能作用】

虎戏运动腰、脊柱及四肢骨关节，主练肾与骨，具有疏通肾经、膀胱经，以及固肾壮骨的作用，可防治腰痛、腰膝酸软、耳鸣耳聋、阳痿遗精、月经不调等因肾精气亏虚所致病证。

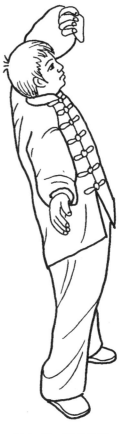

图 1-65 翻身扑按

6. 收式

动作1：承上式，右脚收回，两脚平行如起式。两掌心向上缓慢托举至头上方，转而掌心向下，经体前内合缓慢下按［图1-66 引气归元（1）］。举臂收腹吸气，下按松腹呼气。

动作2：两掌向体侧前上托至视平，经体前内合下按，两臂上托收腹吸气，下按松腹呼气。动作1、动作2可反复做3遍。

动作3：两手在胸前搓手至热。［图1-66 引气归元（2）］

动作4：两掌贴面部自面颊向额反复摩擦6次。

动作5：两掌自额向枕后沿颈侧向下，经胸、腹、下肢由前而后按摩。

动作6：捶击腰眼9次。［图1-66 引气归元（3）］

动作7：十指叩击丹田9次。

动作8：恢复如预备式。

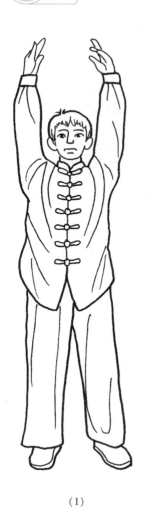 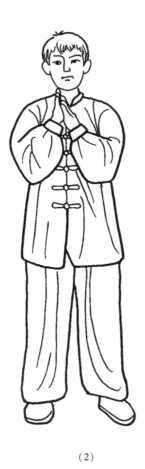 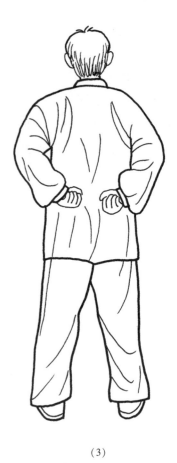

(1)   (2)   (3)

图 1-66　引气归元

复习思考

一、单选题

1. "按摩"一词最早记载于（　　）

A. 甲骨文　　　　　　　　　　B. 马王堆出土的医书

C.《引书》　　　　　　　　　　D.《黄帝内经》

2. 小儿推拿方法主要适用于（　　）以下的小儿。

A. 3 岁　　　　　　　　　　　B. 5 岁

C. 6 岁　　　　　　　　　　　D. 10 岁

3. 推拿手法每次治疗一般以（　　）分钟为宜。

　　A. 10~20　　　　　　　　　　　　B. 20~30

　　C. 30~40　　　　　　　　　　　　D. 40~50

4. 小儿推拿中运用介质最多的是（　　　　）。

　　A. 爽身粉、滑石粉　　　　　　　　B. 红花油

　　C. 白酒　　　　　　　　　　　　　D. 凉水、井水

5. 下列哪些属于现代练功法（　　　）

　　A. 俯卧撑、指力锻炼　　　　　　　B. 仰卧起坐、腕力锻炼

　　C. 臂力锻炼、沙袋练功法　　　　　D. 全选

6. 关于手法操作顺序的说法不正确的是（　　　　）。

　　A. 自上而下　　　　　　　　　　　B. 先左后右

　　C. 从前到后　　　　　　　　　　　D. 男右女左

7. 一个完整的手法操作过程一般遵循（　　　）的原则。

　　A. 轻、重、轻　　　　　　　　　　B. 轻、轻、重

　　C. 重、重、轻　　　　　　　　　　D. 轻、轻、轻

8. 推拿时，患者局部出现"皮下出血"的异常情况，下列描述错误的是（　　　　）。

　　A. 患者可能患有血小板减少症等疾病

　　B. 局部小瘀斑一般不用处理，青紫严重，可先制动冷敷

　　C. 立即进行湿热敷

　　D. 推拿手法过重或推拿方法不对

9. 通过推拿手法，对改善皮肤弹性、干湿度，进而使皮肤得到更多营养而消除皮肤疲劳的方法是（　　　）

　　A. 运动推拿　　　　　　　　　　　B. 康复推拿

　　C. 美容推拿　　　　　　　　　　　D. 保健推拿

10. 下列哪些疾病不适合推拿治疗（　　　）

　　A. 小儿常见咳嗽　　　　　　　　　B. 假性近视

　　C. 颈性眩晕　　　　　　　　　　　D. 脊柱肿瘤

11. 下列描述错误的是（　　　）

　　A. 形体强壮的患者，一般手法宜重

　　B. 推拿手法越重越好，力度才会深透

　　C. 内科和妇科疾病可适当增加推拿治疗时间

　　D. 推拿操作顺序应根据实际情况进行，可适当调整

12. 介质的选择不正确的是（　　　）

　　A. 软组织损伤、关节扭伤等所致瘀青、瘀肿，可选用活血化瘀、消肿止痛的介质

B. 小儿肌性斜颈多选用润滑作用较好的滑石粉、爽身粉等

C. 小儿发热多选用清凉作用较好的酒精，可大面积使用酒精物理降温

D. 寒证多选用具有温热散寒作用的葱姜汁等

13. 推拿致瘀斑的预防处理办法描述错误的是（　　）

A. 不宜选用过强过重手法

B. 老年人手法要轻柔，推拿时间不宜过长

C. 局部小块瘀斑，一般不必处理

D. 局部青紫，可立即使用湿热敷

14. 关于推拿说法不正确的是（　　）

A. "推拿"出现于明代

B. "推拿"多用于医疗领域，"按摩"多用于保健领域，但两者在基本手法上框架相同

C. 推拿属于内治法范畴

D. 推拿起源于人类劳动和社会实践

15. 用按摩手法，刺激人体的适当部位或穴位，通过经络和脏腑进行调节，从而达到消除疲劳、增强体质、健美缓衰、延年益寿作用的方式属（　　）

A. 医疗推拿　　　　　　　　B. 保健推拿

C. 运动推拿　　　　　　　　D. 康复推拿

16. 下列哪些疾病适合推拿治疗？（　　）

A. 化脓性关节炎　　　　　　B. 急性脊柱损伤

C. 胃脘痛　　　　　　　　　D. 软组织损伤早期瘀肿

17. 关于推拿介质，葱姜汁说法不正确的是（　　）。

A. 有祛风解表、温经散寒的作用

B. 有祛风清热、清热泻火的作用

C. 常用于冬春季节风寒感冒

D. 常用于小儿虚寒病证

18. 推拿医师做推拿时需注意事项中描述不恰当的是（　　）

A. 手、指甲要保持清洁

B. 指甲要常修剪

C. 医师如果发现自己的手干净，可连续推拿不用洗手

D. 推拿医师手腕不戴饰品

19. 患者面部朝左或右，两下肢自然屈曲，或一屈一伸，在上的一侧上肢自然伸直，靠床面一侧上肢置于床面或屈曲置于面部前方，这是（　　）体位。

A. 俯卧位   B. 端坐位

C. 侧卧位   D. 俯坐位

20. 关于手法操作顺序的说法正确的是（   ）。

    A. 自上而下   B. 先左后右

    C. 从前到后   D. 全正确

二、多选题

1. 晕厥的症状包括以下（   ）。

    A. 头晕、恶心、心慌   B. 面色苍白、全身无力

    C. 四肢发凉、出虚汗   D. 惊厥和昏倒

2. 传统功法练习时需注意事项中正确的是（   ）

    A. 宽衣，穿练功鞋

    B. 练习时不急不躁，顺其自然

    C. 喜怒过度、过度疲倦时可通过练功缓解

    D. 练习结束时不可当风

3. 介质的选择正确的是（   ）

    A. 软组织损伤、关节扭伤等所致瘀青、瘀肿，可选用活血化瘀、消肿止痛的介质

    B. 小儿肌性斜颈多选用润滑作用较好的滑石粉、爽身粉等

    C. 小儿发热多选用清凉作用较好的酒精，可大面积使用酒精物理降温

    D. 寒证多选用具有温热散寒作用的葱姜汁等

4. 患者推拿治疗过程出现局部"破皮"，引起此异常情况原因是（   ）。

    A. 手法用力过重   B. 没有使用介质

    C. 在同区域推拿操作时间过长   D. 擦法时间长，力度重

5. 薄荷水介质的作用描述错误的是（   ）

    A. 清凉解表、清利头目

    B. 性味辛温，能解表散寒、通阳、温中止呕

    C. 温中健脾

    D. 可吸水、清凉、增强皮肤润滑

6. 下列关于推拿时医生体位描述恰当的是（   ）

    A. 医生的步态、姿势要有利于医生发力和持久操作

    B. 医生的姿势不必根据患者的需求进行调整，

    C. 医生的步态、姿势根据实际情况随时调整

    D. 医生的步态、姿势要进退自如，转侧灵活

7. 下列描述正确的是（   ）

A. 患有严重心、脑、肝、肾等器质性疾病患者不宜推拿

B. 极度疲劳、久病体虚的患者不宜推拿

C. 大运动量后的顾客不适合推拿

D. 经期女性的腹部、腰部是可以通过重手法推拿治疗的

8. 推拿治疗工作需要医务工作者注意哪些（   ）

A. 推拿室保持安静、卫生

B. 推拿室避免强光和噪音

C. 推拿医师的手保持清洁，指甲勤修剪，手腕不戴装饰品

D. 衣服穿着得体

9. 对久病、重症的患者，手法操作的力度和时间应该（   ）。

A. 适当减少时间   B. 适当增加时间

C. 重力度手法   D. 轻中度手法

10. 下面关于练功描述正确的是（   ）

A. 练功应该根据自己的生理特点、身体健康情况及学习、工作等情况进行

B. 练功要科学锻炼，避免损害健康或引发运动伤害

C. 练功要长期坚持，持之以恒，从易到难，从简到繁，逐步进行

D. 练功可以防身健体、延年益寿

三、判断题

1.《黄帝内经》是现存最早的小儿推拿专著。（   ）

2. 患者端正而坐，两脚自然分开与肩同宽，大腿与地面平行，两上肢自然下垂，两手置于两膝上，这是俯坐位。（   ）

3. 练功在古代称为导引、吐纳等。（   ）

4. 推拿过程中医患可常谈话交流，增加感情。（   ）

5. 推拿过程中，医者可随时观察和询问患者反应，以便随时调整手法。（   ）

6. 空腹饥饿可能使血糖偏低，导致晕推。（   ）

扫一扫，知答案

模块二　推拿手法

扫一扫，看课件

单元一

手法概论

项目一　手法的定义

推拿手法简称手法，是指用手、肢体其他部位或借助一定工具，按一定的要求在人体穴位或某部位上所做的规范化动作，并具有一定技巧性。手法是推拿临床防治疾病的主要手段，是集治疗、康复、预防和保健强身于一体的一项重要临床技能。

推拿手法操作的技巧性非常强，操作时需要符合人体动力学和工程学的规律，而不能随意操作。操作者需反复不断地模仿、训练，才能达到临床基本要求，日久才有可能达到"一旦临证，机触于外、巧生于内、手随心转、法从手出"的境界。

手法中，若力学结构比较简单、相对单一的手法称为单式手法，常见的单式手法称为

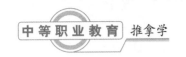

基本手法，如一指禅、按法、点法、捏法、拿法等手法。若多种单式手法可同时操作组合一体的手法称复合手法，如按揉、踩跷、扫散等手法。

项目二　手法的命名与分类

由于地域的不同、认识的差异，加之历史的发展，人们对推拿手法的命名和分类缺乏统一的标准和意见。一般而言，手法的命名根据以下几个原则进行。

1. 根据手法动作形态直接命名　如按法、摩法、拿法、揉法、捏法、擦法、拔伸法、背法等，绝大多数手法是采用这一命名方法。

2. 根据动作形态取类比象来命名　如蝴蝶双飞、黄蜂入洞、凤凰展翅等。

3. 手法与部位结合起来命名　如拿肩井、捏脊法、揉大鱼际等。

4. 手法与体位结合命名　如仰卧位拔伸颈椎法、坐位扩胸牵引扳法、站立位摇腰法等。

5. 根据手法的主要技术要领来命名　如一指禅推法。

6. 根据手法的复合动作来命名　如弹拨法、按揉法、勾点法、捏揉法等。

手法的分类有多种方法，如根据手法的动作形态特点分为摆动类、摩擦类、振颤类、挤压类、叩击类和运动关节类六大类手法；根据手法的主要作用机理又可将手法分为松解类和整复类两大类手法；根据手法的适用对象又可分为成人推拿手法和小儿推拿手法两大类。

项目三　手法的操作要求

成人推拿手法的基本操作要求是持久、有力、均匀、柔和，并达到"深透"。这五项基本要求也是推拿基本手法操作的指导纲要。

一、持久

持久，指手法能够按照技术操作要求持续作用一定的时间，来保持动作和力量的连贯性，维持和积累手法的刺激量，以达到能够调和脏腑、行气活血、舒筋缓急等作用。

二、有力

有力，指术者的手法操作必须具有一定的力量，而且应该依据不同受术者的体质、受术部位等因素和条件而灵活调整力度的大小。这种力是一种加工过的、有技巧性的力，而不是蛮力、暴力。

三、均匀

均匀，指术者所施压力、所施手法的速度快慢和节奏性，以及同一手法各个周期之间的变换过程等，应该尽量相同而且要连贯，平稳而又有节奏，没有明显的差别及断续感。

四、柔和

柔和，指术者所施之力应该是"轻而不浮、重而不滞"的，不可生硬粗暴或者用蛮力，手法动作变换要自然，刚中有柔，柔中带刚。

五、深透

深透，指手法在具备了持久、有力、均匀、柔和这四项基本要求后，形成了一种渗透力。这种渗透力可透皮入内，深达脏腑和组织深层，能适达病所，起到推拿治疗效应。

此外，运动关节类手法还要求"稳、准、巧、快"，即手法操作要平稳自然，因势利导，避免生硬粗暴；选择手法要有针对性，定位要准；手法施术时要用巧力，以柔克刚，以巧制胜，不可使用蛮力；手法操作时，用力要疾发疾收，用所谓的"短劲""寸劲"，发力不可过长，发力时间不可过久。

扫一扫，看课件

单 元 二

成人推拿手法

　　成人推拿手法一般指用于成人推拿的手法，是相对于小儿推拿手法而言的，其种类很多，本书将分基本手法、运动关节类手法和复合手法三类进行介绍。由于历史原因及传承不同，出现名称相同而实际操作模式有异、动作相似却名称不同等情况，本书将酌情予以规范化。

项目一　推拿基本手法

　　基本手法是推拿手法中最常用、最基本的单式手法，指能够独立存在、单一动作的手法。这类手法在临床上可单独应用，也可与其他手法结合运用。

一、一指禅推法

（一）定义

　　一指禅推法是用拇指指端、偏峰或罗纹面着力于施术部位或穴位，通过前臂的主动摆动带动腕关节有节律地摆动和（或）拇指指间关节的屈伸，从而产生轻重交替、持续不断的作用力的一种手法。

　　根据着力点的不同分为指峰推、偏峰推、罗纹面推、屈指推。

（二）操作要领

　　1. 一指禅指峰推法　以拇指指端着力于体表施术部位、穴位上，拇指自然伸直，其余四指的指间关节和掌指关节自然屈曲。腕关节自然屈曲90°，腕部放松，悬腕，垂肘120°，沉肩，前臂的主动摆动带动腕关节有节律地左右摆动，摆动中拇指指间关节自然地伸直与屈曲交替（也可保持拇指挺直，采取不屈伸术式），使产生的功力通过拇指指端轻重交替、持续不断地作用于施术部位或穴位上，摆动频率每分钟120~160次（图2-1）。

　　2. 一指禅偏峰推法　以拇指桡侧缘（近少商穴处）着力于一定的部位或穴位上，拇指自然伸直并内收，其余指间关节及掌指关节自然伸直，腕关节微屈或自然伸直，其运动过程同一指禅指峰推法，仅其腕关节的摆动幅度较小，有时只微微旋动（图2-2）。

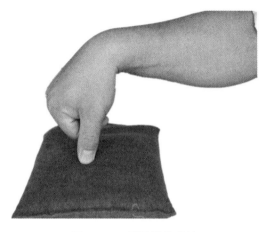

图 2-1　一指禅指峰推法

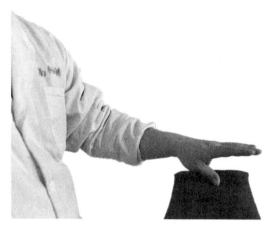

图 2-2　一指禅偏峰推法

3. 一指禅罗纹面推法　以拇指罗纹面着力于体表施术部位或穴位上，拇指自然挺直，其运动过程同一指禅指峰推法（图 2-3）。

4. 一指禅屈指推法　拇指屈曲，指端压在食指桡侧缘或以罗纹面附于食指指背，以拇指指间关节桡侧或背侧着力于施术部位或穴位上，其余四指屈曲，运动过程同一指禅指峰推法（图2-4）。

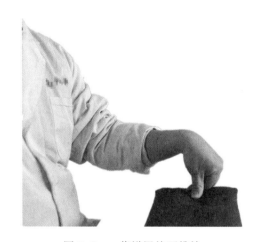

图 2-3　一指禅罗纹面推法

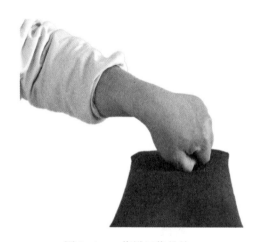

图 2-4　一指禅屈指推法

（三）注意事项

1. 一指禅推法可定点操作，亦可移动操作。定点操作时着力部位吸定治疗部位。

2. 整个过程要做到：①沉肩：肩关节放松，双肩端平，禁止耸肩用力，以腋下能容一拳为宜；②垂肘：肘关节放松，自然下垂，屈曲约 120°，肘关节桡侧缘低于腕关节，以肘部为支点，前臂做主动摆动，带动腕部摆动；③悬腕：在腕关节放松的基础上，腕关节自然屈曲约90°（一指禅偏峰推腕关节微屈或自然伸直），腕关节摆动时，一般尺侧缘低于桡侧缘，内摆到最大时，尺侧、桡侧持平；④指实：拇指指端、偏峰或罗纹面自然着实吸定于一点，使产生的力持续地作用于治疗部位上，不能产生跳跃，同时切忌拙力下压；⑤掌虚：除拇指外，其余四指及掌部自然放松屈曲，呈握空拳状（一指禅偏峰推，四指及掌部自然放松伸直）；⑥紧推慢移：一指禅推法的操作过程中，前臂及腕关节的摆动较快，频率达到每分钟120~160次，但着力面移动（拇指指端、罗纹面或偏峰）的速度缓慢。

3. 操作时着力部位的压力变化、摆动的幅度、操作的频率要均匀，动作要灵活，使产生的力自然轻重交替，患者无不舒适感。

（四）临床应用

1. 手法特点　一指禅推法接触面积小、深透性好、刺激柔和、应用广泛。

2. 适用部位　适用于全身各经络、穴位及各种线状与点状部位。

3. 手法功效　根据治疗部位和治疗病症的不同，可发挥其平衡阴阳、调和营卫、疏通经络、舒筋活血、通调脏腑、消积导滞等功效。

4. 临床适应证　用于治疗内、外、妇、儿、骨伤、五官等各科常见病证。

二、 㨰法

（一）定义

以小鱼际和手背部近尺侧为着力部位，沉肩、垂肘，通过肘关节周期性屈伸和前臂内外旋转的联合运动，带动腕关节屈伸与手掌内外摆动，使弓成半圆形的手背部尺侧部分在受术部位持续不断地来回滚动的一种手法。

根据施术者着力部位不同可分为掌背㨰法、掌指关节㨰法和指间关节㨰法。

（二）操作要领

1. 掌背㨰法　拇指自然伸直，无名指和小指的掌指关节屈曲约90°，其余掌指关节及指间关节自然屈曲，手背呈一自然弧形，以第五掌指关节背侧为起始着力点，吸定于体表治疗部位上，以肘关节为支点，前臂主动摆动，带动腕部做屈伸和前臂旋转运动，使掌背部在施术部位上进行持续不断的滚动（图2-5）。

2. 掌指关节㨰法　以第五掌指关节背侧为起始着力点，以小指、无名指、中指及食指的掌指关节背侧为滚动着力面，腕关节稍屈向尺侧，前臂做主动的前后推旋，带动腕关节的小幅度的屈伸活动，其余手法动作同掌背㨰法。

3. 指间关节㨰法　拇指自然伸直，余四指半握空拳状，以小指、无名指、中指及食指的第一指间关节背侧为起始着力点，肘关节屈曲100°~120°，前臂做主动的前后推拉摆动，带动腕关节做无尺、桡偏移的屈伸活动，使小指、无名指、中指及食指的第一指间关节背侧为滚动着力面，在治疗部位上产生持续的滚动。

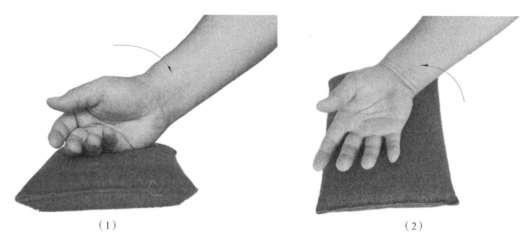

（1）　　　　　　　　　　　　　　　　（2）

图 2-5　掌背滚法

（三）注意事项

操作过程中要充分放松腕关节，腕关节的屈伸活动是由前臂主动运动带动的自然运动。不得使用腕关节的拙力，从而造成腕关节出现折刀样的突变动作，使动作出现打击感、跳动感，并导致腕关节出现僵硬，使腕关节的屈伸幅度不够，减少了手背部的接触面积，使动作缺乏柔和感。

（四）临床应用

1. 手法特点　滚法刺激平和、舒适安全、易被接受、应用面广。

2. 适用部位　适用于颈项、肩背、四肢等部位。

3. 手法功效　手法具有舒筋通络、活血化瘀、解痉止痛、祛风散寒等功效。

4. 临床适应证　用于治疗伤科、内科、妇科多种疾病。

三、揉法

（一）定义

揉法用手掌大鱼际、小鱼际、掌根或手指罗纹面着力吸定于一定部位或穴位，带动该处的皮下组织，一起做轻柔和缓回旋运动的一种手法。

根据施术者着力部位不同可分为指揉、掌揉等。指揉又分为拇指揉、中指揉、多指揉；掌揉可分为大鱼际揉、小鱼际揉、掌根揉、全掌揉。

（二）操作要领

1. 拇指揉法　用拇指罗纹面自然吸定于某一部位或穴位上，其余四指自然伸直放于体表固定助力，以肘部为支点，前臂做主动摆动带动手及大拇指做轻柔的小幅度旋转运动。摆动频率每分钟 120~160 次。

2. **中指揉法** 用中指指腹着力于施术部位或穴位上,其余手指自然伸直,腕关节微屈,以肘部为支点,前臂做主动摆动带动腕关节、中指及指下的皮下组织做小幅度的回旋运动。摆动频率每分钟 120~160 次。(图 2-6)

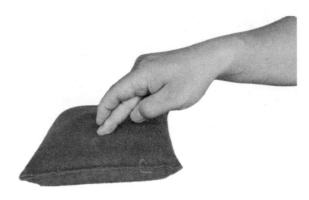

图 2-6 中指揉法

3. **多指揉法** 用食指、中指、无名指指腹着力于施术部位或穴位上,拇指自然伸直,以肘部为支点,前臂做主动摆动带动三指、腕关节及指下的皮下组织做小幅度的回旋运动。摆动频率每分钟 120~160 次。

4. **大鱼际揉法** 以大鱼际自然吸定于治疗部位或穴位上,手指自然伸直,腕关节充分放松,以肘部为支点,前臂做主动摆动带动腕部摆动,使大鱼际和吸定部位的皮下组织一起做轻柔和缓的回旋运动。摆动频率每分钟 200 次。(图 2-7)

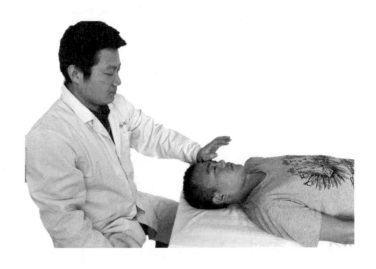

图 2-7 大鱼际揉法

5. 小鱼际揉法　用小鱼际自然吸定于治疗部位或穴位上，手指自然屈曲，其余操作同大鱼际揉法。

6. 掌根揉法　用掌根部自然着力于治疗部位或穴位上，腕关节充分放松并稍背伸，手指自然弯曲，以肘部为支点，前臂做主动摆动，带动腕部做轻柔和缓的回旋运动。摆动频率每分钟 100～200 次（图2-8）。

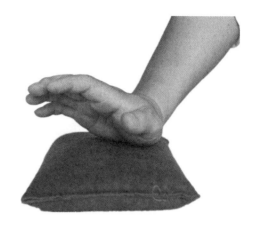

图 2-8　掌根揉法

7. 全掌揉法　用全掌（包括手指掌面和手掌掌面）自然着力于治疗部位上进行操作，其余操作要领同掌根揉法。

（三）注意事项

1. 进行揉法操作时，着力面与皮肤吸定，二者不能形成相互摩擦移动，而是使施术处的皮肤与皮下组织之间产生内摩擦。

2. 可定点揉动，亦可边揉边移动，动作要灵活而有节律性，应用时根据具体情况掌握用力轻重和频率。

（四）临床应用

1. 手法特点　揉法用力轻柔和缓、深透，可使皮下组织产生摩擦而产生温热作用。

2. 适用部位　指揉法适用于全身各部经穴及需要做点状刺激的部位；大鱼际揉法适用于头面、胸腹部及四肢急性损伤所致的肿痛处；小鱼际揉法适用于颈项部、胸背部、上肢等部位；掌根揉法适用于腰背、臀及四肢肌肉丰厚处；全掌揉法适用于胸背部、腹部等宽平部位。

3. 手法功效　具有宽胸理气、健脾和胃、活血散瘀、消肿止痛、温经通络、祛风散寒、安神镇静等功效。

4. 临床适应证　用于治疗头痛、眩晕、失眠、面瘫、胸闷胁痛、脘腹胀痛、便秘、泄泻及腰背、四肢软组织损伤等病证。

四、摩法

（一）定义

摩法是用指面或掌面等部位着力，对施术部位进行摩动刺激的一种手法。

根据施术者着力部位不同可分为指摩法和掌摩法。

（二）操作要领

1. 指摩法　指掌部自然伸直，食指、中指、无名指并拢，其罗纹面自然贴附在体表，腕关节稍屈并保持不动，三指做轻柔的环旋运动与体表产生摩擦（图2-9）。

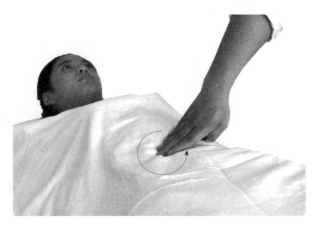

图2-9 指摩法

2. **掌摩法** 手掌自然伸直，腕关节自然微微下垂，将手掌贴附在治疗部位，腕关节保持不动，手掌在体表做轻柔的环旋运动与之产生摩擦（图2-10）。

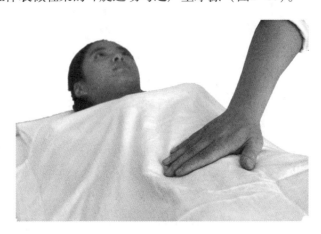

图2-10 掌摩法

（三）注意事项

操作时摩动的压力和速度要均匀、适当，使着力面与皮肤之间发生摩擦，不要带动皮下组织。临床应用时，可根据操作缓急和方向不同而有补泻之分，常以急摩为泻、缓摩为补，摩腹时顺时针方向可消积导滞为泻，逆时针方向可温中健脾为补。

（四）临床应用

1. **手法特点** 摩法刺激舒适和缓，是最古老的推拿手法之一。

2. **适用部位** 指摩法适用于颈项、面部、四肢等部位；掌摩法适用于胸腹、腰背等部位。

3. **手法功效** 具有疏肝理气、温中和胃、健脾助运、消积导滞及调节肠胃、镇静安神等功效。

4. 临床适应证　用于治疗中焦虚寒、下元虚冷、脘腹胀满、肠鸣腹痛、便秘、泄泻、胸闷气滞、胁肋胀痛、胸胁屏伤、面瘫、面肌痉挛等病证。

五、擦法

（一）定义

用手掌等部位着力，在施术部位做直线往返摩擦运动，使之产生摩擦刺激的一种手法。

根据施术者着力部位不同可分为掌擦法、大鱼际擦法、小鱼际擦法、拇指擦法、四指擦法。

（二）操作要领

1. 掌擦法　用掌面紧贴皮肤，手掌及腕关节自然伸直，以肩关节为支点，通过肘关节及肩关节的屈伸活动带动手掌做快速的直线往返运动，使体表产生热量（图2-11）。

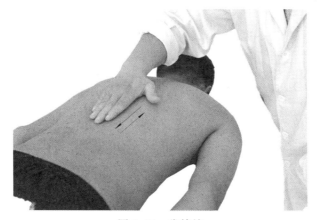

图 2-11　掌擦法

2. 大鱼际擦法　掌指并拢微屈，以大鱼际及掌根部桡侧缘紧贴皮肤，其余操作同掌擦法（图 2-12）。

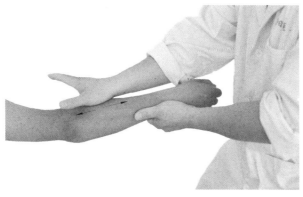

图 2-12　大鱼际擦法

73

3. **小鱼际擦法** 掌指并拢稍用劲绷直，腕关节伸直稍桡偏，用小鱼际的尺侧缘紧贴皮肤，其余操作同掌擦法（图2-13）。

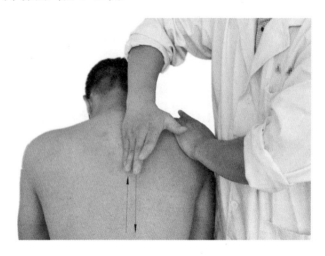

图2-13 小鱼际擦法

4. **拇指擦法** 将拇指指腹着力于体表，其余四指自然伸直固定局部，腕关节屈曲，通过掌指关节及腕关节的屈伸运动带动拇指在体表来回摩擦（图2-14）。

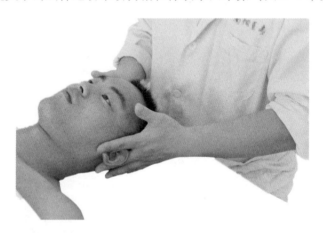

图2-14 拇指擦法

5. **四指擦法** 四指并拢伸直，以四指的罗纹面着力于体表，腕关节微屈，以肘关节为支点，肘关节及腕关节的屈伸活动带动四指在体表来回摩擦。

（三）**注意事项**

1. 压力方向为前斜下方，压力应掌握好，压力过大则手法重滞，并容易擦破皮肤；压力过小则摩擦力不够，不易生热。

2. 不要隔衣而擦，可根据实际情况先在受术部位涂上少许润滑介质，着力部位紧贴受术部位皮肤，摩擦距离尽量拉长，路线尽量保持直线，动作连续，摩擦生热。

3. 擦法操作完毕后，该部位一般不再施以其他手法，以免皮肤受损，故多作为结束手法。

（四）临床应用

1. 手法特点　擦法压力轻、摩擦力强，有明显的温热效应与推荡消散作用。

2. 适用部位　掌擦法适用于面积较大的胸腹腰背部操作，可产生缓和的热效应；小鱼际擦法适用于腰骶、八髎、夹脊、骶棘肌部，可产生较为集中的高热效应；大鱼际擦法适用于四肢部；指擦法接触面较小，适用于头面、颈项、肋间部。

3. 手法功效　具有宽胸理气、温经止痛、祛风散寒、消肿散结、行气活血、蠲痹胜湿等功效。

4. 临床适应证　用于治疗咳嗽、气喘、胸闷、胸胁疼痛、脘腹胀满、消化不良、饮食积滞、感受风寒、风湿痹痛、阳痿、遗精、痛经、遗尿等病证。

六、推法

（一）定义

推法是用指、掌、拳、肘等部位着力，在施术部位进行单方向直线推动的一种手法。

根据施术者着力部位不同可分为指推、掌推、拳推、肘推等。

（二）操作要领

1. 拇指推法　用两手或单手拇指罗纹面着力于体表的一定部位，其余四指自然分开固定于体表，腕关节微屈，拇指向四指的方向做单方向的直线推动（图2-15）。

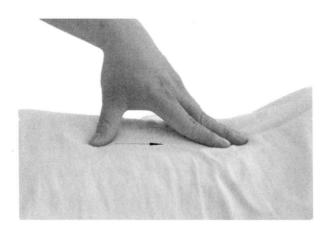

图 2-15　拇指推法

2. **掌推法** 全手掌按压于施治部位，五指微分开自然伸直，以全手掌的掌指面为着力面，通过前臂向前斜下方的主动施力，带动手掌向指端方向做单方向的直线推动（图2-16）。

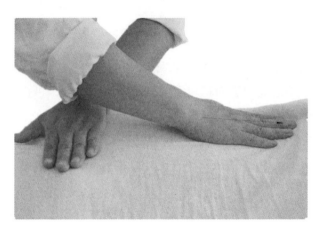

图 2-16　掌推法

3. **拳推法** 手握实拳，以食指、中指、无名指及小指的近侧指间关节的背侧关节突起部着力于体表，腕关节用劲伸直，通过前臂向前斜下方的主动施力，带动背侧关节突起部做单方向的直线推动（图 2-17）。

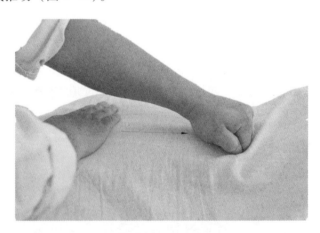

图 2-17　拳推法

4. **肘推法** 屈肘，将肘关节鹰嘴部着力于施治部位，以肩关节为支点，通过上臂部向前斜下方的主动施力，带动肘关节鹰嘴部做较缓慢的单方向直线推动（图 2-18）。

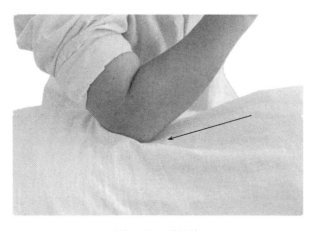

图 2-18　肘推法

（三）注意事项

1. 在关节端部推动时，推的方向应指向肌肉肌腱的起止点，有利于理筋顺筋；在肢体中部推动时，则从固定一端推向另一端。

2. 推动的方向不同，所起的作用也不同。顺静脉的方向推动有利于消肿，顺动脉的方向推动则加强活血化瘀；顺经络为补，逆经络为泻；向上推为升，向下推为降。

3. 拇指推、全掌推、掌根推、大鱼际推等可沿直线推，也可以双手同时做横行由中间向两侧的分推。

（四）临床应用

1. **手法特点**　推法灵活多变，可在全身各部位操作，患者常感觉温热舒适。

2. **适用部位**　拇指推法接触面较小，刺激缓和，适用于头面、颈项和四肢部位；掌推法接触面积较大，刺激缓和，适用于胸、腹、背、腰和四肢部位；拳推法刺激较强，适用于脊柱两侧、背、腰、四肢部位；肘推法是推法中刺激量最大的手法，适用于脊柱两侧、背、腰、臀及下肢肌肉丰厚部位。

3. **手法功效**　具有疏经通络、活血化瘀、行气止痛、理筋整复等功效。

4. **临床适应证**　掌推脊柱两侧的足太阳膀胱经，用于调和气血；推五经、推桥弓，用于头痛、头晕、高血压、失眠等病证的治疗。掌推胸、腹、胁肋，用于胸闷、胁胀、腹胀、便秘、食积等病证的治疗。屈指推华佗夹脊穴，掌推脊柱、肩背、腰、四肢部，拳推或肘推肩背、腰臀、四肢部，用于风湿痹痛、肩背肌肉酸痛、腰腿痛、感觉麻木迟钝等病证的治疗。对软组织损伤、局部肿痛、肌紧张痉挛等，可在局部用指或掌推法。

七、搓法

（一）定义

搓法是用双手的掌面相对用力，对被夹住的受术者肢体等部位快速地来回搓动，并同

77

时做上下往返移动的一种手法。

根据用力方式的不同分为夹搓法和推搓法。

（二）操作要领

1. 夹搓法　用双手指、掌面或掌指面相对用力夹住操作部位，以肩关节为支点，双上肢做快速的相反方向的搓动，同时做上下往返移动（图2-19）。

2. 推搓法　用单手或双手叠掌掌面着力于治疗部位，以肘关节为支点，前臂部主动用力，快速地左右搓动时，做较缓慢的推去拉回的动作。

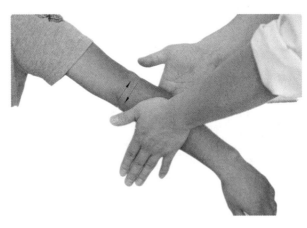

图 2-19　夹搓法

（三）注意事项

双手用力要对称，施力不可过重，夹搓时如夹得太紧，会造成手法呆滞。操作中动作协调、连贯，动作不宜中断。

（四）临床应用

1. 手法特点　搓法是推拿常用的辅助手法之一，作用温和舒适。临床常与抖法联合使用，作为治疗的结束手法。

2. 适用部位　适用于上肢、下肢、胁肋及腰部。

3. 手法功效　具有调和气血、理顺组织、舒筋通络与放松肌肉的功效。

4. 临床适应证　常配合其他手法用于治疗肢体酸痛、关节活动不利及胸胁迸伤等病证。

八、抹法

（一）定义

用单手或双手拇指罗纹面或掌面紧贴皮肤，在体表做上下、左右往返抹动或弧形曲线抹动的手法，称之为抹法。

根据施术者着力部位不同可分为指抹法和掌抹法两种。

（二）操作要领

1. 指抹法　用单手或双手拇指罗纹面着力于操作部位，其余手指置于相应的位置做固定，通过拇指掌指关节的主动屈伸活动，带动拇指做上下或左右、直线或弧形曲线的抹动。可根据施术部位的不同而灵活采取不同的抹动（图2-20）。

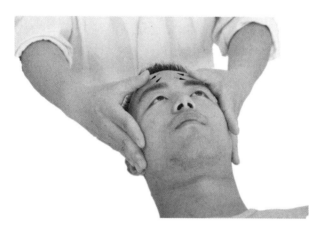

图 2-20　指抹法

2. 掌抹法　以单手或双手掌面紧贴于施术部位，腕关节放松，以肘关节为支点，通过肘关节的主动屈伸动作，带动掌面做上下或左右、直线或弧形曲线的抹动（图2-21）。

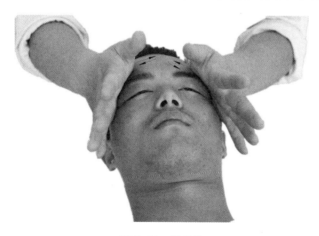

图 2-21　掌抹法

（三）注意事项

1. 操作时用力要求"轻而不浮、重而不滞"，频率宜轻快，动作均匀协调，不可带动皮下组织一起运动。

2. 注意抹法和推法的区别。推法是单方向的直线运动，抹法则是或上或下，或左或右，或直线往返，或曲线运转，根据部位灵活变化运用。

（四）临床应用

1. 手法特点　抹法轻柔舒适。

2. 适用部位　适用于头面、颈项、胸腹和四肢等部位。

3. 手法功效　具有舒筋活络、开窍醒神、舒肝解郁等功效。

4. 临床适应证　抹头面、颈项部，用于治疗感冒、头痛、失眠、面瘫、近视、颈椎病、落枕等病证；抹胸腹部，用于治疗胸闷、咳喘、脘腹胀满、呃逆等病证；抹四肢部，用于治疗肢体肿痛、麻木等病证；美容及腹部减肥时，常使用拉抹操作。

九、按法

（一）定义

用指或掌着力，对施术部位施以垂直按压的一种手法。

根据施术者着力部位不同可分为指按法、掌按法、肘按法。

（二）操作要领

1. 指按法　用拇指指峰、罗纹面或整个指腹按压在体表，其余四指自然伸直置于相应的位置，固定助力，腕关节屈曲40°~60°，拇指垂直向下用力按压，用力从轻到重，到最大力时停顿片刻，渐减压力，再重复加压，使整个动作过程既平稳又富有节奏感（图2-22）。

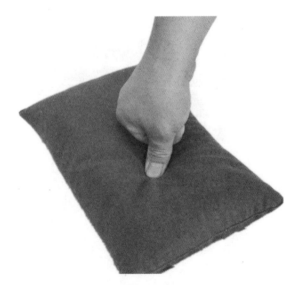

图2-22　指按法

2. **掌按法**　用双手或单手手掌掌面紧贴体表，手指自然伸直放于体表，腕关节背伸，肘关节微屈，上半身前倾，将上半身的重量通过肩、肘传至手掌面，垂直向下按压，用力方式同指按法（图2-23）。

3. **肘按法**　以肘后尺骨鹰嘴突起着力，肘关节屈曲，手握拳，另一手按压拳背以助力，以肩关节为支点，利用身体上半部的重量，对所施部位进行垂直持续按压（图2-24）。

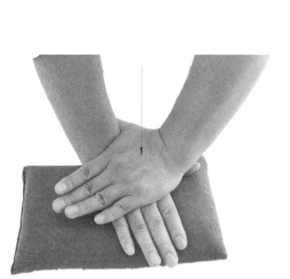
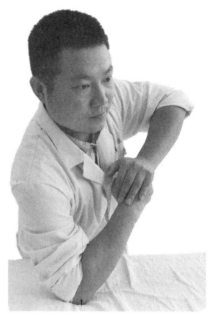

图2-23　掌按法　　　　　　　　　图2-24　肘按法

（三）**注意事项**

1. 开始时用力须由轻而重，结束时再由重而轻，不可突发突止、暴起暴落。

2. 对骨质情况要诊断明确，不可突施暴力，以免造成骨折。

3. 应用时要掌握好施力轻重，稳而持续，气力透达，有得气（酸、胀、痛）感，并以受术者能忍受为度。

（四）**临床应用**

1. **手法特点**　按法刺激性较强。

2. **适用部位**　适用于胸腹、腰背、下肢后侧及穴位。指按法施术面积小，压强大，治疗范围较广，适用于全身各部的经穴及痛点；掌按法适用于较为平坦的部位，如腰背、脊柱、臀、腹、下肢后侧等。

3. **手法功效**　具有开通闭塞、解痉止痛、舒筋活血、蠲痹通络、理筋整骨及矫正脊柱畸形的功效。

4. **临床适应证**　指按法用于内科、妇科、五官科疾病，以及软组织损伤、各种退行性病变等；掌按法用于治疗急慢性腰背肌纤维炎、脊柱生理曲度变直或后弓畸形、腹痛等病证。按法与揉法在临床治疗操作中常复合使用。

十、 点法

（一）定义

用指端或屈曲的指间关节等部位着力，对受术部位进行点压的一种手法。

根据施术者着力部位不同可分为拇指端点法、屈拇指点法、屈食指点法。

（二）操作要领

1. **拇指端点法** 用拇指指端着力患处或穴位，其余手指自然屈曲握空拳，肩肘放松，上臂主动用力下压，通过肘、腕关节传导，使指端持续向下点压（图2-25）。

2. **屈拇指点法** 用拇指屈曲的近节指间关节背侧着力于操作部位，其余手指自然屈曲握实拳，肩肘放松，上臂主动用力下压，通过肘、腕关节传导，使指间关节屈曲面持续向下点压（图2-26）。

3. **屈食指点法** 食指屈曲，其他手指相握，以食指第一指间关节突起部着力，拇指末节紧压食指指甲部以助力，前臂与食指主动施力进行点压（图2-27）。

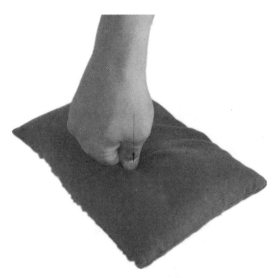

图 2-25　拇指端点法

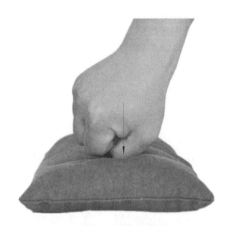

图 2-26　屈拇指点法

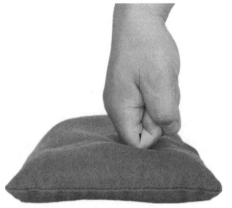

图 2-27　屈食指点法

（三）注意事项

1. 用力要注意逐渐加力和逐渐减力，禁止使用暴力，并且力量的大小既要产生"得气"感，又要以患者能耐受为度，避免造成局部损伤。

2. 在临床上点法常与揉法配合使用，边点边揉，以缓解刺激，可以避免气血积聚和局部组织损伤。

（四）临床应用

1. 手法特点　点法接触面积小、压力强，是一种刺激很强的手法。

2. 适用部位　适用于全身各部位或腧穴。

3. 手法功效　具有开通闭塞、通经止痛、调整脏腑功能、"以痛止痛"等功效。

4. 临床适应证　用于治疗脘腹挛痛、风湿顽痹、陈伤疼痛、肢痿瘫痪等病证。

十一、 掐法

（一）定义

用拇指指甲刺激受术部位或穴位的一种手法。

（二）操作要领

医者手握空拳，拇指伸直，以拇指指甲着力，吸定在治疗的穴位或部位上，逐渐用力进行切掐（图2-28）。

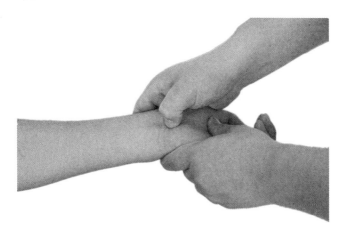

图 2-28　掐法

（三）注意事项

1. 垂直用力按压，由浅入深，不揉动。操作次数一般4~5次，或中病即止，不宜反复长期使用。

2. 施术时避免刺破皮肤，掐法后继用揉法，以缓和刺激，减轻局部不适感。

（四）临床应用

1. 手法特点　掐法是强刺激手法之一。

2. 适用部位　适用于面部、四肢末梢等部位。

3. 手法功效　具有开窍醒神、兴奋神经、温通经络、解除痉挛的功效。

4. 临床适应证　用于急救，例如掐人中。

十二、拨法

（一）定义

拨法是用拇指端等部位着力，对所施部位筋腱等条索状组织进行横向拨动的一种手法。

（二）操作要领

五指自然伸直，腕关节自然屈曲，以拇指端着力于治疗部位，其余手指置于相应位置以固定和助力。拇指用力下压至一定的深度，使局部产生酸胀感时，再做与肌腱、韧带、肌纤维或经络成垂直方向的单向或来回拨动（图2-29）。若单手指力量不足时，亦可用双拇指重叠进行拨动。亦可用并拢的食中二指（二指拨法）、并拢的食中无名三指端面着力（三指拨法），以拇指置一旁以助力，进行拨法操作。

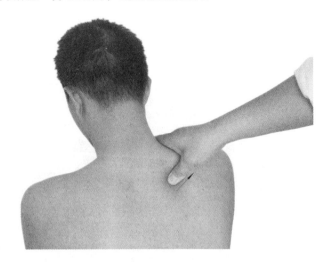

图2-29　拨法

（三）注意事项

1. 掌握好用力轻重，一般由轻而重，避免损伤性用力，使肌纤维、肌腱或韧带横行移动，着力部与皮肤表面没有摩擦移动。

2. 操作中，拨动用力要注意掌握"以痛为腧，不痛用力"的原则。先在某一体位于患处找到最痛的一点，用拇指按住此痛点，然后转动患部肢体，在运动中找到并保持在指端下的痛点由痛变为不痛的新体位，然后再使用拨法。

（四）临床应用

1. **手法特点**　拨法刺激较强，着力面积小，多用于阿是穴。

2. **适用部位**　适用于颈、肩、腰、臀、四肢等部位的肌肉、肌腱、韧带、病理性条索状组织。在治疗操作时，可定点施拨，也可沿条索状组织的长轴方向边拨边向前移动。

3. **手法功效**　具有剥离粘连、消散结聚、解痉止痛、调理筋膜等功效。

4. **临床适应证**　临床上配合其他手法，弹拨肩部周围肌群可以治疗肩周炎、冈上肌肌腱炎、肩峰下滑囊炎、肱二头肌长头肌腱炎等病；指拨颈项部肌群，配合提拿法、推法、颈椎扳法等，能治疗颈椎病、落枕、颈部伤筋等病；弹拨腰背肌群和上下肢肌群，配合㨰法、按法等，可治疗中风偏瘫、腰背肌筋膜炎、肥大性脊椎炎等病；弹拨腰骶、臀及下肢肌群，配合肘点法、斜扳法、拔伸法等可治疗腰椎间盘突出症、第三腰椎横突结合征、梨状肌综合征、风寒湿痹等病证。

十三、　捏法

（一）**定义**

用拇指与其他手指相对着力，对所施部位的皮肉进行捏挤、提捻刺激的一种手法。

根据拇指与其他手指配合的多寡可分为两指捏法、三指捏法、五指捏法、捏脊法。

（二）**操作要领**

1. **两指捏法**　用拇指与食指中节桡侧面相对用力挤捏，随即放松，再用力挤捏、放松，反复重复挤捏和放松动作，并循序匀速移动（图2-30）。

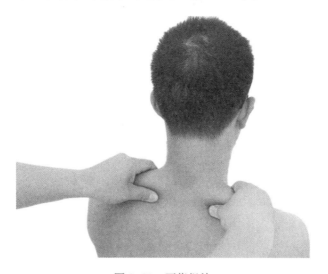

图 2-30　两指捏法

2. 三指捏法　用大拇指与食、中两指相对用力，其余操作同两指捏法。

3. 五指捏法　用大拇指与其余四指相对用力，其余操作同两指捏法。

4. 捏脊法　两手捏起脊柱中线两侧的皮肉。用拇指面抵住皮肉，食中指在前，将皮肉捏起，或用食指桡侧面抵住皮肉，拇指在前，捏起皮肉。两手捏提捻转，并交替向前移动。在腰部捏移时可配合提扯操作，从骶部捏至大椎为 1 遍，一般捏 3～5 遍，以皮肤发红为度。捏提肌肤多寡及用力要适度，捏之过多，则动作呆滞不易向前推动，过少则滑脱；用力过大则疼痛，过小则刺激量不足。捏脊法包含了捏、捻、提、推等复合动作，动作宜灵活协调，若掌握得法，操作娴熟，在提拉时，常发出"嗒、嗒"声（图2-31）。

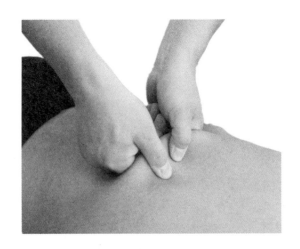

图 2-31　捏脊法

（三）注意事项

1. 操作中避免指端用力，应用指面着力，腕关节放松，要有连贯性和节律性。

2. 移动方向不同作用有差异。抬高肢体，向心性移动，能使津血归心、消炎利肿；反之，肢体下垂，离心性移动，可使气血发散、活血化瘀。

（四）临床应用

1. 手法特点　捏法刺激较重。

2. 适用部位　适用于背脊、四肢及颈项部浅表的肌肤。

3. 手法功效　具有舒筋通络、行气活血、解肌发表、解除疲劳等功效。

4. 临床适应证　常配合拿法、揉法等治疗颈椎病、肩周炎、四肢酸疼等病证；捏脊疗法常用于治疗小儿消化系统病症和成人的慢性消化道疾患及月经不调、痛经等妇科病症。

十四、　拿法

（一）定义

用拇指与其余四指对称用力，对所施部位进行提捏或揉捏，称为拿法。

根据拇指与其配合手指的数目，可分为三指拿法、五指拿法。

（二）操作要领

用大拇指及其他手指，或大拇指和食中两指对称用力，夹住治疗部位的肌筋，逐渐用力内收，将治疗部位的肌筋提起，并做轻重交替而连续的一紧一松的捏提和捏揉动作（图2-32）。

（三）注意事项

1. 拿时一紧一松地提起、放下，用力由轻到重，和缓而有节律性，逐步达到渗透的作用，切忌突然加力、减力。

2. 操作中要注意腕关节的灵活性，动作协调，可根据需要，边拿边循序移动。

3. 不可用指端、爪甲扣掐施术部位。

（四）临床应用

1. 手法特点　拿法既有力又柔和，患者感觉轻松舒适，临床应用比较广泛。

2. 适用部位　适用于颈项、肩背、四肢及腹部。

3. 手法功效　具有疏经通络、祛风散寒、行气活血、解痉止痛、软坚散结、开窍发汗等功效。

4. 临床适应证　常与其他手法配合治疗颈椎病、落枕、软组织损伤、肩周炎、外感头痛、腹痛、半身不遂、骨化性肌炎、高血压、运动性疲劳等病证。

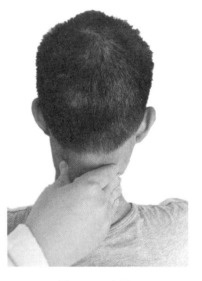

图2-32　拿法

十五、　捻法

（一）定义

用拇指、食指夹住手指或足趾，进行捏揉搓捻操作的一种手法。

（二）操作要领

用拇指罗纹面与食指的中、末节罗纹面或食指桡侧缘相对捏住施术部位，拇指、食指主动运动，稍用力做对称性快速捏揉搓捻动作（图2-33）。

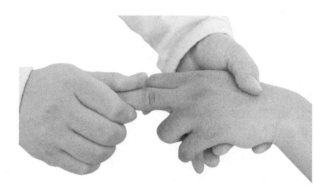

图 2-33　捻法

（三）注意事项

1. 操作时两指夹持力以能夹持住施治部位为宜，太重则捻动呆滞，太轻则摩擦过大，揉动力减少。

2. 捻动时，微微牵拉施治部位，使之理筋、顺筋作用更好。

（四）临床应用

1. **手法特点**　捻法常作为上肢治疗的常规手法之一。

2. **适用部位**　适用于手指间关节、足趾间关节及浅表肌肤、肌腱处。

3. **手法功效**　具有理筋通络、滑利关节、消肿止痛、活血祛风等功效。

4. **临床适应证**　用于治疗指、趾间关节疼痛、肿胀、屈伸不利等病证，也可作为辅助手法用于治疗颈椎病、瘫痪、类风湿性关节炎、屈指肌腱腱鞘炎等病证。

十六、踩跷法

（一）定义

用足尖、足掌或足跟在人体体表的不同部位、穴位及经络施以点、揉、推、搓等各种脚法，进行治病或保健的方法。常用的踩跷法有踱步式踩跷法、弓步式踩跷法及摇摆式踩跷法。

（二）操作要领

1. **踱步式踩跷法**　受术者采取俯卧位，踩跷者用双手扶在固定的扶手上，通过双手来调节和控制向下踩踏的力量。准备好后，踩跷者将双脚平行踏于受术者腰骶部正中，双脚以走踱步的方式，脚尖靠脚后跟一起一落地节律性踩踏，身体的重心随双脚的起落而转移。双脚依次从腰骶部循脊柱向上踩踏到第 7 颈椎下缘，再循脊柱退回腰骶部，如此反复多次操作。在踩踏过程中，可做 1~2 次腰部弹压踩踏，即将双脚踩踏于脊柱两侧，用脚掌前部着力而脚跟提起，身体随膝关节及踝关节的屈伸而一起一落，通过脚前掌对腰部做一轻一重的按压，常一次连续弹压 15 次左右。

2. 弓步式踩跷法　受术者采取俯卧位，踩跷者准备动作同蹲步式踩跷法，双脚分踏于肩胛部和腰骶部，面部朝向受术者头部，两腿呈弓箭步姿势，一脚横踏于腰骶部，与脊柱垂直，另一脚踩于肩胛部的内侧，紧扣于一侧肩胛骨内侧缘，而脚的内侧缘与脊柱平行。以腰为轴，通过身体的节律性的前倾后移，将重心在两脚间交替移动，前倾时重心落在前脚，后移时重心落于后脚，如此有节律性地一前一后地踩踏。亦可依此法将双脚分踏于背部和腰部进行踩踏。

3. 摇摆式踩跷法　受术者采取俯卧位，踩跷者准备动作同蹲步式踩跷法，双脚呈外八字分踏于双下肢的臀横纹处，身体重心有节律地持续左右摇摆，通过身体重心在双脚间的交替移动，使两脚进行连续的节律性踩踏，并循大腿后缘下移至腘窝部，再沿原路线返回臀部，如此反复操作多遍。

（三）注意事项

1. 操作时注意力度要适中，要根据受术者的身体情况和所踩的部位，通过握杠的双手来调整下踩的力量，以患者能耐受为度，忌用蛮力、暴力。

2. 踩踏部位以腰、骶、臀、大腿、上臂为主，在胸背踩踏时，尤其要注意脚的力度、位置、角度等，以免损伤胸廓。

3. 踩跷法治疗前一小时内患者不得过多饮水或进食或饮酒；对有较严重的心肺疾病、急性传染病、脓毒血症、出血性疾病、各种皮肤病、骨结核、肿瘤、骨折及肌腱断裂、孕妇等应禁用；对年老体弱、骨质疏松严重者应慎用。

4. 推拿医师体重过重者应慎用踩跷法，一般以体重 50~75kg 为宜。

（四）临床应用

1. 手法特点　踩跷法刺激强，具有省力、易持续、易渗透的特点，有较强的作用力。

2. 适用部位　适用于腰骶部、背部、肩胛部及下肢后侧肌肉较丰厚处。

3. 手法功效　具有舒筋通络、理筋整复、解痉止痛的功效。

4. 临床适应证　用于治疗脊柱疾病及某些内科杂症，也可以作为保健按摩之法。

十七、　振法

（一）定义

将指端或手掌紧贴体表上，通过前臂和手部的肌肉强力地静止性用力，做持续性快速振动，使治疗部位产生快速振动的一种手法。

根据着力部位的不同可分为指振法、掌振法。

（二）操作要领

1. 指振法　以食指或中指指端垂直放于体表治疗部位，其余手指自然并拢，注意力集中于指端，通过前臂屈肌群和伸肌群交替的强直性静止用力，产生快速的振动，使受术部位产生温热感、松动感（图 2-34）。

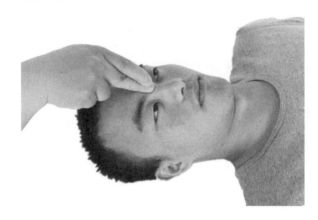

图 2-34　指振法

2. 掌振法　以掌面紧贴于治疗部位，腕关节自然背伸，注意力集中于掌部，通过前臂屈肌群和伸肌群交替的强直性静止用力，产生快速的振动，使受术部位产生温热感、松动感（图 2-35）。

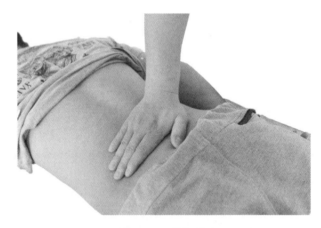

图 2-35　掌振法

（三）注意事项

1. 施术时除前臂和手部肌肉静止性用力外，其他部位均要放松。

2. 不可过分用力向下按压，不可屏气。

3. 着力部位不离开施术部位，并且振颤不可中断，要有较高的振颤频率，每分钟600~800 次。

（四）临床应用

1. 手法特点　振法是一种频率较快的刺激，柔和舒适。

2. 适用部位　适用于面部与胸腹部。

3. 手法功效　具有镇静安神、明目益智、消积导滞、温中理气、调节肠胃功能等功效。

4. 临床适应证　用于治疗失眠、健忘、焦虑、自主神经功能紊乱、胃肠功能失调及运动员赛前紧张等病症。

十八、抖法

（一）定义

用双手或单手握住患者的上肢或下肢远端，用力做连续的小幅度上下抖动，使肌肉、关节有轻松感，达到放松肌肉、关节目的的一种手法。

根据抖动的部位不同分为抖上肢法、抖下肢法、抖腰法。

（二）操作要领

1. 抖上肢法　双手握住患者腕关节，牵引上肢向前方抬起60°左右，通过前臂腕部的小幅度快频率的上下抖动，使抖动所产生的抖动波似波浪般传递至肩部。或以一手握住腕部，一手按其肩部，双手做对抗牵拉时，通过一手前臂小幅度快频率的上下抖动，使抖动所产生的抖动波似波浪般地传递到肩部（图2-36）。

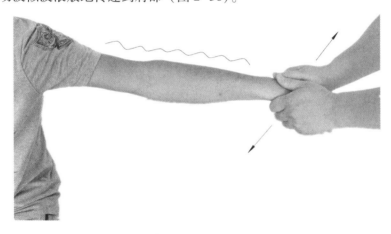

图2-36　抖上肢法

2. 抖下肢法　患者仰卧，术者用双手握住患肢的踝部或分别握住两踝部，将肢体牵拉的同时抬起，与床面成30°左右，然后做上下连续抖动，使抖动波从踝部经膝关节传至髋腰部（图2-37）。

3. 抖腰法　患者俯卧，助手站在患者头侧固定其两腋部，术者站在脚侧，双手分别握住患者两踝部，两臂伸直，与助手相对用力，牵拉其腰部，然后身体前倾，准备抖动，随身体站直起立之势，瞬间用力，做1~3次较大幅度的抖动，使抖动产生较大幅度的振动波，向上传至腰部（图2-38）。

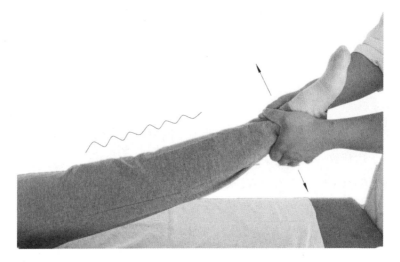

图 2-37　抖下肢法

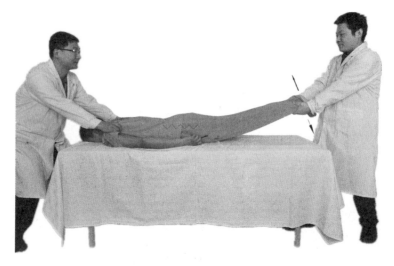

图 2-38　抖腰法

（三）注意事项

1. 抖动前要使受术者肢体充分放松，使肌肉处于最佳松弛状态。

2. 抖动幅度要小，频率要快，操作者不可屏气。

3. 抖腰法属于复合手法，以拔伸牵引和抖动相结合，要掌握好发力时机，趁腰部放松时再行抖动。

（四）临床应用

1. **手法特点**　抖法是一种和缓、放松、疏导的手法，常在搓法之后使用，是治疗操作的辅助性和结束性手法。

2. **适用部位**　适用于四肢和腰部，尤以上肢为常用。

3. 手法功效　具有疏通经络、通利关节、行气活血、松解粘连的功效。

4. 临床适应证　作为辅助手法主要用于肩周炎、颈椎病、髋部伤筋、腰扭伤、腰椎小关节滑膜嵌顿、腰椎间盘突出症等颈、肩、臂、腰、腿部疼痛性疾患的治疗。

十九、拍法

（一）定义

施术者用虚掌或特制器具拍打体表的一种手法。

（二）操作要领

五指自然并拢，掌指关节自然微屈，使掌心空虚，沉肩，垂肘，腕关节放松，肘关节主动屈伸运动，带动虚掌有弹性、有节奏、平稳地拍击施术部位。用双掌操作时，以双掌一起一落交替拍击施术部位（图2-39）。

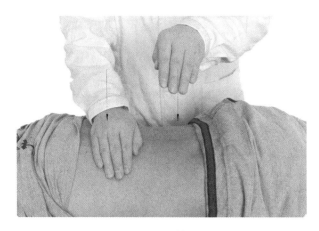

图2-39　拍法

（三）注意事项

1. 拍击时应用虚掌，忌平掌拍击。

2. 用力应与体表垂直，不可偏移，一拍即起，不可拍实，否则易抽击皮肤而疼痛。

3. 拍击的动作干脆利落，不可在体表产生拖、拉等动作。

（四）临床应用

1. 手法特点　拍法常作为推拿结束手法和保健手法使用。

2. 适用部位　适用于肩背、腰骶与大腿部，上胸部、腹部与头部也可用，但要轻拍。

3. 手法功效　强而长时间的拍打具有解痉、止痛、活血化瘀等功效，轻而短时间的拍打有兴奋神经、醒神健脑、宽胸理气、调理肠胃等功效；在做湿热敷时，拍打热敷巾能使药力和热量更加深透。

4. 临床适应证　用于治疗各种风湿痹痛、筋伤劳损、肌肉萎缩、感觉减退、胸闷胸痛及头昏头沉等病证。

二十、 击法

（一）定义

施术者用拳、掌、指及桑枝棒击打体表的一种手法。

根据施术者着力部位不同分为指击法、掌根击法、侧击法、拳击法和桑枝棒击法等。

（二）操作要领

（1）指击法　手五指微屈，分开成爪形，或轻轻聚拢成梅花形，腕关节放松，前臂主动运动，用指端节律性击打施术部位（图 2-40）。

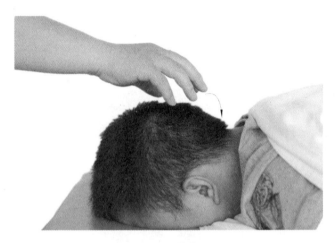

图 2-40　指击法

（2）掌根击法　手指伸直，腕关节背伸，前臂主动施力，以掌根节律性击打施术部位（图 2-41）。

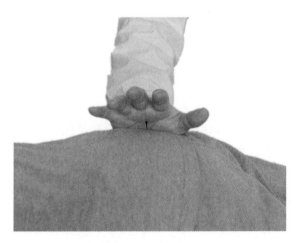

图 2-41　掌根击法

（3）掌侧击法　掌指部伸直，前臂部主动施力，以小鱼际部节律性击打施术部位。可单手操作，亦可双手同时操作。双手操作时，可合掌叩击，亦可交替起落叩击（图 2-42）。

（4）拳击法　手握空拳，腕伸直，前臂主动施力，以拳背节律性平击施术部位，此即拳背击法（图2-43）。用拳面叩击之，即为拳面击法。用拳尺侧面击，又称捶击法。

（5）棒击法　用柔软而有弹性的桑枝棒有节律地击打施术部位。

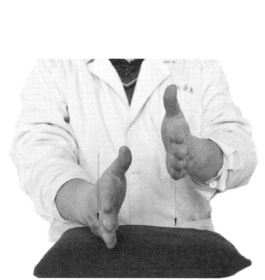

图 2-42　掌侧击法

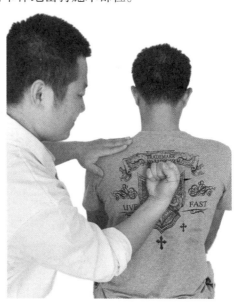

图 2-43　拳背击法

（三）注意事项

1. 击打动作要连续有节奏，快慢适中；击打时要有反弹感，即击后迅速弹起，不要停顿或拖拉。

2. 击法操作时要掌握好用力，力量适中，收发自如，不同的部位使用不同的力度，因人因病而异，避免暴力击打。

3. 指尖击法运用腕力进行叩击，腕关节放松。

4. 棒击法力量由轻到重，一个部位连续击打 3~5 下即可。使棒体大部分平衡地击打治疗部位，不可用棒尖点击体表。后脑、肾区部位，禁用棒击法。

5. 施拳背击法时，注意整个拳背皆平衡地接触治疗部位，切忌于关节突起处着落，否则易引起局部疼痛及损伤。拳心击法操作时，整个拳心需紧贴治疗部位。拳眼击法操作时，用力应均匀，不宜过猛，要打而击之。

6. 掌击法叩击时，切忌击打骨骼突起部位，以免引起不必要的疼痛。

7. 侧击法操作时，着力宜虚不宜实，实证施重击法，虚证施轻击法。

8. 严格掌握各种击法的适用部位和适应证。有风心病、脑栓塞、高血压病史的患者忌用本法。

（四）临床应用

1. **手法特点** 击法刺激性强，作用时间短，是治疗、保健的常用手法之一。

2. **适用部位** 主要用于头、肩背、腰骶、臀、四肢等部位。指击法主要用于头部；掌击法主要用于腰骶部及下肢肌肉丰厚处；拳击法主要用于腰骶部；棒击法主要用于背腰、下肢部。

3. **手法功效** 具有疏通经络、宣通气血、祛风除湿、生肌起萎等作用。

4. **临床适应证** 在治疗颈腰椎疾患引起的肢体酸痛、麻木、风湿痹痛、疲劳酸痛、肌肉萎缩等病证的操作中经常使用。

项目二　运动关节类手法

能使受术者关节进行摇转、扳动、拔伸、伸展等运动的手法称之为运动关节类手法。

一、摇法

（一）定义

将受术者关节沿运动轴的方向做被动的环转运动的手法，称为摇法。

根据受术部位不同分为颈项部摇法、四肢关节摇法和腰部摇法。

（二）操作要领

1. **颈项部摇法** 受术者坐位，颈项部放松，术者立于其背后或侧后方，以一手扶按其头顶后部，另一手托扶其下颌部，按顺时针或逆时针方向环转摇动颈项部（图2-44）。

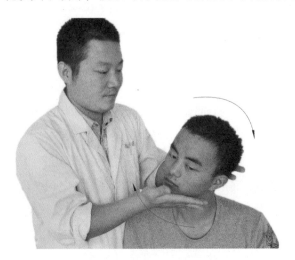

图 2-44　颈项部摇法

2. **肩关节摇法** 可分为托肘摇肩法、握手摇肩法、大幅度摇肩法等。

（1）托肘摇肩法 受术者坐位，肩部放松，肘关节屈曲，施术者以一手扶按受术者肩部，另一手托其肘部，将其前臂放在术者前臂上，按顺时针或逆时针中等幅度摇转肩部（图2-45）。

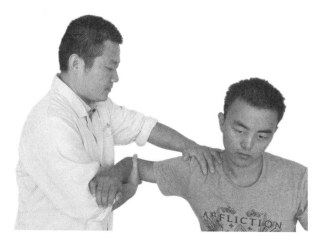

图 2-45 托肘摇肩法

（2）握手摇肩法 受术者坐位，两肩部放松，施术者一手扶按其肩部，另一手握其手部，稍用力牵伸，同时做肩关节顺时针或逆时针方向的小幅度环转摇动（图2-46）。

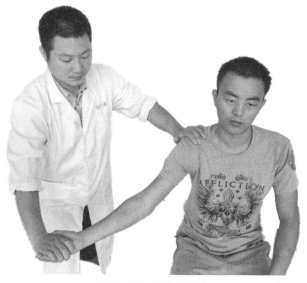

图 2-46 握手摇肩法

（3）大幅度摇肩法 受术者坐位，上肢自然下垂并放松。施术者立于其前外侧，两脚呈丁字步，两掌相合，夹持被施术侧上肢的腕部，牵伸并抬高其上肢，至前外方约45°时，再将其慢慢向前外上方托起。在此过程中，位于下方的一手应逐渐翻掌，上举至160°时，虎口向下握其腕部；另一手随其上举之势由腕部沿其前臂、上臂抹至肩关节上部并略下按固定之，然后握腕一手将其摇向后下方，经下方复于原位，此时扶按肩一手已随势沿其上臂、前臂抹至腕部，回至初始时两掌夹持腕部状态。反复摇转数次。

3. 肘关节摇法　受术者坐位，屈肘约45°，施术者用一手托握其肘后部，另一手握其腕部，顺时针或逆时针方向摇转其肘关节。

4. 腕关节摇法　受术者坐位，掌心朝下，施术者操作手握其手掌部，另一只手握其腕上部做顺时针或逆时针的腕关节摇转运动（图2-47）。

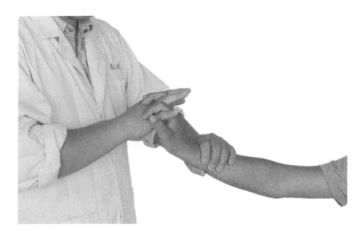

图 2-47　腕关节摇法

5. 掌指关节摇法　施术者一手握住受术者一侧掌部，另一手以拇指和余四指捏住其五指中一指，在稍用力牵伸的情况下，顺时针或逆时针方向做该掌指关节的摇转运动。

6. 髋关节摇法　受术者仰卧位，一侧屈髋屈膝90°，施术者一手扶按其膝，另一手握其足踝部或足跟部，然后两手协调用力，在髋关节水平面上以顺时针或逆时针方向摇转髋关节（图2-48）。

7. 膝关节摇法　受术者仰卧，一侧下肢伸直放松，另一侧下肢屈髋屈膝。施术者一手固定膝上部，另一手握其足踝部或足跟部，在膝

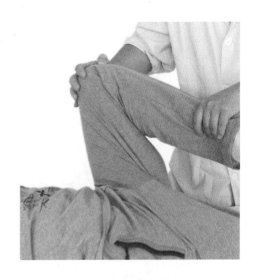

图 2-48　髋关节摇法

关节水平面上以顺时针或逆时针方向环转摇动其膝关节。

8. **踝关节摇法**　受术者仰卧，下肢自然伸直；施术者坐于其足端，一手托握足跟以固定，另一手握住足趾部，在稍用力拔伸的同时以顺时针或逆时针方向环转摇动其踝关节（图2-49）。

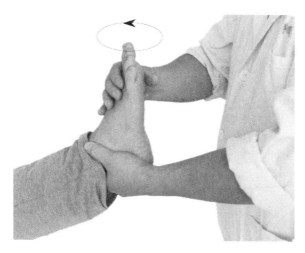

图 2-49　踝关节摇法

9. **腰部摇法**　可分为仰卧位摇腰法、俯卧位摇腰法、站立位摇腰法和滚床摇腰法等。

（1）仰卧位摇腰法　受术者仰卧，两下肢并拢，屈髋屈膝。施术者双手分握其两膝部或一手按膝，另一手按于足踝部，以顺时针或逆时针方向摇转其腰部（图2-50）。

（2）俯卧位摇腰法　受术者俯卧，两下肢伸直。施术者一手按压于腰部，另一手臂托抱住双下肢，以顺时针或逆时针方向摇转其腰部（图2-51）。

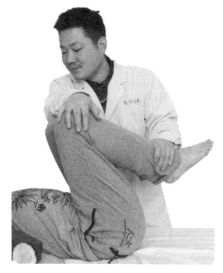

图 2-50　仰卧位摇腰法

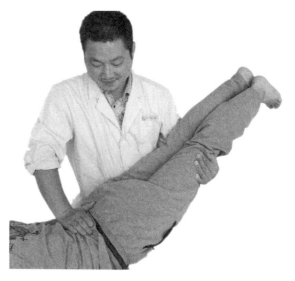

图 2-51　俯卧位摇腰法

（3）站立位摇腰法　受术者站立，双手扶墙。施术者半蹲于一侧，两手分别扶按于其腰部与脐部，两手协调施力，以顺时针或逆时针方向摇转其腰部。

（4）滚床摇腰法　受术者坐于床上，助手扶按其双膝以固定。施术者立于其后，以双手臂环抱其胸部，两手锁定，以顺时针或逆时针方向缓慢摇转其腰椎。

（三）注意事项

1. 摇法操作时动作要协调、稳定，开始时摇转的速度宜慢，待逐渐适应后，可稍加快速度。

2. 摇转时应充分考虑到关节的活动情况和病情，顺势而行，幅度应由小到大，逐渐增加，最大不可超过人体关节生理活动范围，避免造成损伤。

3. 做颈椎摇法时，嘱患者睁眼，以防发生头晕，并要随时注意患者反应，如出现不适，应及时停止。

4. 对于习惯性关节脱位，椎动脉型、交感型、脊髓型颈椎病，以及颈部外伤、骨折、肿瘤、结核等病症者，要慎用或禁用摇法。

（四）临床应用

1. 手法特点　运动型手法，操作灵活多变，简单易行。常常作为保健手法使用。

2. 适用部位　全身主要关节部。

3. 手法功效　具有舒筋通络、滑利关节等作用。

4. 临床适应证　用于关节各种软组织损伤及运动功能障碍性疾病。颈项部摇法常用于落枕、颈椎病、颈项部软组织损伤等的治疗。肩关节摇法常用于肩周炎、肩部软组织损伤的治疗。髋部摇法常用于髋部伤筋病的治疗。膝、踝关节摇法可用于膝、踝关节扭挫伤的治疗。腰部摇法常用于急性腰扭伤、腰肌劳损、腰椎间盘突出症等的治疗。

二、扳法

（一）定义

施术者用双手向同一方向或相反方向用力，使受术者关节伸展、屈曲或旋转的一种操作法。

根据受术部位不同分为颈项部扳法、胸背部扳法、腰部扳法、肩关节扳法等。

（二）操作要领

1. 颈部扳法　分为寰枢关节旋转扳法、斜扳法、卧位牵引扳法、侧扳法、旋转定位扳法等。

（1）寰枢关节扳法　受术者坐于低凳上，头稍后仰。施术者站于患者侧方，一手拇指顶按住第二颈椎的棘突，另一手肘部托起患者的下颌部，手掌绕过对侧耳后，夹住其枕骨部,然后逐渐用力将颈椎向上拔伸。在拔伸的基础上,同时使颈椎旋转至有阻力的位置,随即做一个有控制的、稍增大幅度的快速扳动,顶按棘突的拇指同时协调用力下按。此时常可听到"喀"一声,并且术者拇指下有棘突的跳动感,表示手法成功。此法主要用于治疗寰枢关节半脱位。

(2)颈椎斜扳法 受术者取坐位,头略前俯,颈部放松。施术者站于其侧后方,用一手扶住其后脑部,另一手托起下颏部,两手协同动作,使头向患侧慢慢旋转(即左侧病变向左侧旋转,右侧病变向右侧旋转),当旋转至一定幅度时(即有阻力时)稍为停顿,随即用劲再做一个有控制的、稍增大幅度(5°~10°)的快速扳动,此时常可听到"喀"的响声,一达到目的,随即松手(图2-52)。

(3)颈椎卧位牵引扳法 受术者取仰卧位,施术者站于或坐于其头前,一手在下托起受术者头部,另一手托住受术下颌部,然后使受术者头部缓慢旋向一侧,至极限位后,再用一个有控制的、向上的牵引力,常可听到"喀"的响声。

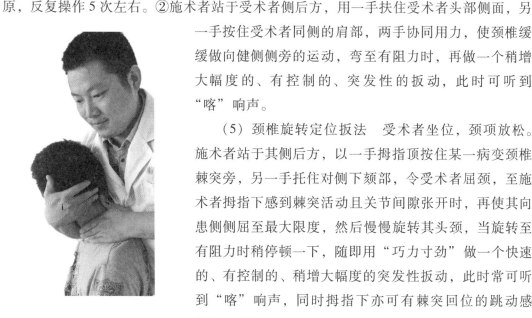

图 2-52 颈椎斜扳法

(4)颈椎坐位侧屈扳法 有两种操作方法。①受术者取坐位,施术者站于其侧后,用一手抱住受术者头部,并靠近胸部,另一手按住受术者对侧肩部,然后两手协调用力,缓缓将受术者颈椎侧屈至极限位置(有阻力时)再复原,反复操作5次左右。②施术者站于受术者侧后方,用一手扶住受术者头部侧面,另一手按住受术者同侧的肩部,两手协同用力,使颈椎缓缓做向健侧侧旁的运动,弯至有阻力时,再做一个稍增大幅度的、有控制的、突发性的扳动,此时可听到"喀"响声。

图 2-53 颈椎旋转定位扳法

(5)颈椎旋转定位扳法 受术者坐位,颈项放松。施术者站于其侧后方,以一手拇指顶按住某一病变颈椎棘突旁,另一手托住对侧下颏部,令受术者屈颈,至施术者拇指下感到棘突活动且关节间隙张开时,再使其向患侧侧屈至最大限度,然后慢慢旋转其头颈,当旋转至有阻力时稍停顿一下,随即用"巧力寸劲"做一个快速的、有控制的、稍增大幅度的突发性扳动,此时常可听到"喀"响声,同时拇指下亦可有棘突回位的跳动感(图2-53)。

2. 胸背部扳法 分为扩胸牵引扳法、胸椎对抗复位扳法、扳肩式胸椎扳法和仰卧压肘胸椎整复法。扩胸牵引扳法和胸椎对抗复位扳法较常用。

（1）扩胸牵引扳法 受术者坐位，两手十指交叉扣住并抱于枕后部。施术者站于其后，用一侧膝关节抵顶其背部病变处，两手分别握其两肘部，先令受术者做前俯后仰运动，并配合深呼吸（前俯时呼气，后仰时吸气），如此活动数遍后，待受术者身体后仰至最大限度时，施术者再以"巧力寸劲"将受术者两肘部向其后方突然拉动，同时膝部向前顶抵，常可听到"喀"响声（图2-54）。

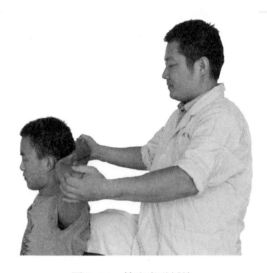

图 2-54 扩胸牵引扳法

（2）胸椎对抗复位法 受术者坐位，两手交叉扣住并抱于枕后。施术者站其后方，两手臂自其两腋下伸入，并握住其两前臂下段，施术者一侧膝部顶压住其病变胸椎处，然后握前臂的两手用力下压，两前臂则用力上抬，将其脊柱向上向后牵引，顶压在患椎的膝部也同时向前向下顶抵，与前臂的上抬形成对抗牵引，持续牵引片刻后，两手、两臂与膝部协同用力，以"巧力寸劲"做一个快速有控制的突发性扳动，常可听到"喀"响声（图2-55）。

（3）扳肩式胸椎扳法 受术者俯卧，全身放松。施术者站于其健侧，用一手拉对侧肩前上部，另一手掌根着力，按压其病变胸椎旁。拉肩一手将其肩部拉向后上方，同时按压胸椎的一手将其病变处胸椎缓缓向健侧推，当遇到有阻力时，稍停片刻，随即以"巧力寸劲"做一个快速可控制的突发性扳动，常可听到"喀"响声。

（4）仰卧压肘胸椎整复法 受术者仰卧，两臂交叉于胸前，两手分别抱于对侧肩部，全身自然放松。施术者一手握拳，拳心朝上，垫于其胸椎患椎处，另一手按压其两肘部，嘱患者深呼吸，呼气时，按肘一手随势下压；待呼气将尽未尽时，以"巧力寸劲"做一个快速有控制的向下按压，常可听到"喀"响声。

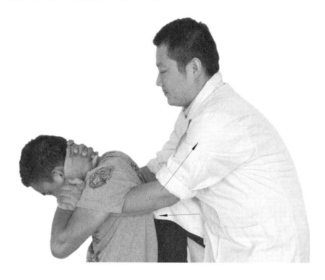

图 2-55 胸椎对抗复位法

3. 腰部扳法 分为腰部斜扳法、腰椎旋转复位法、直腰旋转扳法和腰部后伸扳法等。

（1）腰部斜扳法 受术者侧卧，患侧下肢在上，屈髋屈膝，健侧下肢在下，自然伸直。施术者用一肘或手抵住其肩前部，准备前推；另一肘或手按于臀部，准备向后下方按压。先小幅度扭转腰部数次，以求其腰部放松，趁其腰部放松之机，施术者推肩压臀，使腰部扭转，至最大弹性位时，略停一下，然后施以"巧力寸劲"，做一个快速增大幅度的突发性扳动，常可听到"喀"响声（图 2-56）。

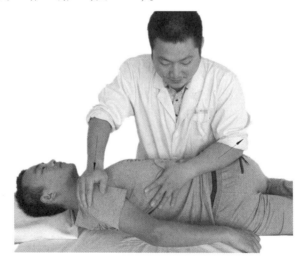

图 2-56 腰部斜扳法

（2）腰椎旋转复位扳法 以棘突向右偏歪为例。受术者坐位，腰部放松，两臂自然下垂。助手两下肢夹住其左小腿部，双手按压于左下肢股上部，以固定其身体下半部。施术者位于患者后侧右方，以左手的拇指顶按于腰椎偏歪棘突的侧方，右手臂从其右腋下穿过，并以右掌按于颈后项部。右掌缓慢下压，并令受术者配合腰部前屈，至施术者左拇指下感到棘突活动，棘突间隙张开时，再使其腰部向右旋转至最大限度，稍停片刻后，右掌下压，右肘上抬，同时左拇指用力向对侧顶推偏歪棘突，两手协调用力，以"巧力寸劲"做一个快速增大幅度的突发性扳动，常可听到"喀"响声（图2-57）。

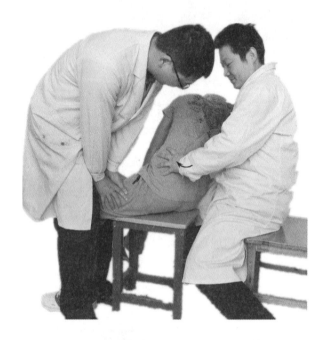

图 2-57　腰椎旋转复位扳法

（3）直腰旋转扳法　以向右侧旋转扳动为例。受术者坐位，两下肢分开，与肩同宽，腰部放松。施术者以两下肢夹住患者的左小腿部和股部以固定；左手抵推其左肩后部，右臂从其右腋下伸入，手搂住其肩前部。然后两手协调施力，左手前推其左肩后部，右手向后拉其右肩，旋转至最大限度时，以"巧力寸劲"做一个快速增大幅度的突发性扳动，常可听到"喀"响声。

（4）腰部后伸扳法　受术者俯卧，两下肢并拢。施术者一手按压于腰部，另一手臂托抱其一侧下肢或两下肢膝上方，缓缓上抬，使其腰部后伸，当后伸到最大限度时，两手协调施力，以"巧力寸劲"做一个增大幅度的按腰与上抬下肢的腰部后伸扳动（图2-58）。

4. 肩关节扳法　分为前屈扳法、外展扳法、内收扳法、内旋扳法及上举扳法。

（1）肩关节前屈扳法　受术者坐位，患侧肩关节前屈一定幅度。施术者半蹲于受术者患肩前外侧，以两手自前后方向将患肩锁扣住，患侧上臂置于施术者前臂上，施术者手臂施力，先使受术者肩关节小幅度前屈数次或小范围环转摇动数次，使其肩关节尽量放松，然后将患臂缓缓上抬，肩关节前屈，至有阻力时，以"巧力寸劲"做一个增大幅度的快速扳动。

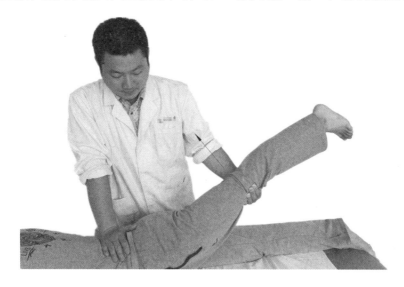

图 2-58　腰部后伸扳法

（2）肩关节外展扳法　受术者坐位，患侧手臂外展一定幅度。施术者半蹲于受术者患肩的外侧，将患侧上臂的肘关节上部置于施术者的一侧肩上，施术者以两手从前后方向将患肩扣住锁紧，然后缓缓立起，使受术者肩关节外展，至有阻力位时，略停一下，然后双手与身体及肩部协同施力，以"巧力寸劲"做一个增大幅度的快速肩关节外展扳动，如粘连得到分解，可听到"嘶嘶"声或"格格"声（图 2-59）。

（3）肩关节内收扳法　受术者坐位，患侧上肢于胸前屈肘，手搭放于对侧肩部。施术者立于受术者身体后侧，以一手扶按其患侧肩部以固定，另一手托握其肘部并缓慢于胸前向对侧托搂，至有阻力时，以"巧力寸劲"做一个

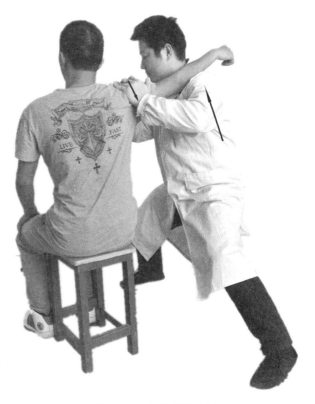

图 2-59　肩关节外展扳法

105

增大幅度的快速扳动。

（4）肩关节旋内扳法 受术者坐位，患侧上肢前臂置于腰部后侧。施术者立于受术者患侧的侧后方，一手扶按其患侧肩部以固定，另一手握其腕部，并沿其腰背部缓缓上抬其小臂，以使其肩关节内旋，至有阻力时，以"巧力寸劲"做一个快速有控制的上抬其小臂动作，如有粘连分解，可听到"嘶嘶"声。

（5）肩关节上举扳法 受术者坐位，两臂自然下垂。施术者立于受术者身体后方，一手托握其患侧上臂下段，并自前屈位或外展位缓缓向上抬起，至一定幅度时，另一手握其腕关节，两手协调施力，逐渐向上拔伸牵引，至有阻力时，以"巧力寸劲"做一个快速有控制的向上拉扳。

5. 肘关节扳法 受术者仰卧，患侧上臂平放于床面。施术者坐于受术者侧方，以一手托握其肘关节上部，另一手握前臂远端，先使肘关节做缓慢的屈伸活动，之后视其肘关节功能受限的具体情况来决定扳法的应用。若肘关节屈曲功能受限，则在使其屈伸活动后，再将肘关节置于屈曲位，缓慢施力，使其进一步向功能位靠近，当遇到有明显阻力时，用握前臂一手施加一个持续的使肘屈曲的压力，一定的时间后，两手协调用力，以"巧力寸劲"做一个小幅度的、快速的加压扳动。若肘关节伸直受限，则以反方向施法。

6. 腕、髋、膝、踝等关节的扳法 均可参照肘关节扳法操作，道理相同。

7. 直腿抬高扳法 受术者仰卧，双下肢伸直、放松。助手以双手固定其健侧膝关节于伸直位。施术者立于受术者患侧，缓缓抬起其患侧下肢，将其小腿置于术者肩上，两手固定其膝关节上下部，以保证扛扳过程中膝关节不屈曲。肩部与两手协调用力，慢慢扛起患肢，使其在保持膝关节伸直位的状态下屈髋，当遇到有阻力时，略停片刻，然后以"巧力寸劲"做一个稍增大幅度的快速扳动。为加大腰神经根受牵拉而移动的幅度，可在其下肢上抬至最大阻力位时，一手握住足掌前部，与扛扳同时突然向下拉扳足掌，使其踝关节尽量背伸。可重复拉扳 3~5 次。对于患侧下肢直腿抬高受限较轻者，可先以一手下拉足前掌，使其踝关节持续背伸，之后做增大幅度的上抬、扛扳动作，可重复操作 3~5 次。

（三）注意事项

1. 受术者被扳动的部位要先放松再扳动，扳动后再次放松。

2. 操作时施术者的姿势要注意既有利于发力，又能顺应关节的运动规律，动作自然协调，避免生硬、机械。

3. 扳动时不可逾越关节运动的生理范围，以免造成关节周围的肌肉、韧带及神经的损伤。

4. 扳动时禁止使用暴力、蛮力，要充分理解手法操作的"稳""准""巧""快"，严防出现医疗事故。

5. 扳动时用力要有控制，不可刻意追求弹响声。在颈椎、胸椎、腰椎扳法操作中，常可听到"喀"响声，一般认为是关节复位、手法成功的标志，但若操作中未能出现这种声响，不可刻意追求。若为追求声响而反复扳动，易使关节紧张度增大，常是造成不良后果的诱因。

6. 巧力是指顺应各关节结构特征和活动范围的手法技巧力，而不是蛮力、拙力，更不是暴力。巧力不用很大，但解决问题恰到好处；寸劲是短促之力，指所施之力快而突发突止，能充分控制扳动幅度。巧力寸劲出于长期的习练和临床实践。

7. 在施行扳法前，一定要诊断明确，对脊柱外伤、骨关节结核、骨肿瘤及有脊髓症状体征者要禁用扳法；对老年人伴有较严重的骨质增生、骨质疏松者要慎用扳法。

8. 扳法基本按三步进行：第一步是使关节放松，通过使关节做小范围的活动或做摇法而逐渐松弛关节；第二步是将关节极度地伸展、屈曲或旋转；第三步是在保持第二步位置的基础上，再用"巧力寸劲"做一个可控制的稍增大幅度的快速突发性扳动。

（四）临床应用

1. 手法特点　有控制性有限度的被动运动，操作难度大，风险大，发力时间短，对术者要求高。

2. 适用范围　扳法适用于全身所有运动关节及微动关节。

3. 手法功效　具有舒筋活络、解痉、滑利关节、松解粘连、矫正畸形、整复错缝等功效。

4. 临床适应证　用于颈椎病、落枕、肩周炎、腰椎间盘突出症、脊椎小关节紊乱等病证的治疗。

三、 拔伸法

（一）定义

固定关节或肢体的一端，沿纵轴方向牵拉另一端的手法，称为拔伸法。

根据受术部位的不同分为颈椎拔伸法、肩关节拔伸法、指间关节拔伸法、腰部拔伸法、骶髂关节拔伸法及踝关节拔伸法等。

（二）操作要领

1. 颈椎拔伸法　分为掌托拔伸法、肘托拔伸法和仰卧位拔伸法三种。

（1）掌托拔伸法　受术者坐位，施术者站于其后，以双手拇指顶按住其两侧风池穴处，两掌分置于两侧下颌部，然后掌指及臂部同时协调用力，拇指上顶，双掌上托，缓慢地向上拔伸，使颈椎得到持续牵引（图2-60）。

（2）肘托拔伸法　受术者坐位，施术者站于其后方，以一手扶托其枕后部以固定助力，另一侧上肢的肘弯部托其下颏部，手掌扶抱住对侧颜面以加强固定，托住其下颏部的肘臂与扶托枕后部一手协调用力，向上缓慢地拔伸，使颈椎在较短的时间内得到持续的牵引（图 2-61）。

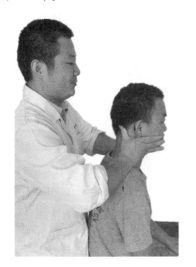
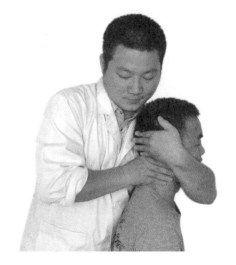

图 2-60　掌托拔伸法　　　　　　　　　　　　图 2-61　肘托拔伸法

（3）仰卧位拔伸法　受术者仰卧，施术者坐其头端，以一手托扶其枕后，另一手托扶于其下颌部，双手臂协调施力，向头端缓慢拔伸一定的时间，使颈椎得到持续的水平位牵引。

2. 肩关节拔伸法　分为上举拔伸法和对抗拔伸法。

（1）肩关节上举拔伸法　受术者坐低凳，两臂自然下垂，施术者立于其身体后方，两手握住其腕和前臂，向上缓慢拔伸，至阻力位时，以钝力持续牵引拔伸（图 2-62）。

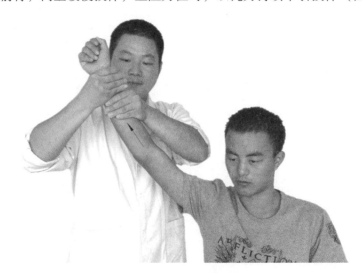

图 2-62　肩关节上举拔伸法

（2）肩关节对抗拔伸法　受术者坐位，施术者立其患侧，以两手分别握住其腕部和肘部，于肩关节外展位逐渐用力牵拉拔伸，同时嘱患者身体向另一侧倾斜，或令助手协助固定其身体上半部，与术者相对牵拉拔伸（图 2-63）。

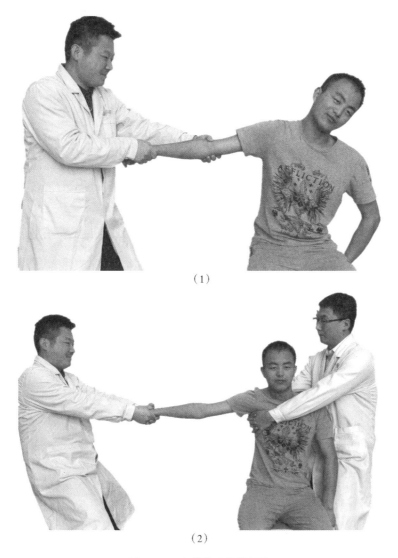

（1）

（2）

图 2-63　肩关节对抗拔伸法

3. 腕关节拔伸法　受术者坐位，施术者立于其体侧，一手握住其前臂下端，另一手握其手掌部，缓慢拔伸腕关节（图 2-64）。

4. 指间关节拔伸法　施术者以一手握患者腕部，另一手捏住患指末节，两手同时施力，拔伸指间关节（图 2-65）。

5. 腰部拔伸法　受术者俯卧，双手用力把持床头，施术者立其足端，以两手分别握其两踝部，身体上半部顺势后仰，持续牵拉拔伸腰部。

6. 骶髂关节拔伸法　受术者仰卧，患侧膝关节略屈，会阴部垫一软枕，施术者立其足端，以一手扶按其膝部，另一手臂从其腘后穿过，握住扶膝一手的前臂下段，同时腋部夹住其小腿下段，以一足跟部抵住其会阴部软枕处，然后手足协同用力，身体后仰，逐渐拔伸其骶髂关节。

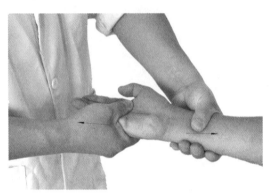

图 2-64　腕关节拔伸法　　　　图 2-65　指间关节拔伸法

7. 踝关节拔伸法　受术者仰卧，助手固定踝关节上方，术者一手握足跟部，另一手固定足背部，然后用力向相反方向牵拉。

（三）注意事项

1. 拔伸动作要稳，用力要均匀、持续。在拔伸的开始阶段，用力要由小到大，逐渐增加，拔伸到一定程度后，则需要一个稳定持续的牵引力，不可用突发性的暴力进行拔伸，以免造成牵拉损伤。

2. 拔伸时要注意顺应关节的生理特点，根据病情和施术部位的不同，调节拔伸的力量和方向。禁止突然的暴力牵拉，以免造成神经、肌肉组织的牵拉损伤。

3. 关节复位时不可在疼痛、痉挛较重的情况下拔伸，以免增加患者的痛苦及软组织的对抗反应，造成手法的失败。

（四）临床应用

1. 手法特点　相对或相反方向的拔伸运动。

2. 适用部位　拔伸法适用于脊柱及四肢关节。

3. 手法功效　具有理筋、整复、增宽关节间隙、解除神经挤压、松解粘连等作用。

4. 临床适应证　常用于颈椎病、腰椎间盘突出症、肌腱韧带离位、关节缩窄、小关节紊乱及半脱位等病症。

项目三　复合手法

一、按揉法

（一）定义

由各种按法与揉法的动作相结合而成的一种复合手法。

根据施术者着力部位不同可以分为指按揉法、掌按揉法、大鱼际按揉法、肘按揉法等。

（二）操作要领

1. 施术者肩、肘、腕关节的起势位置与各种按法一致。

2. 用拇指或中指指端或指面、手掌或掌根、大鱼际肌、肘尖着力，在受术部位进行由轻到重、由浅而深的向下按压，同时带动受术部位皮肤做小幅度回旋揉动，使之产生内摩擦。

3. 得气后，稍作停留再继续按揉3~10分钟，再逐渐边按边揉由深层返回至浅层。如此反复进行操作。

（三）注意事项

1. 操作时要注意节律性，充分体现揉法的柔和性；回旋揉动的幅度要小而匀速，使作用力深透而集中。

2. 本法是刚柔并济的手法，操作既不可偏重于按，也不可偏重于揉，充分体现按法和揉法的结合。

3. 本法作用力重实缓和，刺激量不宜过重。

（四）临床应用

1. **手法特点**　按揉法兼有按法之深透和揉法之柔和的双重作用特点。

2. **适用部位**　适用于全身经穴及部位。掌按揉法主要用于腹部、腰、背、骶及大腿前、外、后侧之肌肉丰厚处；大鱼际按揉法适用于头面部；肘按揉法专用于腰骶部夹脊穴与臀部需深重刺激的部位。

3. **手法功效**　具有舒筋活血、解痉止痛等作用。

4. **临床适应证**　常用于颈椎病、肩周炎、腰背肌肉筋膜劳损、腰椎间盘突出、头痛等病证的治疗。

二、拿揉法

（一）定义

拿揉法是由拿法和揉法的动作相结合而成的一种复合手法。

（二）操作要领

1. 施术者拇指自然外展，掌指关节屈曲，其余四指自然伸直并拢，以拇指与其余四指指腹部或罗纹面对捏于受术部位。

2. 应用腕关节的力量向上提起肌肤，继而放下，同时拇指与其余四指对合施力，拿而揉之，揉而拿之，拿中含揉，揉中含拿，从而产生节律性的拿揉动作。

（三）注意事项

1. 拿揉过程中要以拇指与其余四指指腹或罗纹面为着力面，不可用指端着力。

2. 拿法时应用腕关节提拿起肌肤，随即腕关节放松，通过前臂有节律的轻微摆动，带动腕关节的回旋动作，在手指拿捏的同时带动手指做有节律的揉动动作，将两者的发力和谐地结合到一起，才会产生协调的拿揉复合动作。

3. 用力要适中，避免过度轻柔和使用暴力。

4. 拿揉时手指要紧贴着力部位，带动其皮下组织，尽量减少与皮肤的摩擦。

（四）临床应用

1. 手法特点　本手法具有轻重结合、刚柔相济之特性。

2. 适用部位　颈肩及四肢部肌肉。

3. 手法功效　舒筋活络、化瘀止痛、解痉止痛。

4. 临床适应证　颈椎病、落枕、运动性疲劳等病证。

三、 勾点法

（一）定义

由勾法和点法的动作相结合而成的一种复合手法。

（二）操作要领

施术者中指的掌指关节处伸直，指间关节微屈，其他的手指轻握，用中指的指端垂直向下点压施术部位（图2-66）。

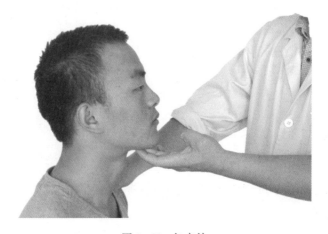

图2-66　勾点法

（三）注意事项

1. 用力的大小以被施术处微有酸胀感为度。

2. 用力要由小到大，点按结束时也要逐渐放松压力，不要突然将手抬起。

3. 推拿前要剪好中指指甲，以免损伤皮肤。

（四）临床应用

1. **适用部位** 适用于缺盆穴、天突穴、廉泉穴等部位。

2. **手法功效** 止咳平喘，降逆止呕；行气活血，疏经通络。

3. **临床适应证** 勾点缺盆穴可以用于治疗呃逆、咳喘、恶心、呕吐、舌强语謇、口噤失语等；勾点天突穴可以用于治疗咳嗽、气喘、呃逆、恶心、呕吐等；勾点廉泉穴可以用于治疗舌强语謇、口噤失语等。

四、 弹拨法

（一）定义

由弹法和拨法的动作相结合而成的一种复合手法，在拨法的基础上，施以弹动之力，拨而弹之，弹而拨之（图2-67）。

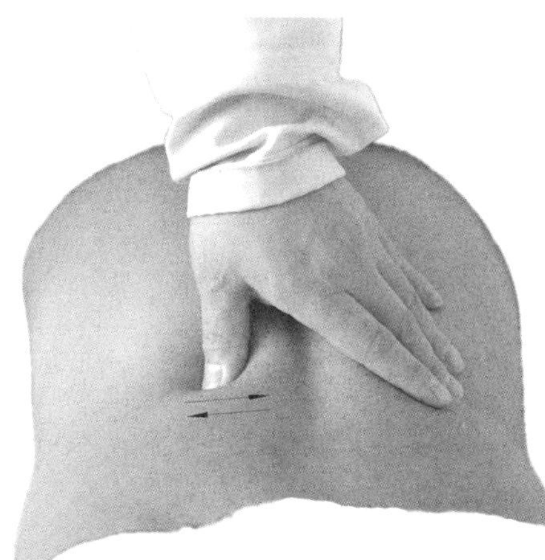

（二）操作要领

1. 施术者拇指端着力于施术部位，余四指自然伸直，指端置于其对侧以固定、助力。

图 2-67 弹拨法

2. 沉肩、垂肘、悬腕，将着力的拇指端插入肌间隙或肌肉韧带的起止点处，拇指主动发力，腕关节微微旋转并轻度摆动，用力由轻而重，速度由慢而快地垂向肌纤维走向，由内向外拨而弹之，使肌纤维在指下滑过。

（三）注意事项

1. 弹拨法操作时应尽量拨动其皮下组织，减少与皮肤的摩擦，避免因反复的弹拨导致皮肤的擦伤。

2. 弹拨时用力由轻到重，速度由慢到快，同时要以患者能耐受为度，过度的刺激反而导致患者的不良反应。

3. 对于粘连的软组织，弹拨要循序渐进，逐渐松解，不可一次强行弹拨开，否则会加大组织的损伤。

（四）临床应用

1. **手法特点** 刺激量大，松解、消散作用强。

2. 适用部位　全身各处的条索状肌肉、肌筋、韧带等软组织。

3. 手法功效　松解粘连、消散郁结、活血化瘀、止痛除酸。

4. 临床适应证　常用于各种痛症及慢性筋伤有软组织粘连的治疗。临床上一般用于治疗颈椎病、肩周炎、腰背筋膜劳损等病证，尤其多用于肌间隙、肌肉韧带的起止点处或结节状物、条索状物等阳性反应点处的推拿治疗。

扫一扫，看课件

单 元 三

小儿推拿常用手法及特定穴

小儿推拿，亦称小儿按摩，是以中医理论为指导，应用推拿手法于小儿机体表面及其特定穴位，以调整脏腑气血功能，从而达到防治疾病的目的。小儿推拿学是在中医推拿学和中医儿科学的基础上，在长期的临床实践中逐渐形成的专门用于防治小儿疾病的自成体系的推拿治疗方法。小儿推拿对小儿保健、预防和医疗均有重大意义。

项目一　小儿推拿常用手法

小儿推拿手法是医生以手或借助特定器具、介质，依照特定的技巧和规范化的动作，在小儿体表进行的复式操作。小儿脏腑娇弱，形气未充，肌肤柔弱，手法不仅同成人手法一样要求持久、有力、均匀、柔和、深透，同时还要求轻快、平稳、着实，适达病所即止，不可竭力攻伐。手法的练习可以参照成人手法的练习方法。

小儿推拿手法有不少与成人推拿手法相同，也有的手法虽与成人手法名称相同而操作却不同，还有些手法只用于小儿不用于成人。小儿推拿手法通常是在具体穴位上操作一定的时间，不同的手法操作的时间不同。推法、揉法、运法次数多，按法、捣法次数少，摩法时间长，掐法则要快、重、少，掐后通常继用揉法，按法与揉法也常配合使用。手法与穴位的结合体现治疗目的，如补肺经即旋推或向心直推肺经穴，清肺经则离心直推肺经穴。一般刺激重的手法放在最后操作，如掐、拿、捏，以免小儿哭闹影响治疗。

小儿推拿手法的种类较多，本节主要介绍推、揉、按、摩、掐、捏、运、捣等8种常用单个手法。

一、推法

（一）定义

施术者以拇指或食指、中指的罗纹面着力，附着在患儿体表一定的穴位或部位上，做单方向直线或环旋移动的一种操作法。

根据操作方向的不同，可分为直推法、旋推法、分推法、合推法。

（二）操作要领

1. 直推法　施术者以一手握持患儿肢体，使被操作的部位或穴位充分暴露；另一手拇指自然伸直，以罗纹面或其桡侧缘着力，或食指、中指伸直，以罗纹面着力，用腕部发力，带动着力部分做单方向的直线推动。频率每分钟 220~280 次（图 2-68）。

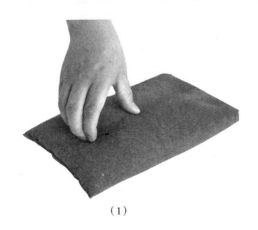

（1）　　　　　　　　　　　　　　　　　　（2）

图 2-68　直推法

2. 旋推法　施术者以拇指罗纹面着力于一定的穴位上，拇指主动运动，带动着力部分做顺时针方向的环旋移动。频率每分钟 160~200 次（图 2-69）。

3. 分推法　施术者以双手拇指罗纹面或其桡侧缘，或用双掌着力，稍用力附着在患儿所需治疗的穴位或部位上，用腕部或前臂发力，带动着力部分自穴位或部位的中间向两旁做"←→"直线推动，也可作"↙↘"弧形推动。一般可连续分推 20~50 次（图 2-70）。

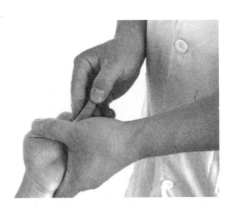

图 2-69　旋推法

4. 合推法　合推法是与分推法相对而言，又称合法或和法。施术者以双手拇指罗纹面或双掌着力，稍用力附着在患儿所需治疗的穴位或部位的两旁，用肘臂发力，带动着力部分自两旁向中间做相对方向的直线或弧线推动（图 2-71）。

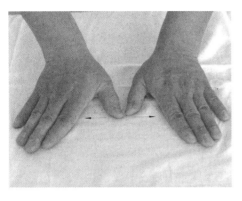

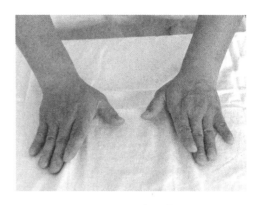

图 2-70　分推法　　　　　　　　　　　　　　图 2-71　合推法

（三）注意事项

1. 推法动作要轻快连续，用力柔和，平稳均匀，一拂而过，力量宜轻不宜重，以推后皮肤不红为佳。一般需要辅以介质，随蘸随推，不可推破皮肤。

2. 操作时手法不可呆滞，根据病情、部位和穴位的需要，注意掌握手法的方向、轻重、快慢，以求手法的补泻作用，达到预期的疗效。

3. 推法是从摩法中演变而来，但比摩法、运法为重，而较指揉法为轻，所以旋推法与指摩法极为相似，操作时需准确掌握运用。

4. 除旋推法外，其余推法在推动过程中宜行直线，不可歪斜，防止引动其他经的经气而招致新病。

（四）临床应用

1. 适用部位　直推法常用于推拿特定穴中的"线状穴位"和"五经"穴等；旋推法主要用于"五经"面状穴；分推法、合推法常用于额前、胸部、腹部、背部、腕掌部。

2. 手法功效　推以通之，即开通关窍、疏通经络、去除邪气、调节脏腑。

3. 临床适应证　直推法、分推法、合推法常用于治疗外感发热、腹泻、便秘、惊惕烦躁等。临床上合推法常与分推法配合使用，一分一合起到相辅相成的作用。旋推法多用来治疗脾胃虚弱、消化不良、肺虚咳嗽等小儿虚证。

二、揉法

（一）定义

施术者以手指的指端或罗纹面、手掌大鱼际、掌根着力，吸定于一定的治疗部位或穴位上，做轻柔和缓的顺时针或逆时针方向的环旋运动，并带动该处的皮下组织一起揉动。

根据着力部位的不同，可分为指揉法、鱼际揉法、掌根揉法三种。

（二）操作要领

1. 指揉法　施术者以拇指或中指的指面或指端，或食指、中指、无名指指面着力，吸定于治疗部位或穴位上，做轻柔和缓、小幅度、顺时针或逆时针方向的环旋揉动，使该处的皮下组织一起揉动。根据着力部位的不同，可分为拇指揉法、中指揉法、食指中指揉法和食指、中指、无名指三指揉法（图2-72）。

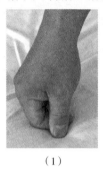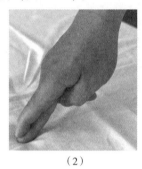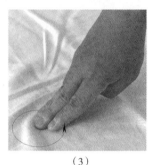

（1）　　　　　　　　　（2）　　　　　　　　　（3）

图 2-72　指揉法

2. 鱼际揉法　施术者以大鱼际部着力于施术部位上，稍用力下压，腕部放松，前臂主动运动，通过腕关节带动着力部分在治疗部位上做轻柔和缓、小幅度、顺时针或逆时针方向的环旋揉动，使该处的皮下组织一起揉动（图2-73）。

3. 掌根揉法　施术者以掌根部分着力，吸定在治疗部位上，稍用力下压，腕部放松，以肘关节为支点，前臂做主动运动，带动腕部及着力部分连同前臂做轻柔和缓、小幅度、顺时针或逆时针方向的环旋揉动，使该处的皮下组织一起揉动（图2-74）。

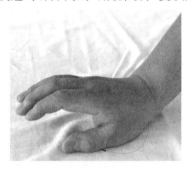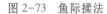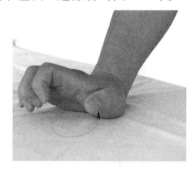

图 2-73　鱼际揉法　　　　　　　　　　图 2-74　掌根揉法

（三）注意事项

1. 揉法在操作时，着力部位不能与患儿皮肤发生摩擦运动，也不能用力下压。

2. 揉法的动作与摩法颇为相似，需注意区别。揉法着力相对较重，操作时要吸定治疗部位或穴位，并带动该处的皮下组织一起揉动；而摩法着力相对较轻，操作时仅在体表做抚摩，不带动该处的皮下组织。

3. 动作宜轻柔。频率每分钟200~280次。

（四）临床应用

1. 适用部位　拇指与中指揉法适用于全身各部位和穴位。食指中指揉法适用于肺俞、脾俞、胃俞、肾俞、天枢等穴位。三指揉法适用于胸锁乳突肌及脐、双侧天枢穴。鱼际揉法适用于头面部、胸腹部、胁肋部、四肢部。掌根揉法适用于腰背部、腹部及四肢部。

2. 手法功效　揉以散之，即理气导滞、活血化瘀、消肿止痛。

3. 临床适应证　常用于外感发热、咳嗽、胸闷、头痛、近视、腹泻、便秘、腹痛、脾胃虚弱、消化不良等症。

三、按法

（一）定义

施术者以拇指或中指的指端或罗纹面，或掌面（掌根）着力，附着在一定的穴位或部位上，逐渐用力向下按压，按而留之或一压一放地持续进行。

根据着力部位不同分为指按法和掌按法。

（二）操作要领

1. 拇指按法　拇指伸直，其余四指握空拳，食指中节桡侧轻贴拇指指间关节掌侧，起支持作用，以协同助力。用拇指罗纹面或指端着力，吸定在患儿治疗穴位上，垂直用力，向下按压，持续一定的时间，按而留之，然后放松，再逐渐用力向下按压，如此一压一放反复操作。

2. 中指按法　中指指间关节、掌指关节略屈，稍悬腕，用中指指端或罗纹面着力，吸定在患儿需要治疗的穴位上，垂直用力，向下按压。余同拇指按法。

3. 掌按法　腕关节背伸，五指放松伸直，用掌面或掌根着力，附着在患儿需要治疗的部位上，垂直用力，向下按压，并持续一定的时间，按而留之。余同拇指按法。

（三）注意事项

1. 操作时，切忌用迅猛的暴力，以免造成组织损伤。

2. 按法结束时，不宜突然撤力，而应逐渐减轻按压的力量。

3. 按压时着力部分要紧贴患儿体表的部位或穴位上，不能移动。

（四）临床应用

1. 适用部位　指按法适用于全身各部的经络和穴位。掌按法适用于面积大而又较为平坦的部位，如胸腹部、腰背部等。

2. 手法功效　按以止之，即止呕吐、止咳嗽、止疼痛、止泄泻。

3. 临床适应证　常用于痛症、夜卧不宁、脘腹胀满等。

四、摩法

（一）定义

施术者以食指、中指、无名指、小指的指面或掌面着力，附着在患儿体表一定的部位或穴位上，做环形而有节律的抚摩运动的一种操作法。

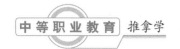

根据着力部位不同分为指摩法与掌摩法两种。

（二）操作要领

1. 指摩法　单指或多指并拢后的指面着力，掌指关节自然伸直，腕部微悬屈，以指面着力，附着在患儿体表一定的部位或穴位上，前臂主动运动，通过腕关节做顺时针或逆时针方向的环形摩动（图2-75）。

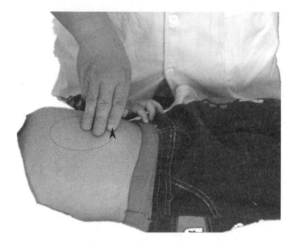

图 2-75　指摩法

2. 掌摩法　指掌自然伸直，腕关节微背伸，用掌面着力，附着在患儿体表一定部位上，腕关节放松，前臂主动运动，通过腕关节连同着力部分做顺时针或逆时针方向的环形摩动（图2-76）。

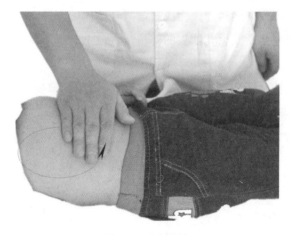

图 2-76　掌摩法

（三）注意事项

1. 在体表做环行而有节奏的抚摩，不带动皮下组织，手法轻柔，压力大小适中。

2. 操作时轻巧快捷，速度均匀协调，每分钟 120~160 次。

（四）临床应用

1. 适用部位　摩法多用于面状穴及腹部。

2. 手法功效　摩以解之，即疏通气机、缓解疼痛、消食导滞。

3. 临床适应证　常用于气滞、食积、腹痛、急性扭挫伤等。

五、 掐法

（一）定义

施术者以拇指爪甲切掐患儿的穴位或部位的一种操作法。又称"切法""爪法""指针法"。

（二）操作要领

施术者手握空拳，拇指伸直，指腹紧贴于食指中节桡侧缘，以拇指端着力于患儿某一部位或穴位，逐渐用力掐切（图 2-77）。

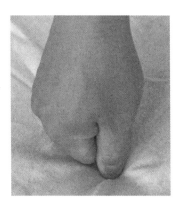

图 2-77　掐法

（三）注意事项

1. 掐法是强刺激手法之一，宜垂直用力按压，不宜抠动，不宜反复长时间应用，逐渐用力，以求深透，不可掐破皮肤。

2. 掐后常继用揉法，以缓和刺激，减轻局部的疼痛或不适感。

3. 掐法施用次数一般以 5~6 次为宜，或中病即止。

（四）临床应用

1. 适用部位　掐法适用于头面部和手足部的穴位。

2. 手法功效　掐以醒之，即强心、开窍、醒神。

3. 临床适应证　多用于急救。常用于小儿急惊风、昏厥、癫痫发作等。

六、 捏法

（一）定义

施术者以单手或双手的拇指与食指、中指两指，或拇指与四指的指面做对称性着力，夹持住患儿的肌肤或肢体，相对用力挤压并一紧一松逐渐移动的一种操作法。小儿推拿主要用于脊柱，故又称捏脊法。

（二）操作要领

捏脊法有两种操作方法：拇指前按法和食中指前按法。

121

1. 施术者双手呈握拳状，用食指中节桡侧缘顶住皮肤，拇指前按，两指同时对称用力提拿皮肤，双手交替轻轻挤压、捻动，缓慢向前移动。

2. 施术者双腕下垂，拇指伸直，指面向前，用拇指桡侧缘顶住皮肤，食指、中指前按，三指同时对称用力捏拿皮肤，双手交替轻轻挤压、捻动，缓慢移动向前。

3. 自脊柱两侧龟尾旁起捏、提、捻、推至大椎旁止。一般连续操作5~6遍。

4. 对需加强手法刺激的患儿，常在捏至最后一遍时每捏三次，双手在同一平面同时用力向上提拉一次，谓之"捏三提一"法，或者在重要穴位如肾俞、脾俞、肺俞诸穴位处进行提拉。在提拉皮肤时，常听到较清脆的"嗒、嗒"声，这属于正常的筋膜剥离声（图2-78）。

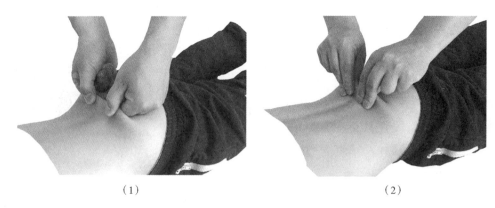

（1）　　　　　　　　　　　　（2）

图2-78　捏脊法

（三）注意事项

1. 捏脊时要用指面着力，不能以指端着力挤捏，更不能将肌肤拧转，或用指甲掐压肌肤，否则容易产生疼痛。

2. 捏拿肌肤不可过度，捏拿肌肤过多，则动作呆滞不易向前推进；过少则易滑脱。

3. 用力要适当，过重也易导致疼痛，过轻又不易得气。

4. 挤压向前推进移动时，需做直线移动，不可歪斜。

5. 捏法靠慢工奏效，不可急于求成。

（四）临床应用

1. **手法特点**　松紧结合，慢功奏效。

2. **适用部位**　捏法主要用在背部脊柱线状穴及两旁。脊柱在背部的正中，是经络中的督脉所在。脊柱的两侧是足太阳膀胱经循行的路线。经络穴位有风府、大椎、腰俞、至阳、命门、腰阳关、八髎、背俞穴等。

3. **手法功效**　捏以松，即松经行气，具有增强小儿脾胃运化功能等保健作用。

4. **临床适应证**　多用于小儿疳积、消化不良、厌食、营养不良、佝偻病、腹泻、呕吐等。此法常用作小儿保健，增进食欲，强壮体质。

七、运法

（一）定义

施术者以拇指罗纹面或食指、中指的罗纹面在患儿体表做环形或弧形移动的一种操作法。

（二）操作要领

以一手托握住患儿手臂，使被操作的部位或穴位平坦向上，另一手以拇指或食指、中指的罗纹面着力，轻附着在治疗部位或穴位上，做由此穴向彼穴的弧形或环形运动，或在穴周做周而复始的环形运动（图 2-79）。

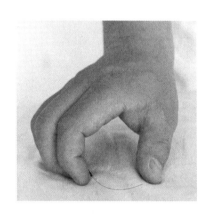

图 2-79　运法

（三）注意事项

1. 操作时，施术者着力部分要轻贴体表，不带动皮下组织。

2. 运法的操作较推法和摩法轻而缓慢，幅度较旋推法为大。运法的方向常与补泻有关，操作时应视病情需要而选用。

3. 操作时一般可配合使用润滑剂作为介质，以保护患儿皮肤。

4. 速度宜缓不宜急，每分钟 80~120 次。

（四）临床应用

1. 手法特点　运法的操作较推法和摩法轻而缓慢，幅度较旋推法为大。运法的方向常与补泻有关。

2. 适用部位　运法多用于弧线形穴位或圆形面状穴位。

3. 手法功效　运以祛之，即运正祛邪、健脾除湿。

4. 临床适应证　多用于发热、胸闷、呕吐、泄泻、便秘、遗尿等症。

八、捣法

（一）定义

施术者以中指指端，或食指、中指屈曲的指间关节着力，有节奏地叩击穴位的一种操作法。

（二）操作要领

1. 患儿坐位，施术者以一手握持住患儿食指、中指、无名指、小指四指，使其手掌向上，用另一手的中指指端或食指、中指屈曲后的第一指间关节突起部着力，其他手指屈曲相握，前臂主动运动，通过腕关节的屈伸运动，带动着力部分有节奏地叩击穴位 5～20 次（图 2-80）。

2. 前臂为动力源，腕关节放松，捣击时取穴要准确，发力要稳，而且要有弹性。

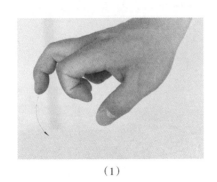 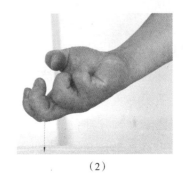

（1）　　　　　　　　　　　　（2）

图 2-80　捣法

（三）注意事项

1. 捣击时不要用暴力。

2. 操作前要将指甲修剪圆钝、齐整，以免损伤小儿肌肤。

（四）临床应用

1. 手法特点　刺激量较大的手法。

2. 适用部位　捣法宜用于点状穴，如小天心。

3. 手法功效　捣以安之，即镇静安神。

4. 临床适应证　多用于小儿惊风、抽搐、惊惕不安、夜啼等。

项目二　小儿推拿特定穴

一、头面颈项部穴

1. 天门（攒竹）

【定位】两眉之间中点至前发际成一直线。

【操作】两拇指自下而上从两眉中点交替直推至前发际，称推攒竹，又称开天门。推 30～50 次（图 2-81）。

【功效】疏风解表、镇静安神、开窍醒脑、止头痛。

【主治】外感发热、头痛、精神不振、惊惕不安等。

【应用】常用于风寒感冒、发热、头痛等症，多与推坎宫、揉太阳、揉耳后高骨等合用；若惊惕不安、烦躁不宁多与清肝经、捣小天心、掐揉五指节、按揉百会等合用。

2. 坎宫（眉弓）

【定位】自眉头起沿眉向眉梢成一横线。

【操作】两拇指自眉心向两侧眉梢做分推（余双手四指分别固定于头部两侧），称推坎宫，亦称分头阴阳、推眉弓。推 30~50 次（图 2-82）。

【功效】疏风解表、醒脑明目、止头痛。

【主治】外感发热、头痛目赤、惊风。

【应用】常用于外感表证及内伤杂病。外感发热、头痛多与推攒竹、揉太阳、揉耳后高骨等合用；目赤肿痛多与清肝经、掐揉小天心、清天河水等合用。

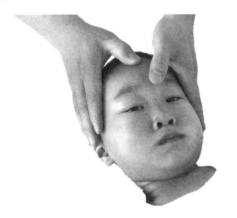
图 2-81　开天门

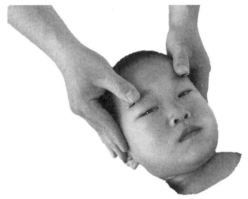
图 2-82　推坎宫

3. 太阳

【定位】两眉梢后凹陷处。

【操作】两拇指桡侧自前向后直推，称推太阳；用中指罗纹面揉该穴，称揉太阳或运太阳。向眼方向揉为补，向耳方向揉为泻。推或揉 30~50 次。

【功效】疏风解表、清热、明目、止头痛。

【主治】外感发热、头痛、惊风、目赤肿痛、近视、弱视等。

【应用】推、揉太阳主要用于外感表证。外感头痛表实用泻法；外感表虚、内伤头痛用补法。目赤肿痛可加用点刺放血，以增强疗效。

4. 印堂（眉心）

【定位】两眉头连线的中点处。

【操作】中指指端点按该穴，称按印堂；拇指指端揉该穴，称揉印堂；拇指指甲掐该穴，称掐印堂。按 5~10 次；掐 3~5 次；揉 10~20 次。

【功效】清头明目、通鼻开窍。

【主治】外感头痛、惊风、鼻塞。

【应用】掐印堂治疗惊风；揉印堂治疗感冒、头痛。

5. 山根（山风、二门）

【定位】两目内眦中间，鼻梁上低凹处。

【操作】拇指指甲掐该穴，称掐山根。掐3~5次（图2-83）。

【功效】开关通窍、醒目定神。

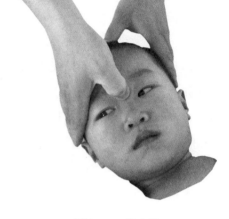

图2-83　掐山根

【主治】惊风、昏迷、抽搐。

【应用】掐山根开窍、醒目定神，治疗惊风、昏迷、抽搐等症，多与掐人中、掐老龙等合用。

6. 准头（鼻准）

【定位】鼻尖端。

【操作】用拇指指甲掐，称掐准头，掐3~5次。

【功效】祛风镇惊。

【主治】惊风、鼻衄、昏厥。

【应用】掐准头治疗惊风，与掐人中、掐老龙同用；治鼻出血，与掐上星、掐迎香合用；治昏厥与按揉内关、足三里合用。

7. 人中（水沟）

【定位】人中沟正中线上1/3与下2/3交界处。

【操作】拇指指甲掐该穴，称掐人中。掐5~10次或醒后即止。

【功效】醒神开窍。

【主治】惊风、昏厥、抽搐、不省人事。

【应用】掐人中能醒神开窍，常用于急救。对于人事不省、窒息、惊厥或抽搐，多与掐十宣、掐老龙等合用。

8. 迎香

【定位】鼻翼外缘中点旁，鼻唇沟中。

【功效】宣肺发汗、开通鼻窍。

【操作】食指、中指指端或两拇指桡侧按揉20~30次。

【主治】伤风感冒、发热无汗、鼻塞流涕、鼻炎。

【应用】按揉迎香，治疗感冒发热、鼻塞流涕、呼吸不畅效果较好，多与清肺经、拿风池等合用。

9. 牙关（颊车）

【定位】下颌角前上方约一横指，用力咀嚼时，咬肌隆起处。

【操作】拇指或中指指端按或揉，称为按牙关或揉牙关。按5~10次；揉30~50次。

【功效】开关窍、疏风通络、止痛。

【主治】牙关紧闭、口眼歪斜。

【应用】按牙关主要用于牙关紧闭，多与掐人中、掐十宣等穴合用；若口眼歪斜，揉牙关多与揉迎香、揉地仓、按揉承浆等穴合用。

10. 囟门

【定位】前发际正中直上2寸，百会前骨陷中。

【操作】两手扶小儿头，两拇指自前发际向该穴交替推（囟门未合时，仅推至边缘），称推囟门；拇指端或掌心轻揉本穴称揉囟门；指腹或掌心摩本穴，称为摩囟门。推或揉均30~50次；摩3~5分钟。

【功效】镇静安神、升阳举陷。

【主治】惊风、烦躁、神昏、头痛、久泻、脱肛、遗尿等。

【应用】推、揉囟门穴多用于治疗头痛、惊风、神昏烦躁、鼻塞等症，多与清肝经、清心经、掐揉小天心等合用；摩法多治疗久泻、脱肛、遗尿等虚证，常与按揉百会、补脾经、补肾经、推三关、揉丹田等合用。正常前囟在出生后12~18个月间闭合，故临床操作时手法需轻，不可用力按压。

11. 百会

【定位】头顶正中线与两耳尖连线的交点处。

【操作】拇指罗纹面或掌心按、揉该穴，称按百会或揉百会。按3~5次；揉30~50次。

【功效】镇惊安神、升阳举陷。

【主治】昏厥、眩晕、头痛、惊风、惊痫、久泻、遗尿、脱肛等。

【应用】按揉百会治疗惊风、惊痫、烦躁等症，多与推揉囟门、清肝经、清心经、掐揉小天心等合用；治疗遗尿、脱肛等症，常与摩囟门、补脾经、补肾经、推三关、揉丹田等合用。

12. 耳后高骨

【定位】耳后入发际，乳突后缘下凹陷中。

【操作】拇指或中指指端揉该穴，称揉耳后高骨（图2-84），拇指推运该穴，称运耳后高骨。揉或运30~50次。

【功效】疏风解表、止头痛、安神除烦。

【主治】外感发热、头痛、神昏烦躁、惊风等。

【应用】揉、运耳后高骨具有疏风解表的作用，主治感冒头痛、发热，多与推攒竹、推坎宫、揉太阳等合用；治神昏烦躁、惊风等症，多与清肝经、清心经、按揉小天心合用。

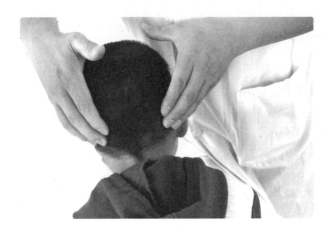

图 2-84　揉耳后高骨

13. 风池

【定位】颈后枕骨之下，胸锁乳突肌与斜方肌之间，平风府穴。

【操作】单手拇指与食指或两手中指分别放在两侧风池上相对用力拿之，称拿风池。拿 5~10 次。

【功效】发汗解表、祛风散寒。

【主治】感冒、头痛、发热、眩晕、颈项强直。

【应用】拿风池多用于治疗风寒感冒头痛、发热无汗或项背强痛等表实证，配合推攒竹、掐揉二扇门等穴，能加强发汗解表之功。表虚者不宜使用本法。

14. 天柱骨

【定位】颈后发际正中起至大椎成一直线。

【操作】拇指或食指、中指指腹自上而下直推，称推天柱骨（图 2-85）；或用汤匙边蘸水自上而下刮，刮至皮下轻度瘀血即可，称刮天柱。推 100~300 次。

【功效】祛风散寒、降逆止呕。

【主治】恶心呕吐、漾奶、项强、外感发热、咽痛、惊风。

【应用】推、刮天柱骨治疗呕恶、漾奶，多与横纹推向板门、揉中脘等合用；治疗外感发热、颈项强痛等症多与拿风池、掐揉二扇门等同用；用刮法多以汤匙边蘸姜汁或凉水自上而下刮至局部皮下有轻度瘀血，可用于治疗暑热发痧、惊风等。

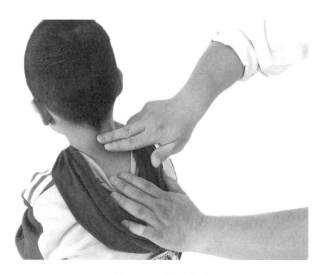

图 2-85　推天柱骨

15. 桥弓

【定位】在颈部两侧，沿胸锁乳突肌成一直线。

【操作】拇指罗纹面自上而下推抹该处，称推桥弓；拇指罗纹面与食、中二指罗纹面相对用力拿捏该处，称拿桥弓（图 2-86）；食指、中指、无名指揉该处，称揉桥弓。揉 30 次；抹 50 次；拿 3~5 次。

【功效】活血化瘀、软坚消肿。

【主治】小儿肌性斜颈。

【应用】推桥弓、拿桥弓和揉桥弓，三法配合用于治疗小儿先天性肌性斜颈，常与颈项摇法、扳法、揉法及肩背部揉法等同用。

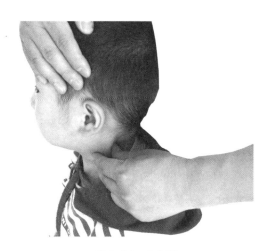

图 2-86　拿桥弓

二、 胸腹部穴

1. 天突

【定位】胸骨上窝中央凹陷处。

【操作】中指指端按或揉该穴，称按天突或揉天突。食指或中指指端微屈，向下用力点该穴，称点天突。按揉10~30次；点3~5次。

【功效】理气化痰、止咳平喘、降逆止呕。

【主治】咳喘胸闷、痰壅气急、恶心呕吐。

【应用】按揉天突常用于治疗气机不畅、痰涎壅盛或胃气上逆所致之痰喘、呕吐，多与推揉膻中、按揉中脘、运内八卦等合用；中指指端微屈向下，向里按，动作要快，可催吐。

2. 膻中

【定位】两乳头连线中点处。

【操作】中指指端揉该穴，称揉膻中；两手拇指自膻中穴向两旁分推至乳头，称分推膻中；食指、中指自胸骨切迹向下推至剑突，称推膻中。推或揉50~100次。

【功效】宽胸理气、止咳化痰。

【主治】胸闷、吐逆、咳喘、痰鸣等。

【应用】膻中穴为八会穴之气会，居胸中，为治疗呼吸系统疾病首选穴。推、揉膻中治疗呕吐、呃逆、嗳气，常与运内八卦、横纹推向板门、分腹阴阳等合用；治疗咳喘常与推肺经、揉肺俞等合用；治疗吐痰不利常与揉天突、搓摩胁肋、按揉丰隆等合用。

3. 乳根

【定位】乳头直下0.2寸，第5肋间隙。

【操作】双手拇指或中指指端置于两侧穴位上，同时揉动，称揉乳根。揉30~50次。

【功效】宽胸理气、止咳化痰。

【主治】胸闷、咳喘、胸痛、痰鸣。

【应用】该穴主要用于治疗呼吸系统疾病，多与揉乳旁、推揉膻中、揉天突等合用。

4. 乳旁

【定位】乳头外旁开0.2寸。

【操作】双手拇指或中指指端置于两侧穴位上，同时揉动，称揉乳旁。揉30~50次。

【功效】宽胸理气、止咳化痰、降逆止呕。

【主治】胸闷、咳喘、痰鸣、呕吐等。

【应用】揉乳旁配合揉乳根，能加强理气化痰止嗽的作用；治疗呕吐可配合横纹推向板门、清胃经等。

5. 胁肋

【定位】从腋下两胁至天枢处。

【操作】两手掌从两腋下自上而下搓摩至两侧天枢穴处，称搓摩胁肋，又称按弦走搓摩。搓摩 50~100 次。

【功效】破气化痰、除闷消积。

【主治】胸闷、胁痛、腹胀、痰喘、气急、疳积、肝脾肿大等。

【应用】本穴专消有形之邪，为消积要穴，常与摩腹配用。本法消导之力较峻烈，故脾胃虚弱、中气下陷、肾不纳气之体虚小儿慎用。

6. 中脘（太仓）

【定位】脐中上 4 寸。

【操作】指端或掌根按揉该穴，称揉中脘；掌心或四指指腹摩该穴，称摩中脘；食指、中指罗纹面自中脘向上直推至喉下或自喉往下推至中脘称推中脘，又称推胃脘。揉 100~300 次；摩 3~5 分钟；推 100~300 次。

【功效】健脾益气、消食和胃。

【主治】呕吐、胃脘痛、嗳气、食欲不振、食积、腹胀、泄泻等。

【应用】此穴为治疗消化系统疾病常用穴，多与摩腹、捏脊、按揉足三里、推脾经等合用；向下推中脘，多用于治疗恶心呕吐，可与推天柱骨合用。

7. 腹

【定位】腹部。

【操作】两手拇指沿肋弓角边缘或自中脘至脐，向两旁分推，称分推腹阴阳（图2-87）。用掌心或四指指腹摩腹部，称摩腹（图2-88）。逆时针摩为补，顺时针摩为泻，往返摩之为平补平泻。分推 100~200 次，摩 3~5 分钟。

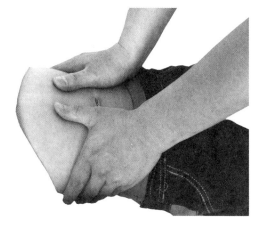

图 2-87 分推腹阴阳

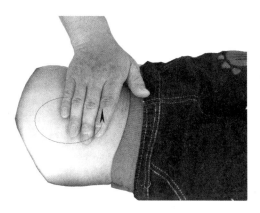

图 2-88 摩腹

131

【功效】健脾和中、理气消食。

【主治】食积、厌食、消化不良、腹胀、恶心、呕吐、疳积、腹泻、便秘等。

【应用】分推腹阴阳善治乳食停滞、胃气上逆引起的恶心、呕吐、腹胀等症，临床上常与运内八卦、推脾经、按揉足三里等合用；治小儿厌食症多与清板门、运内八卦、摩腹、捏脊等合用。摩腹：逆时针摩能健脾止泻，用于脾虚、寒湿型的腹泻；顺时针摩能消食导滞、通便，用于治疗便秘、腹胀、厌食等，多与分推腹阴阳同用；平补平泻则能和胃，久摩之有消食导滞、强壮身体的作用，常与补脾经、捏脊、按揉足三里合用，为小儿保健常用推拿手法。

8. 脐（神阙）

【定位】肚脐。

【操作】中指指端或掌根揉，称揉脐；掌面摩或指腹摩，称摩脐。逆时针摩或揉为补；顺时针摩或揉为泻；往返揉或摩之为平补平泻。揉100~300次；摩3~5分钟。

【功效】温阳散寒、补益气血、健脾和胃、消食导滞。

【主治】腹胀、腹痛、食积、吐泻、便秘。

【应用】揉脐、摩脐多用于治疗小儿腹泻、便秘、肠鸣、疳积等，临床上多与摩腹、推上七节骨、揉龟尾同用，简称"龟尾七节，摩腹揉脐"，治疗腹泻效佳。

9. 天枢

【定位】脐中旁开2寸。

【操作】食指或中指指端按揉，称揉天枢。揉50~100次。

【功效】疏调大肠、理气消滞、化痰止咳。

【主治】腹胀、腹痛、腹泻、便秘、食积不化、喘咳等。

【应用】天枢为大肠的"募穴"，常用于治疗急慢性胃肠炎及消化功能紊乱引起的腹泻、呕吐、食积、腹胀、大便秘结等症。临床上，天枢与脐常同时操作，中指按脐，食指与无名指各按两侧天枢穴同时揉动。治疗腹痛时，常配合拿肚角。揉天枢与清肺经、掐揉五指节等同用可治痰喘、咳嗽。

10. 丹田

【定位】小腹部，脐中下2寸与3寸之间。

【操作】掌面摩，称摩丹田；拇指或中指指端揉，称揉丹田（图2-89）。摩3~5分钟；揉50~100次。

【功效】培肾固本、温补下元、分清别浊。

【主治】腹痛、泄泻、遗尿、脱肛、疝气等。

【应用】揉、摩丹田多用于治疗小儿先天不足、寒凝少腹之腹痛、疝气、遗尿、脱肛等症，常与补肾经、推三关、揉外劳宫等合用。揉丹田对尿潴留有效，临床上常与推箕门、清小肠、揉关元等合用。

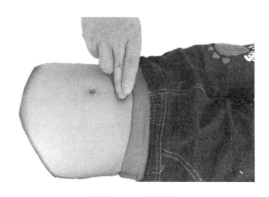

图 2-89　揉丹田

11. 肚角

【定位】脐中下 2 寸，旁开 2 寸两大筋。

【操作】用拇、食、中三指做拿法，称拿肚角（图 2-90）。或用中指指端按该处，称按肚角。拿 3~5 次。

【功效】止腹痛。

【主治】腹痛、腹泻。

【应用】肚角是止腹痛的要穴，拿肚角刺激量较强，不可多拿。本穴常与摩腹、掐揉一窝风合用以治疗腹痛；治疗便秘时，常与推下七节骨、摩腹合用。为防患儿哭闹，应放在其他手法结束后再用。

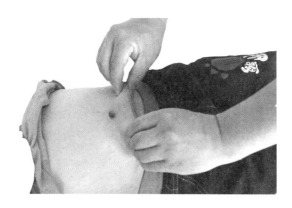

图 2-90　拿肚角

三、　腰背骶部穴

1. 肩井

【定位】大椎与肩峰连线的中点，肩部筋肉处。

【操作】双手拇指与食指、中指相对着力，适当用力一紧一松交替提拿该处筋肉，称拿肩井；拇指或中指指端按揉该穴，称按揉肩井。拿3~5次；按揉10~30次。

【功效】宣通气血、解表发汗、行气通窍。

【主治】感冒、惊厥、上肢抬举不利、肩背痛、项强等。

【应用】治疗外感发热无汗、肩臂酸痛、颈项强直、肌性斜颈等病症，常与推攒竹、分推坎宫、运太阳、揉耳后高骨等合用。临床多作为治疗的结束手法。

2. 大椎（百劳）

【定位】第7颈椎棘突下凹陷中。

【操作】拇指、中指指端或罗纹面揉该穴，称揉大椎；双手拇指与食指对称着力，用力将大椎穴周围的皮肤捏起，至局部皮肤出现紫红瘀斑为度，称提捏大椎；屈曲食指、中指，蘸水在大椎穴上提挤其肌肤，至局部皮肤出现紫红瘀斑为度，称提挤大椎；用汤匙或钱币光滑边缘蘸水或油，在大椎穴上下刮动，至局部皮肤出现轻度瘀血为度，称刮大椎。揉30~50次。

【功效】清热利咽、解表发汗。

【主治】感冒、发热、咳嗽、气喘、咽喉肿痛、项强等。

【应用】按揉大椎常用于治疗感冒发热、项强等病症。提捏、提挤大椎对治疗百日咳有一定的疗效。刮大椎用于中暑发热。

3. 风门（热府）

【定位】第2胸椎棘突下，旁开1.5寸。

【操作】两手拇指罗纹面或单手食指、中指指端在风门穴上做按法或揉法，称按风门或揉风门。按或揉20~30次。

【功效】解表通络、止咳平喘。

【主治】感冒、咳嗽、气喘等。

【应用】治疗外感风寒、咳嗽、气喘等症，多与清肺经、揉肺俞、推揉膻中等合用；治疗骨蒸潮热、盗汗等症，常与揉上马、揉肾顶、分手阴阳等相配合；用于治疗腰背肌肉疼痛，多与拿委中、拿承山、拿昆仑等合用。

4. 肺俞

【定位】第3胸椎棘突下，旁开1.5寸。

【操作】两手拇指或单手食、中二指指端按揉该穴，称按揉肺俞；两手拇指罗纹面分别沿肩胛骨内缘自上而下做分向推动，称推肺俞，又称分推肩胛骨（图2-91）。按揉50~100次；推100~300次。

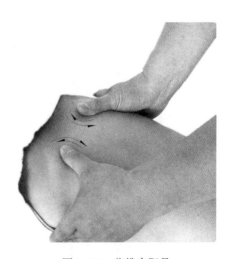

图2-91 分推肩胛骨

【功效】益气补肺、止咳化痰。

【主治】咳喘、痰鸣、胸闷、胸痛、感冒、发热等。

【应用】按揉肺俞、分推肩胛骨能调肺气、补虚损、止咳嗽，常用于治疗呼吸系统疾病，如外感发热、咳嗽、痰鸣等病症，多与推攒竹、分推坎宫、运太阳、揉耳后高骨等合用；如久咳不愈可加推脾经以培土生金，或按揉肺俞时加少许盐粉，以增强效果。

5. 脾俞

【定位】第 11 胸椎棘突下，旁开 1.5 寸。

【操作】拇指罗纹面在一侧或两侧脾俞穴上揉动，称揉脾俞。揉 50~100 次。

【功效】健脾助运、调中化湿。

【主治】腹泻、疳积、食少、呕吐、黄疸、水肿、慢惊风、四肢无力等。

【应用】治疗脾胃虚弱、乳食内伤、消化不良等症，常与推脾经、按揉足三里等合用，并能治疗脾虚所引起的气虚、血虚、津液不足等。

6. 肾俞

【定位】第 2 腰椎棘突下，旁开 1.5 寸。

【操作】两手拇指或单手食、中二指指端按揉该穴，称按揉肾俞。按揉 50~100 次。

【功效】补肾培元。

【主治】久泻、少腹痛、虚性便秘、下肢痿软无力、脑瘫等。

【应用】治疗肾虚腹泻、阴虚便秘，多与揉上马、补脾经、补肾经、推三关等合用；治疗肾虚遗尿，与揉丹田、揉三阴交、按揉百会等合用；治疗下肢痿软乏力、慢性腰痛等症，与揉腰俞、拿委中、按揉足三里等合用。

7. 脊柱

【定位】后正中线上，大椎至长强成一直线。

【操作】食、中二指指腹自上而下做直推，称推脊柱（图 2-92）。双手用捏法自下而上称捏脊，每捏三下将背脊皮肤提一下，称捏三提一法。捏之前先在背部轻轻按摩几遍，使肌肉放松。推 100~300 次；捏 3~5 次。

【功效】调阴阳、通经络、理气血、和脏腑、强健身体。

【主治】发热、惊风、夜啼、疳积、腹泻、腹痛、呕吐、便秘等。

【应用】临床上捏脊多与补脾经、补肾经、推三关、摩腹、按揉足三里等配合应用，治疗先天、后天不足的一些慢性病症均有一定的效果。捏脊法单用称捏脊疗法，可用于治疗小儿腹泻、疳积等病症。捏脊法具有强健身体的功能，是小儿保健推拿常用的主要手法之一。推脊柱自上而下，有清热的作用，多与清天河水、退六腑、推涌泉等合用，用于治疗发热、惊风等症。

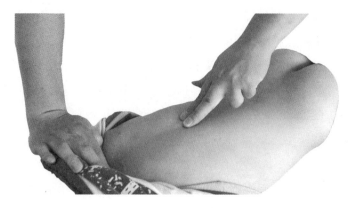

图 2-92　推脊柱

8. 七节骨

【定位】第 4 腰椎（腰阳关穴）至尾椎骨端（长强穴）成一直线。

【操作】拇指桡侧面或食、中二指指腹自下向上直推，称推上七节骨（图 2-93）；自上向下直推，称推下七节骨。推 100~300 次。

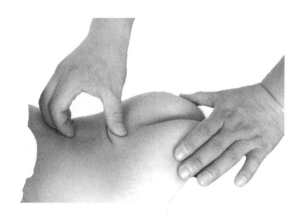

图 2-93　推上七节骨

【功效】温阳止泻、泄热通便。

【主治】泄泻、便秘、痢疾、脱肛等。

【应用】推上七节骨多用于治疗虚寒腹泻或久痢等症，临床上与按揉百会、揉丹田等合用；还可用于治疗气虚下陷、遗尿等病症。若属实热证，则不宜用本法，用后多令患儿腹胀或出现其他病证。推下七节骨多用于治疗肠热便秘或痢疾等症；若腹泻属虚寒者，不可用本法，以免引起滑脱。

9. 龟尾（长强）

【定位】尾椎骨端。

【操作】拇指或中指指端于龟尾穴上揉动，称揉龟尾（图 2-94）；用拇指爪甲掐龟尾，称掐龟尾。揉 100~300 次，掐 3~5 次。

【功效】通调督脉、调理大肠。

【主治】泄泻、便秘、脱肛、遗尿等。

【应用】龟尾穴性平和，重在调和，既能止泻，又能通便，多与揉脐、推七节骨等配合应用，以治疗腹泻、便秘等症。

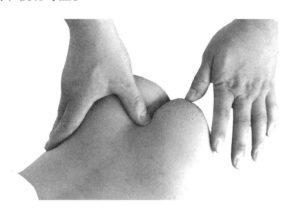

图 2-94　揉龟尾

四、 上肢部穴

1. 脾经

【定位】拇指末节罗纹面或拇指桡侧缘，自指尖直至指根赤白肉际处。

【操作】将患儿拇指微屈，拇指罗纹面沿患儿拇指指尖桡侧缘向指根方向直推为补，称补脾经（图 2-95）。拇指罗纹面自患儿指根方向直推至指尖为清，称清脾经（图 2-96）。往返直推为平补平泻，称调脾经。旋推拇指末节罗纹面为补（图 2-97）。补脾经、清脾经和调脾经统称为推脾经。推 100~500 次。

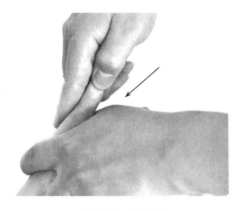

图 2-95　补脾经

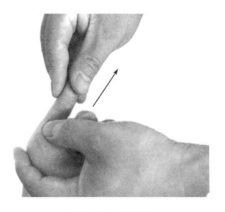

图 2-96　清脾经

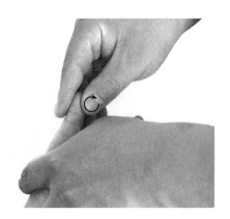

图 2-97　旋推脾经

【功效】补脾经可健脾和胃、补益气血；清脾经可清热利湿、化痰止呕；调脾经可调和脾胃。

【主治】腹泻、便秘、厌食、疳积、呕吐、黄疸、痢疾、斑疹不透等。

【应用】补脾经多用于治疗脾胃虚弱、气血不足引起的腹泻、食欲不振、消化不良、疳积等症，多与推三关、捏脊、摩腹、运内八卦等合用；清脾经多用于治疗湿热熏蒸之皮肤发黄、恶心呕吐、腹泻、痢疾等症，多与清天河水、清肺经、掐揉小天心、清小肠等清热利尿法合用；调脾经能和胃消食、增进食欲，用于饮食停滞、脾胃不和引起的胃脘痞满、吞酸纳呆、腹泻、呕吐等症，常与运内八卦、揉板门、分推腹阴阳等合用。小儿脾胃薄弱，不宜攻伐太过，一般情况下，脾经多用补法，体壮邪实者方可用清法。另外，小儿体虚，疹出不透时，推补本穴，可使隐疹透出，但手法宜快宜重，具有补中有泻之意。

2. 肝经

【定位】食指末节罗纹面。

【操作】术者拇指罗纹面自患儿食指尖向掌面末节指纹方向直推为补，称补肝经；术者拇指罗纹面自患儿食指掌面末节指纹向指尖方向直推为清，称清肝经（图 2-98）；补肝经和清肝经统称为推肝经。推 100~500 次。

【功效】平肝息风、泻火除烦。

【主治】烦躁不安、夜啼、惊风、抽搐、五心烦热、口苦、咽干、目赤等。

【应用】清肝经治疗惊风抽搐、烦躁不安、目赤肿痛、五心烦热等症，多与清心经、掐揉小天心、退六腑合用。肝经宜清不宜补，若肝虚应补则须补后加清；或以补肾经代之，称为滋肾养肝法。

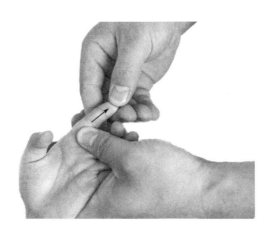

图 2-98 清肝经

3. 心经

【定位】中指末节罗纹面。

【操作】术者拇指罗纹面自患儿指尖向中指掌面末节指纹方向直推为补，称补心经；术者拇指罗纹面自患儿中指掌面末节指纹向指尖方向直推为清，称清心经（图 2-99）；补心经和清心经统称为推心经。推 100~500 次。

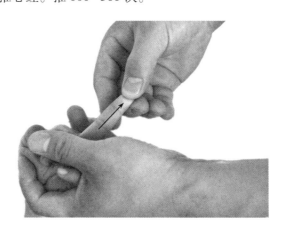

图 2-99 清心经

【功效】清热、退心火、养心安神。

【主治】高热神昏、五心烦热、口舌生疮、小便短赤、惊惕不安、夜啼、失眠等。

【应用】清心经治疗心火旺盛而引起的高热神昏、烦躁不安、口舌生疮、小便短赤、惊风等，多与退六腑、清天河水、清小肠、清肝经等合用；补心经可用于气血不足、心烦不安、睡卧露睛等症，多与补脾经、推三关、揉上马、补肾经等合用。本穴宜用清法，不宜久用补法，需补时可补后加清，或以补脾经代之，以防扰动心火。

4. 肺经

【定位】无名指末节罗纹面。

【操作】术者一手持患儿无名指，另一手拇指罗纹面旋推患儿无名指末节罗纹面，称补肺经（图2-100）；拇指罗纹面自患儿环指掌面末节指纹向指尖方向直推为清，称清肺经；补肺经和清肺经统称为推肺经。推100~500次。

【功效】宣肺解表、益气固表、化痰止咳。

【主治】感冒、发热、咳嗽、气喘、胸闷、虚汗怕冷等。

【应用】补肺经用于虚性咳喘、遗尿、自汗、盗汗等，常与补脾经、补肾经、揉肺俞、推三关等合用；清肺经常用于脏热喘咳、感冒发热、便秘等实证，多与清天河水、退六腑、推揉膻中、运内八卦等合用。

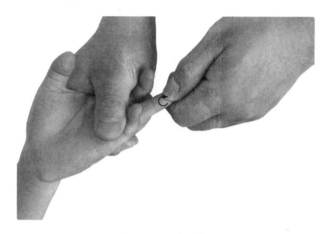

图2-100 补肺经

5. 肾经

【定位】小指末节罗纹面。

【操作】术者拇指罗纹面自患儿小指掌面末节指纹向指尖方向直推为补，称补肾经（图2-101）；拇指罗纹面自患儿小指指尖向掌面末节指纹方向直推为清，称清肾经；补肾经和清肾经统称为推肾经。推100~500次。

【功效】补肾益脑、温养下元；清热利湿。

【主治】先天不足、久病体虚、五更泄泻、遗尿、咳喘、膀胱湿热、小便淋浊刺痛等。

【应用】补肾经能滋肾壮阳、强壮筋骨，主治先天不足、久病体虚、五更泄泻、久泻、遗尿、喘息等，多与补脾经、补肺经、揉命门、揉肾俞等合用；清肾经能清利下焦湿热，主治膀胱蕴热、小便赤涩、腹泻等，常配伍清天河水、清小肠、推箕门等。本穴宜补不宜泻，需泻时，以清小肠代之。

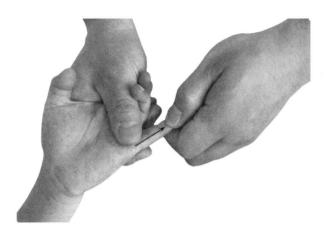

图 2-101 补肾经

6. 五经

【定位】五手指末节罗纹面，即脾、肝、心、肺、肾经。

【操作】术者以一手夹持患儿五指以固定，另一手以拇指或中指指端由患儿拇指尖至小指尖做运法，或用拇指甲逐一掐揉，称运五经或掐揉五经；患儿俯掌且五指并拢，术者一手持患儿手掌，另一手拇指置患儿掌背之上，余四指在患儿掌面向指端方向直推，称推五经。运 50~100 次；掐揉 3~5 次；推 50~100 次。

【功效】解表退热。

【主治】外感发热，尤其对 6 个月内的婴儿疗效佳。

【应用】与相关脏腑经穴相配伍，以治疗相应脏腑病证。

7. 大肠

【定位】食指桡侧缘，自食指尖至虎口成一直线。

【操作】术者拇指罗纹面由患儿食指指尖直推向虎口为补，称补大肠；拇指罗纹面由患儿虎口直推向食指尖，称清大肠。补大肠和清大肠统称为推大肠。推 100~300 次。

【功效】补大肠可温中固脱、涩肠止泻；清大肠可除湿热、导积滞。

【主治】腹痛、腹泻、痢疾、脱肛、便秘等。

【应用】补大肠多用于治疗虚寒腹泻、痢疾、脱肛等症，多与补脾经、推三关、揉天枢、补肾经等合用；若水泻严重时，宜利小便，不可推补本穴，如推补，则止泻过急，易使患儿呕吐。清大肠能清热利湿、导滞，主治湿热滞留肠道、身热腹痛、赤白痢下、大便秘结等，多与清天河水、退六腑、分推腹阴阳、清脾经、清肺经等合用。推大肠能调理肠道功能，用于治疗寒热错杂、虚实夹杂之便秘、泄泻、腹胀、纳呆等症，多与运内八卦、推脾经等合用。

8. 小肠

【定位】小指尺侧边缘，自指尖至指根成一直线。

141

【操作】术者拇指罗纹面由患儿小指指尖直推向指根为补，称补小肠；术者拇指罗纹面由患儿指根直推向小指尖，称清小肠。补小肠和清小肠统称为推小肠。推100~300次。

【功效】清热利湿、泌别清浊。

【主治】小便不利、遗尿、尿频、癃闭、水泻、口舌生疮等。

【应用】补小肠常用于下焦虚寒、尿频、遗尿，常与补脾经、补肺经、补肾经、揉丹田、揉肾俞、擦腰骶部合用。清小肠多用于小便短赤不利、尿闭、水泻等症。若心经有热，移热于小肠引起的口舌生疮，配清心经、清天河水，可加强清热利尿的作用。

9. 肾顶

【定位】小指顶端。

【操作】术者中指或拇指指端按揉患儿小指顶端，称揉肾顶。揉100~500次（图2-102）。

【功效】收敛元气、固表止汗。

【主治】自汗、盗汗、解颅等。

【应用】本穴为止汗要穴。对自汗、盗汗及大汗淋漓者有良效。阴虚盗汗配揉二人上马、揉肾经；气虚自汗配补脾经、补肺经等。

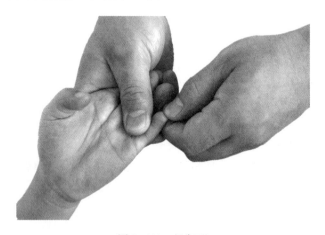

图2-102　揉肾顶

10. 肾纹

【定位】手掌面，小指第2指间关节横纹处。

【操作】以中指或拇指指端按揉本穴，称揉肾纹。揉100~500次。

【功效】祛风明目、解瘀散结。

【主治】目赤肿痛、鹅口疮、热毒内陷、高热惊厥、瘀结不散等症。

【应用】揉肾纹治疗目赤肿痛，常与清心经、清肝经、推涌泉合用；治疗口舌生疮，常与清胃经、清心经、清天河水同用；治疗高热、手足逆冷等症，常与清肝经、清心经、清肺经、掐揉小天心、退六腑、打马过天河、推脊同用。

11. 四横纹（四缝穴）

【定位】手掌面，第2指至第5指第一指间关节横纹处。

【操作】患儿四指并拢，术者拇指桡侧从食指横纹推向小指横纹，称推四横纹；拇指指甲依次掐揉，称掐四横纹。推100~300次；掐揉各3~5次。

【功效】退热除烦、调和气血、消胀散结。

【主治】疳积、腹胀腹痛、气血不和、消化不良、惊风、气喘、口唇破裂等。

【应用】本穴用于胸闷痰喘，多与运内八卦、推肺经、推膻中等合用；用于内伤乳食、消化不良、腹胀等，可与捏脊、摩腹、推脾经、揉板门合用。临床上也可用毫针或三棱针点刺本穴，配合捏脊，治疗营养不良、泄泻、疳积等，效果较好。

12. 小横纹

【定位】手掌面，第2指至第5指掌指关节横纹处。

【操作】术者拇指桡侧自患儿食指或小指的掌指关节横纹处来回推，称推小横纹；拇指指甲依次掐揉，称掐小横纹。推100~300次；掐揉各3~5次。

【功效】退热、消胀、散结。

【主治】口唇破裂、口疮、腹胀、发热、烦躁等。

【应用】脾虚作胀者，兼补脾经；饮食所伤者，多与摩腹、清补脾经、运内八卦合用；口唇破裂、口舌生疮者，多与清脾经、清胃经、清天河水合用。临床上推小横纹治疗肺部干性啰音，有一定疗效。

13. 掌小横纹

【定位】手掌面，小指根下，尺侧掌纹头。

【操作】中指或拇指指端按揉，称揉掌小横纹。揉100~500次。

【功效】清热散结、宽胸理气、化痰止咳。

【主治】口舌生疮、流涎、肺炎、百日咳及一切痰壅喘咳。

【应用】本穴是治疗百日咳、肺炎的要穴，可治疗肺部湿性啰音。治疗肺热咳喘常与清肺经、推六腑、分推肩胛骨、揉肺俞等合用；治疗口舌生疮常与清心经、清小肠经、清天河水等合用。

14. 胃经

【定位】大鱼际桡侧，赤白肉际处。

【操作】术者拇指罗纹面自指根向掌根方向直推为补，称补胃经；由掌根向指根方向直推为清，称清胃经。补胃经和清胃经统称推胃经。推100~500次。

【功效】清胃经可清中焦湿热、和胃降逆、泻胃火、除烦止渴；补胃经可健脾胃、助运化。

【主治】恶心呕吐、烦渴善饥、呃逆、嗳气、吐血衄血、食欲不振、腹胀、口臭、便秘等症。

【应用】清胃经用于治疗恶心呕吐、吐血衄血、烦渴善饥、食欲不振等，多与清脾经、清大肠、揉天枢、推下七节骨等合用。补胃经治疗脾胃虚弱、消化不良、纳呆腹胀等症，常与补脾经、揉中脘、摩腹、按揉足三里等合用。

15. 板门

【定位】手掌大鱼际平面。

【操作】术者以拇指或食指在患儿大鱼际平面做揉法，称揉板门（图2-103）。术者拇指桡侧自拇指根推向腕横纹，称板门推向横纹（图2-104）；术者拇指桡侧自腕横纹推向拇指根，称横纹推向板门。揉50~100次；推100~300次。

【功效】健脾和胃、消食化滞、调理气机、止吐止泻。

【主治】食欲不振、乳食内伤、呕吐、泄泻、腹胀、嗳气。

【应用】揉板门治疗乳食停积、呕吐、嗳气、食欲不振等症，多与推脾经、运内八卦、分推腹阴阳等合用；治疗腹泻、呕吐等亦可单用本穴治疗，但推拿时间宜长。板门推向横纹，能止泻，用于脾阳不振、乳食停滞引起的泄泻，多与推大肠、推脾经等合用；横纹推向板门能止呕，用于胃气不和所致呕吐，多与推脾经、推天柱骨、分推腹阴阳、运内八卦等合用。

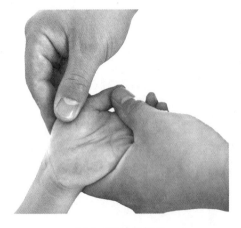

图2-103 揉板门

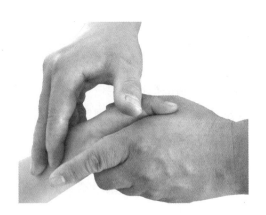

图2-104 板门推向横纹

16. 内劳宫

【定位】手掌心中，握拳时中指端处。

【操作】以拇指或中指指端揉该穴，称揉内劳宫；以拇指指端自小指根掐运，经掌小横纹、小天心至内劳宫，称运内劳宫（水底捞明月）。揉100~300次；运10~30次。

【功效】清热除烦。

【主治】发热、烦渴、口疮、齿龈糜烂、虚烦内热等。

【应用】揉内劳宫善清心经实热，常配以清心经、清小肠、清天河水、掐揉小天心、推脊柱等；水底捞明月善清阴虚内热，心、肾两经虚热最为适宜，常配以运掌小横纹、清天河水、揉二人上马等。

17. 内八卦

【定位】手掌面，以掌心为圆心，以圆心至中指根横纹内 2/3 和外 1/3 交界点为半径，画一圆圈，八卦穴即在此圆圈上（对小天心者为坎，对中指指根者为离，在拇指侧离至坎半圆的中点为震，在小指侧半圆的中点为兑），共八个方位即乾、坎、艮、震、巽、离、坤、兑。

【操作】术者一手持患儿四指，拇指按在小儿离卦处，掌心向上，用另一手拇指罗纹面自乾向坎运至兑为一遍，途经离时轻轻而过，周而复始，顺时针运，称顺运八卦，又称运八卦。若从兑卦逆时针运至乾卦，称为逆运八卦。此外，尚有分运八卦（如乾震顺运：自乾经坎、艮掐运至震。巽兑顺运：自巽经离、坤掐运至兑。离乾顺运：自离经坤、兑掐运至乾。坤坎顺运：自坤经兑、乾掐运至坎。坎巽顺运：自坎经艮、震掐运至巽。艮离顺运：自艮经震、巽掐运至离。巽坎逆运：自巽经震、艮掐运至坎）；揉艮宫：用拇指罗纹面在艮宫揉运。运 100~300 次；掐运 7~14 次；揉 100~200 次（图2-105）。

【功效】宽胸理气、止咳化痰、行滞消食、降气平喘。

【主治】胸闷、咳嗽、气喘、呕吐、泄泻、腹胀、食欲不振、呃逆、发热、恶寒、惊惕不安等症。

【应用】顺运八卦能宽胸理气、止咳化痰、行滞消食，主治胸闷、咳喘、呕吐、腹泻、厌食等症，多与推脾经、掐揉四横纹、揉板门、推揉膻中、揉中脘、分推腹阴阳等合用；逆运八卦能降气平喘，用于痰喘、呕吐等症，多与推天柱骨、推肺经、揉膻中等合用。临床上分运八卦常与顺运或逆运八卦合用。乾震顺运能安神；巽兑顺运能镇静；离乾顺运能止咳；坤坎顺运能清热；坎巽顺运能止泻；艮离顺运能发汗；巽坎逆运能止呕；揉艮宫能健脾消食。

18. 小天心（鱼际交）

【定位】手掌大小鱼际交接处凹陷中。

【操作】以中指指端揉该穴，称揉小天心；拇指指甲掐该穴，称掐小天心（图2-106）。以中指指尖或屈曲的指间关节捣该穴，称捣小天心。揉 100~300 次；掐3~5 次；捣10~30 次。

【功效】镇惊安神、清热明目、通利小便。

【主治】惊风、抽搐、夜啼不安、小便短赤、目赤肿痛、口舌生疮、小儿斜视等。

【应用】本穴性寒，为清心安神之要穴。主治心经有热、惊风、夜啼等症，与清天河水、揉二人上马、清肝经等合用；若心经热盛，移热于小肠出现口舌生疮、小便赤涩等，多与清心经、清天河水、清小肠、揉二人上马合用；若惊风眼翻、斜视，与掐老龙、掐人中、清肝经等合用。眼上翻者向下掐、捣；右斜视者向左掐、捣；左斜视者向右掐、捣。此外本穴对新生儿硬皮症、黄疸、遗尿、水肿、疹出不透者亦有效。

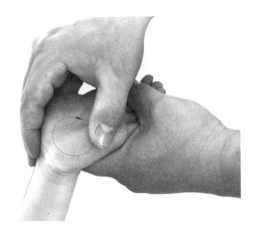

图 2-105　运内八卦

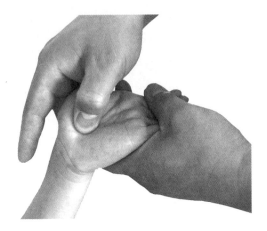

图 2-106　掐揉小天心

19. 运水入土、运土入水

【定位】手掌面，拇指根至小指根，沿手掌边缘成一条弧形曲线。

【操作】术者拇指或中指指腹自患儿拇指根沿手掌边缘，经板门、小天心运至小指根，称运土入水；反向运称运水入土。运 100~300 次。

【功效】运土入水可清热化湿、利尿止泻；运水入土可健脾助运、润燥通便。

【主治】纳呆、呕吐、腹胀、腹泻、便秘、痢疾、小便赤涩等。

【应用】运土入水属清泻法，可治疗新病、实证，可与退六腑合用；运水入土属调补法，可治疗久病、虚证，可与推三关合用。

20. 总筋

【定位】手掌面，掌后腕横纹中点。

【操作】以拇指或中指指端按揉该穴，称揉总筋；拇指指甲掐该穴，称掐总筋（图 2-107）。揉 100~300 次；掐 3~5 次。

【功效】清心泄热、散结止痉、通调全身气机。

【主治】惊风抽搐、口舌生疮、夜啼、潮热等。

【应用】揉总筋治疗口舌生疮、潮热、夜啼等实热证，常与清天河水、清心经、清小肠、打马过天河等合用；掐总筋治疗惊风抽搐，常与掐人中、拿合谷、掐老龙、掐十宣等同用。

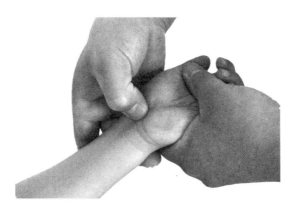

图 2-107　掐总筋

21. 大横纹（手阴阳）

【定位】手掌面，掌后横纹处，近拇指端为阳池，近小指端为阴池。

【操作】术者以两手拇指指腹自掌后横纹中（总筋）向两旁分推，称分推大横纹，又称分阴阳（图 2-108）。自两旁（阴池、阳池）向总筋合推，称合阴阳。推 30~50 次。

【功效】平衡阴阳、调理气血、消食导滞、化痰散结。

【主治】寒热往来、乳食停滞、腹胀、腹泻、呕吐、烦躁不安、惊风、抽搐、痰涎壅盛、胸闷、喘嗽等。

【应用】分阴阳多用于阴阳不调、气血不和所致寒热往来、烦躁不安，以及乳食停滞、腹胀、腹泻等症，多与推三关、摩腹、推脾经、退六腑合用。若实热证重分阴池，虚寒证重分阳池。合阴阳多用于痰结喘嗽、胸闷等症，与揉肾纹、清天河水合用。

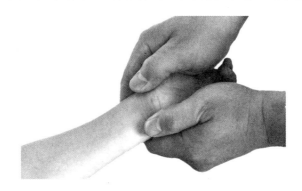

图 2-108　分推大横纹

22. 十宣（十王）

【定位】手十指尖端，距指甲游离缘 0.1 寸，左右共十穴。

【操作】患儿手指向上，术者拇指指甲逐一掐之，称掐十宣。各掐 3~5 次，或醒后即止（图 2-109）。

【功效】醒神开窍。

【主治】惊风、高热、抽搐、昏厥等。

【应用】掐十宣主要用于急救，常治疗神志病的重证，多与掐老龙、掐威灵、掐精宁、掐端正等合用。

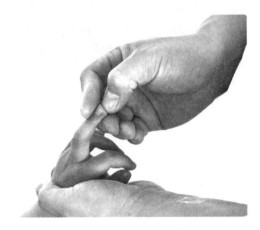

图 2-109　掐十宣

23. 老龙

【定位】中指指甲根正中点后一分处。

【操作】拇指指甲掐该穴，称掐老龙。掐 3~5 次，或醒后即止（图 2-110）。

【功效】醒神开窍。

【主治】急惊风、高热抽搐、不省人事。

【应用】掐老龙主要用于急救。掐之知痛有声者，较易治，不知痛而无声者，一般难治。多与掐人中、掐十宣、掐端正、掐威灵、掐精宁等合用。

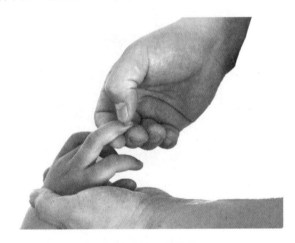

图 2-110　掐老龙

24. 端正

【定位】中指指甲根两侧赤白肉际处，桡侧称左端正，尺侧称右端正。

【操作】以拇指指甲掐或拇指罗纹面揉该穴，称掐、揉端正。掐 3～5 次；揉 30～50 次。

【功效】揉右端正可降逆止呕；揉左端正可升提中气、止泻；掐端正可醒神开窍、止血。

【主治】鼻衄、惊风、呕吐、泄泻。

【应用】揉右端正常用于胃气上逆引起的恶心、呕吐等症，多与清胃经、横纹推向板门合用；揉左端正用于水泻、痢疾等症，多与推脾经、推大肠合用；掐端正常用于治疗小儿惊风，多与掐老龙、清肝经等合用。并可于中指第三节横纹起至端正处用线绕扎中指（不可太紧），以止鼻衄。

25. 五指节

【定位】手背，第 1 指至第 5 指第一指间关节横纹处。

【操作】以拇指指甲逐个掐该穴，称掐五指节；以拇指、食指逐个揉搓该穴称揉五指节。各掐 3~5 次；揉搓 30～50 次。

【功效】安神镇惊、化痰通窍、降逆止咳。

【主治】惊风、惊惕不安、喉中痰鸣、抽搐、夜啼、烦躁不安、吐涎、咳嗽痰多等。

【应用】掐五指节主要用于惊惕不安、惊风等症，多与清肝经、掐老龙等合用；揉五指节主要用于胸闷、痰喘、咳嗽等症，多与运内八卦、推揉膻中等合用。经常揉捻五指节有利于小儿智力发育，常用于小儿保健。

26. 二扇门

【定位】掌背，食指与中指、中指与无名指指根间。

【操作】以拇指指甲掐该穴，称掐二扇门；以拇指偏峰按揉该穴，称揉二扇门（图 2-111）。掐 3～5 次；揉 100～300 次。

【功效】发汗透表、退热平喘。

【主治】惊风抽搐、伤风感冒、痰喘气粗、呼吸不畅、身热无汗。

【应用】本穴为发汗特效穴，常与拿风池、推三关合用。治疗体虚外感常与揉肾顶、补脾经、补肾经等合用。揉二扇门要稍用力，速度宜快，多用于风寒外感；治疗惊风抽搐等症，多与掐五指节、掐老龙

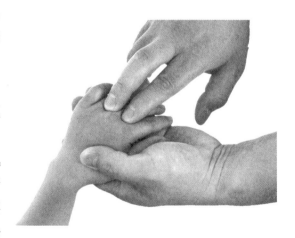

图 2-111　揉二扇门

149

等合用。

27. 上马（二人上马）

【定位】手背，无名指与小指掌指关节后凹陷中。

【操作】以拇指指甲掐该穴，称掐上马；以拇指指端揉该穴，称揉上马。掐3~5次；揉100~300次。

【功效】滋阴补肾、顺气散结、利水通淋。

【主治】阴虚内热、烦躁不安、小便短赤、久热伤阴、牙痛、遗尿等。

【应用】本穴为滋阴要穴，可治疗一切阴虚证，常与补肾经、运内劳宫等合用。揉上马对体质虚弱，肺部感染，有干性啰音者配揉小横纹，有湿性啰音者配揉掌小横纹，多揉有一定疗效。

28. 外劳宫

【定位】手背正中央，与内劳宫相对处。

【操作】以中指指端揉该穴，称揉外劳宫（图2-112）；以拇指指甲掐该穴，称掐外劳宫。掐3~5次；揉100~300次。

【功效】温阳散寒、升阳举陷、发汗解表。

【主治】风寒感冒、身痛畏寒、咳嗽痰白、鼻塞流涕、肠鸣腹泻、腹胀腹痛、脱肛、遗尿、疝气、痢疾等。

【应用】本穴性温，内达外散，温通而不失收敛之功，温散而不过，为温举之佳穴。治疗一切寒证多用揉法。治疗外感实寒证时，多与推坎宫、揉太阳、拿风池、揉耳后高骨等合用；治疗虚寒里证时，多与补脾经、补肾经、推三关、揉脐、揉丹田等合用。

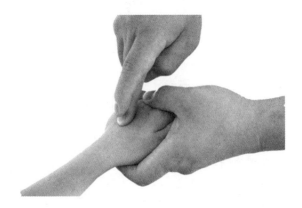

图2-112 揉外劳宫

29. 威灵

【定位】手背，外劳宫旁，第二、三掌骨间凹陷处。

【操作】以拇指指甲掐该穴，称掐威灵。掐3~5次，或醒后即止（图2-113）。

【功效】醒神开窍。

【主治】惊风、昏厥、抽搐。

【应用】本穴主要用于急救。多与掐五指节、掐十宣、掐精宁等合用。

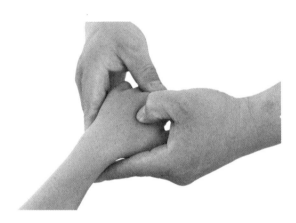

图 2-113　掐威灵

30. 精宁

【定位】手背，第四、五掌骨间凹陷处。

【操作】以拇指指甲掐该穴，称掐精宁。掐 5~10 次。

【功效】醒神开窍、行气化痰。

【主治】惊风、昏厥、抽搐、痰喘、气吼、干呕、疳积等。

【应用】本穴用于急救时，多作为配穴使用，多与掐威灵、掐老龙等合用，加强醒神开窍的作用。治疗痰食积聚、干呕、疳积等症时，因本穴行气消坚之力较强，故体虚者慎用；若须应用，多与补脾经、补肾经、捏脊、摩腹等合用，以免损伤元气。

31. 外八卦

【定位】手背，外劳宫周围，与内八卦相对的圆周。

【操作】以拇指在该穴上做顺时针方向的掐运，称运外八卦。运 100~300 次。

【功效】宽胸理气、通滞散结。

【主治】胸闷、腹胀、便秘、咳喘等。

【应用】运外八卦临床上多与摩腹、推揉膻中等合用，治疗胸闷、腹胀、便秘等症。

32. 一窝风

【定位】手背，腕横纹正中凹陷中。

【操作】以拇指或中指指端按揉该穴，称揉一窝风。揉 100~300 次。

【功效】温中行气、宣通表里、发散风寒、止痹痛、利关节。

【主治】腹痛、肠鸣、伤风感冒、惊风、关节屈伸不利。

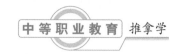

【应用】本穴主要功效是止腹痛，因受凉、食积等各种原因引起的腹痛，均可用揉一窝风治疗，常与拿肚角、推三关、揉中脘等合用。此外，该穴还有温经通络的作用，对于关节风寒痹痛，也有一定的疗效。

33. 膊阳池

【定位】手背，一窝风后3寸处。

【操作】以拇指或中指指端揉该穴，称揉膊阳池；用拇指指甲掐该穴，称掐膊阳池。掐3~5次；揉100~300次。

【功效】疏风解表、通利二便。

【主治】大便秘结、小便短赤、感冒头痛。

【应用】本穴治疗便秘时，宜用揉法，常与推下七节骨、摩腹等合用。用于感冒头痛，多与其他解表法同用。用于小便短赤，多与其他利尿法同用。

34. 三关

【定位】前臂桡侧，腕横纹（阳池）至肘横纹（曲池）成一直线。

【操作】以拇指桡侧面或食指、中指指腹自腕推向肘，称推三关（图2-114）。患儿拇指屈曲，自拇指桡侧端推向肘，称为大推三关。推100~300次。

【功效】温阳散寒、补益气血、发汗解表。

【主治】风寒感冒、腹泻、腹痛、疹出不畅、病后体弱、阳虚肢冷、气血虚弱、痿证等。

【应用】推三关性温热，主治一切虚寒病证，常与补脾经、补肾经、揉丹田、摩腹、捏脊等合用；治疗感冒风寒、怕冷无汗或疹出不透等症，可与清肺经、掐揉二扇门、推攒竹等合用。

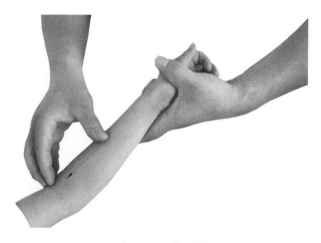

图2-114　推三关

35. 天河水

【定位】前臂掌侧正中，自腕横纹（总筋）至肘横纹（曲泽）成一直线。

【操作】以食、中二指指腹从腕横纹起推至肘横纹，称清天河水（图2-115）。以食、中二指蘸水，一起一落弹打如弹琴状，自总筋处至肘横纹（曲泽），同时用口吹气随之，称弹打河水或打马过天河。推100~300次；弹打3~7次。

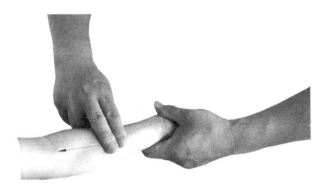

图2-115 清天河水

【功效】清热解表、泻火除烦。

【主治】外感发热、内伤发热、阴虚潮热、烦躁不安、口渴、弄舌、重舌、惊风、口舌生疮等。

【应用】本穴性微凉，主要用于治疗热性病证。清天河水清热而不伤阴，善清卫分、气分之热，虚热、实热均可用。治疗五心烦热、烦躁不安、惊风、口舌生疮、弄舌、重舌等，常与清心经、清肝经、揉小天心、揉上马等合用。治疗感冒、发热、头痛、恶风、汗出等，常与推攒竹、推坎宫、揉太阳等合用。打马过天河清热之力强于清天河水，多用于高热证、实热证等。

36. 六腑

【定位】前臂尺侧缘，肘横纹至腕横纹（阴池）成一直线。

【操作】以拇指或食、中二指指腹自肘推至腕，称退六腑或推六腑。推100~300次（图2-116）。

【功效】清热、凉血、解毒。

【主治】一切实热证。高热、烦渴、惊风、鹅口疮、重舌、木舌、咽痛、肿毒、热痢、便秘、痄腮等。

【应用】本穴性寒凉，善清营分、血分之热，功专清热凉血解毒。对脏腑郁热积滞、壮热烦渴、痄腮、肿毒、大便干燥等实热证均可应用。本穴与补脾经合用止汗效果较好。

退六腑与推三关为大凉大热要穴，可单用，亦可两穴合用。若患儿阳气不足、下元虚冷、久泻等，可单用推三关；若高热烦渴、大便干燥等，可用退六腑。两穴合用能平衡阴阳，防止大凉、大热伤其正气。如寒热夹杂以热为主，则退六腑与推三关次数之比为三比一；若以寒为主，则退六腑与推三关次数比为一比三；推数相等能和调阴阳。

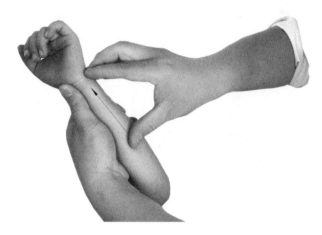

图 2-116　退六腑

五、 下肢部穴

1. 箕门

【定位】大腿内侧，髌底内侧缘至腹股沟成一直线。

【操作】以食、中二指指腹自髌底内侧端至腹股沟部做直推法，称推箕门。推 100～300 次。

【功效】利尿、清热。

【主治】尿潴留（癃闭）、水泻、小便赤涩不利等。

【应用】推箕门性平和，治疗尿潴留多与揉丹田、按揉三阴交合用；治疗小便赤涩不利多与清心经、清小肠等合用；治疗水泻无尿自下往上推，可配清小肠，有利小便实大便的作用。

2. 百虫（血海）

【定位】大腿内侧，髌底内侧端上 2 寸。

【操作】以拇指指端或罗纹面前 1/3 处稍用力按揉百虫，称按揉百虫法；以拇指与食指、中指相对用力提拿百虫，称拿百虫法。按揉 10～30 次；拿 3～5 次。

【功效】通经活络、平肝息风。

【主治】四肢抽搐，下肢痿躄。

【应用】按、拿百虫多与拿委中、按揉足三里等合用，治疗下肢瘫痪、痹痛等症；若用于惊风、抽搐，则手法刺激宜重。

3. 膝眼（鬼眼）

【定位】屈膝，髌韧带两侧凹陷中，外侧凹陷称外膝眼，内侧凹陷称内膝眼。

【操作】以拇指指端或拇指、食指指端同时稍用力按压一侧或内外两侧膝眼，称按膝眼；以单手或两手拇指罗纹面揉动一侧或两侧膝眼，称揉膝眼；用拇指指甲掐一侧或两侧膝眼，称掐膝眼。按 10~20 次；揉 50~100 次；掐 3~5 次。

【功效】舒筋活络、定惊止抽。

【主治】下肢痿软、惊风抽搐、昏迷不醒等。

【应用】用本穴治疗下肢痿软时，多与按揉足三里、拿委中、按揉百虫等合用。用于急救时，多与掐人中、掐十宣、掐五指节、揉百会等合用。

4. 足三里

【定位】外膝眼下 3 寸，胫骨前缘旁开一横指。

【操作】用拇指指端或罗纹面按揉该穴，称按揉足三里。按揉 50~100 次。

【功效】健脾和胃、行气导滞。

【主治】恶心呕吐、腹胀、腹痛、泄泻、厌食、疳积、下肢痿软无力等。

【应用】按揉足三里多用于消化系统疾病。多与推天柱骨、分推腹阴阳配合治疗呕吐；与推上七节骨、补大肠、运板门配合治疗脾虚泄泻；与捏脊、摩腹等配合用于小儿保健。

5. 前承山

【定位】胫骨前缘外侧，与后承山相对处。

【操作】以拇指指甲掐该穴，称掐前承山；以拇指罗纹面揉该穴，称揉前承山。掐 3~5 次；揉 30~50 次。

【功效】镇惊止抽。

【主治】惊风、抽搐、角弓反张、昏迷不醒等。

【应用】掐前承山多与拿委中、按百虫、掐解溪等合用，治疗角弓反张、下肢抽搐；揉前承山能通经络、行气血，纠正畸形，与揉解溪等合用，治疗下肢痿软无力、肌肉萎缩、足下垂等症。

6. 三阴交

【定位】内踝尖直上 3 寸，胫骨后缘凹陷中。

【操作】以拇指或食指、中指罗纹面按揉该穴，称按揉三阴交。按揉 20~30 次。

【功效】补益气血、通调水道。

【主治】遗尿、癃闭、小便频数、尿赤涩痛、下肢痿软、消化不良、贫血乏力等。

【应用】按揉三阴交主要用于治疗泌尿系统疾病，多与补脾经、揉丹田、推箕门、补肾经等合用，治疗遗尿、癃闭等症；亦常用于治疗下肢痹痛、瘫痪、惊风、消化不良等症；治疗气血不足诸症时，可与按揉足三里、捏脊、摩腹等合用。

7. 解溪

【定位】足背踝关节前横纹中点，趾长伸肌腱与蹶长伸肌腱之间的凹陷中。

【操作】以拇指指甲掐解溪，称掐解溪；以拇指指端或罗纹面揉该穴，称揉解溪。掐3~5次；揉50~100次。

【功效】解痉、止吐泻、利关节。

【主治】惊风、吐泻不止、踝关节屈伸不利等。

【应用】掐解溪，主治惊风，多与掐十宣、掐涌泉等合用；治疗呕吐，多与推天柱骨、揉中脘、横纹推向板门等合用；治疗腹泻，多与推上七节骨、揉脐、摩腹、揉龟尾等合用。

8. 丰隆

【定位】外踝尖上8寸，胫骨前缘外侧1.5寸，胫腓骨之间。

【操作】拇指或中指指端揉该穴，称揉丰隆。揉50~100次。

【功效】和胃气、化痰湿。

【主治】痰鸣、咳嗽、气喘等。

【应用】本穴为化痰要穴，多与揉膻中、运内八卦等合用，治疗痰涎壅盛、咳嗽气喘等症。

9. 委中

【定位】腘窝中央，股二头肌腱与半腱肌腱之间。

【操作】用拇指、食指端在腘窝中提拿钩拨该处的筋腱，称拿委中。拿3~5次。

【功效】疏通经络、息风止痉。

【主治】惊风抽搐、下肢痿软无力等。

【应用】拿委中治疗惊风抽搐多与按百虫、掐老龙等合用；治疗下肢痿软，与揉膝眼、揉阳陵泉等合用；用挤捏法或扯法至局部出现痧痕瘀斑，多用于治疗中暑痧症等。

10. 后承山

【定位】腓肠肌肌腹下凹陷中。

【操作】以食指、中指端在后承山穴拨该处筋腱，称拨承山。拨3~5次。

【功效】通经活络、息风止痉。

【主治】腿疼转筋、下肢痿软无力。

【应用】拿承山常与拿委中、按揉足三里、拿腓肠肌配合应用，治疗腓肠肌痉挛、下肢痿软等症。

11. 昆仑

【定位】跟腱与外踝尖中点凹陷处。

【操作】以拇指指甲掐该穴，称掐昆仑。掐3~5次。

【功效】镇静定惊。

【主治】惊风、抽搐。

【应用】本穴主要用于急救，常与掐老龙、掐人中、掐后承山等合用。

12. 涌泉

【定位】屈趾，足掌心前正中凹陷中。

【操作】用拇指罗纹面着力，向足趾方向做直推法或旋推法，称推涌泉。以拇指罗纹面稍用力在涌泉穴上揉，称揉涌泉。以拇指指甲稍用力在涌泉穴上掐，称掐涌泉。推100~300 次；揉 30~50 次；掐 3~5 次。

【功效】滋阴退热、引热下行；降逆止呕、止泻。

【主治】发热、呕吐、腹泻、五心烦热等。

【应用】推涌泉能引火归原、退虚热，多与揉上马、运内劳宫等合用，以治疗五心烦热、烦躁不安、夜啼等症；与退六腑、清天河水等合用，用于退实热；揉涌泉能治吐泻，左揉止吐，右揉止泻；掐涌泉能治惊风。

复习思考

一、单选题

1. 依据组成手法动作结构成分命名的手法组是（　　　）

　　A. 大鱼际揉法、三指拿法、掌击法、扫散法

　　B. 推摩法、推揉法、按揉法、捏拿法

　　C. 拇指揉法、四指推法、小鱼际擦法、拳背击法

　　D. 运土入水、运水入土、揉耳擦头法

2. 用手、肢体其他部位或借助一定工具，按一定的要求在人体穴位或某部位上所做的规范化动作，称为（　　　）

　　A. 摩法　　　　　　　　　　　B. 擦法

　　C. 抹法　　　　　　　　　　　D. 推拿手法

3. 一指禅推法要求（　　　）

　　A. 时轻时重　　　　　　　　　B. 沉肩、垂肘、悬腕

　　C. 作摆动或旋转运动　　　　　D. 屈伸腕关节

4. 下列关于擦法的叙述，正确的是（　　　）

　　A. 吸定点是食指、中指、无名指、小指的近侧指间关节背侧

　　B. 以肩部为支点

　　C. 腕部主动摆动

　　D. 多用于项、背、腰臀及四肢部

5. 主要作用于皮下软组织的手法是（　　　）

A. 搓法　　　　　　　　　　B. 揉法

C. 摩法　　　　　　　　　　D. 擦法

6. 下列说法正确的是（　　　）

  A. 急摩为补，缓摩为泻

  B. 顺摩为补，逆摩为泻

  C. 摩法不宜急，不宜缓，不宜轻，不宜重，以中和之义施之

  D. 摩法操作时带动皮下组织发生内摩擦

7. 下列有关擦法说法错误的是（　　　）

  A. 在治疗部位沿直线做单方向移动摩擦

  B. 包括指擦法、大鱼际擦法、小鱼际擦法和掌擦法

  C. 动作幅度要大，尽量拉长推擦的距离

  D. 操作时术者呼吸自然，切忌屏气

8. 推法的应用范围是（　　　）

  A. 头面部　　　　　　　　B. 腰背部

  C. 胸腹部　　　　　　　　D. 以上各部

9. 下列手法最常运用于上肢部的是（　　　）

  A. 搓法　　　　　　　　　B. 抹法

  C. 擦法　　　　　　　　　D. 摩法

10. 抹法的特点（　　　）

  A. 缓慢渗透　　　　　　　B. 快速灵巧

  C. 轻柔舒适　　　　　　　D. 重滞有力

11. 有关按法的表述，不正确的是（　　　）

  A. 可用拇指指端按压　　　B. 可用拇指指腹按压

  C. 可用掌部按压　　　　　D. 操作时可边按边移

12. 按压类手法中属对称性用力的手法，在操作时必须（　　　）

  A. 浅至肌表，深达脏腑　　B. 快速而短暂

  C. 柔和深透，舒适自然　　D. 刚柔并济，以柔和为贵

13. 采用拇指指甲刺激受术部位或穴位的手法是（　　　）

  A. 点法　　　　　　　　　B. 掐法

  C. 揪法　　　　　　　　　D. 抓法

14. 拨法原则（　　　）

  A. 以痛为腧，疼痛用力　　B. 穴位施治，用力拨动

  C. 以痛为腧，不痛用力　　D. 拨动有力，越痛越佳

15. 采用拇指与其余手指相对用力，对受术部位进行捏挤、提捻的手法是（   ）

    A. 捏法　　　　　　　　　　　　B. 提法

    C. 拿法　　　　　　　　　　　　D. 捻法

16. 拿法操作时，术者肩、肘的姿势为（   ）

    A. 沉肩、抬肘，肩关节外展 60 度左右，屈肘 120~160 度

    B. 沉肩、垂肘，肩关节外展 30~45 度同时前伸 30 度，屈肘 90~110 度

    C. 肩关节外展 60~90 度，屈肘 90~110 度

    D. 肩关节外展 10~30 度，屈肘 45~90 度

17. 捻法用力（   ）

    A. 比较重　　　　　　　　　　　B. 很轻

    C. 能夹住施治部位为宜　　　　　D. 轻重交替

18. 碎步式踩跷法适用于（   ）

    A. 脊柱　　　　　　　　　　　　B. 腰部

    C. 臀部　　　　　　　　　　　　D. 下肢

19. 振法可运用于（   ）

    A. 胸部　　　　　　　　　　　　B. 腹部

    C. 头面部　　　　　　　　　　　D. 全身各部

20. 抖法的手法作用是（   ）

    A. 消郁散结　　　　　　　　　　B. 疏松肌筋

    C. 镇静安神　　　　　　　　　　D. 纠正错位

二、多选题

1. 拍法的操作要求错误的是（   ）

    A. 手指自然外展　　　　　　　　B. 掌指关节伸直

    C. 平稳而有节奏地拍患部　　　　D. 拍打时可产生疼痛

2. 拳背击法操作时用力说法错误的是（   ）

    A. 深沉　　　　　　　　　　　　B. 缓和

    C. 快速而短暂　　　　　　　　　D. 猛力击打

3. 扳法操作时，在旋转受术部位至有阻力时，描述正确的（   ）

    A. 回旋 5~10 度　　　　　　　　B. 有阻力为弹性阻力位

    C. 快速寸劲　　　　　　　　　　D. 小幅度扳动

4. 实施颈椎斜扳法时，描述正确的是（   ）

    A. 旋转至弹性阻力位

    B. 操作者在患者侧前方

C. 操作者在患者侧后方

D. 扳动时无咔嚓声，可多扳动几次至听到响声

5. 腰椎间盘突出症手法治疗描述错误的是（　　　）

A. 可以拔伸牵引法，增加椎间隙高度

B. 椎间盘突出明显的患者最适合扳法

C. 腰椎间盘突出症一般常用力度深沉的手法

D. 腰突症急性期可加大力度，强力镇痛

6. 下列哪个穴位适合采用勾点法（　　　）

A. 百会　　　　　　　　　　B. 廉泉

C. 天突　　　　　　　　　　D. 中脘

7. 捏脊疗法适于下列何症（　　　）

A. 腹泻　　　　　　　　　　B. 疳积

C. 便秘　　　　　　　　　　D. 肠套叠

8. 主治腹泻的手法（　　　）

A. 推天河水法　　　　　　　B. 摩腹

C. 掐揉四横纹法　　　　　　D. 推上七节骨法

9. 小儿特定穴的特点是（　　　）

A. 既有点状，又有线状、面状

B. 手法力度、频率和成人不一样

C. 归属于十四经者多

D. 与成人腧穴一样

10. 以下是小儿推拿操作要求的是（　　　）

A. 轻快　　　　　　　　　　B. 平稳

C. 柔和　　　　　　　　　　D. 有力

三、判断题

1. 运动关节类手法的基本要求是稳、准、巧、快。（　　　）

2. 搓动速度宜稍快，向下移动速度宜慢。（　　　）

3. 捏脊法的施术部位是骶部到大椎。（　　　）

4. 拿肚角法可治疗腹痛。（　　　）

5. 勾点缺盆可用于治疗呕吐。（　　　）

6. 退六腑可清热、凉血、解毒。（　　　）

扫一扫，知答案

模块三 推拿诊断及治则治法

【学习目标】

1. 掌握推拿四诊内容及方法。

2. 熟悉骨伤科特殊检查方法及临床意义。

3. 了解推拿治疗原则及推拿治法；了解影像学（X线、CT）的方法及临床意义。

推拿诊疗广泛应用于骨伤、内、外、妇、儿等临床各科疾病，在整个诊治过程中，诊法最为关键，只有诊断正确，才能制定出正确完善的治疗方案。推拿诊断需通过望、闻、问、切四诊，结合现代医学的X线和实验室检查，将所搜集的临床资料作为依据，根据中医的脏腑、气血、经络等理论为指导，加以综合分析、判断，再做出诊断，并选择相应的部位和手法进行治疗。因推拿诊治骨伤科疾病疗效很好，故本章诊断内容以骨伤科检查为主。

扫一扫，看课件

单 元 一

四诊合参

四诊是临床用以检查疾病、搜集病情资料的基本方法，包括望诊、问诊、闻诊、切诊四种诊察方法，简称四诊。这里仅对推拿临床常用的四诊方法做简单介绍。

项目一　望　诊

　　望诊的主要内容是观察人体的神色、形态、姿态，局部的皮肤、五官、毛发、创伤、畸形、肿胀、肢体功能变化，以及舌苔、小儿指纹、人体排泄物、分泌物等，以推断体内的变化。中医学的长期实践证明：人体外部和五脏六腑有着密切的关系，特别是面部、舌部和脏腑的关系更为密切。通过对外部的观察，可以了解整体的病变，诚如《灵枢·本脏》所说："视其外应，以知其内脏，则知所病矣。"望诊可分为望全身、望局部和望排出物三部分。望神和望色是全身望诊的重点，因为它们与人体精气和脏腑功能关系极为密切。局部望诊以舌诊最为重要，可分为望舌质和望舌苔两部分。望排出物，一般来说，排出物色白质清稀，多为虚证、寒证；色黄质黏稠，秽浊不清，多为实证、热证。舌诊和望排出物的内容参阅中医诊断学。

一、　全身望诊

　　1. 望神色　神是人体生命活动的总称，亦是对人体精神意识、思维活动，以及气血、脏腑功能外在表现的高度概括。望神色主要是观察患者的精神状态、眼神、面部气色等变化，从而探知人体气血阴阳的虚实、脏腑的盛衰、病情的轻重与转化。如创伤患者，通过观察患者面部表情，可初步推知伤情之轻重。轻伤者一般神志清楚，言语如常；重伤者则面色苍白，表情淡漠或神志昏迷。

　　2. 望形态　形是外形，态是姿势与动态。形态的改变和异常则反映了各种不同的疾病，多见于伤科病证和各种疼痛。望形态主要是观察脊柱、肢体有无异常，如脊柱曲度是否正常，肢体长短粗细有无异常。如小儿桡骨小头半脱位呈前臂旋前，肘半屈曲状态；腰椎间盘突出症可使脊柱代偿性侧弯。望体态是骨伤科诊断疾病不可缺少的一部分内容，应予重视。

二、　局部望诊

　　1. 望肤色　主要是观察皮肤的色泽与外形变化。新伤出血者，肤色青紫，肿胀范围比较集中；陈旧损伤出血时间较长，肤色变黄，肿胀范围比较广泛；损伤后肤色青紫不断加深加大，为内部渗血不止的现象，应注意进一步检查或采取措施。青紫而红应防止继发感染；肤色失去红润而变白者，为血虚或血循受阻；损伤部位肤色紫黑，应防组织坏死。

　　2. 望畸形　严重的骨折、脱位及其他损伤，肢体或躯干可呈现出各种畸形。如肩关节脱位的方肩畸形；髋关节脱位的下肢外展或内收畸形；类风湿脊柱炎的后突强直畸形；腰椎间盘突出的脊柱侧弯畸形等。

3. 望肿胀　《医宗金鉴·外科心法要诀·痈疽总论歌》云："人之气血，周流不息，稍有壅滞，即作肿矣。"损伤后经脉壅滞即出现肿胀。肿胀严重，明显可见青紫者，可能存在骨折或筋断；肿胀较轻，稍有青紫或无青紫者多属轻伤。

项目二　问　诊

为了获得正确的诊断，就得重视调查研究，详细分析病情的一切资料，包括详细询问病人的病史，找出主要矛盾，才能进行正确的治疗。正如《四诊抉微》所说："使其受病本末，胸中洞然，而后或攻或补，何愁不中乎。"该书又指出："问为审察病机之关键。"故问诊是伤科辨证的一个非常重要的环节。伤科的问诊除了应收集年龄、职业、工种等一般情况，既往史以及诊断学中"十问"的内容外，尚需重点询问以下几个方面。

1. 主诉　问患者主要症状及持续时间。主诉可以提示病变的性质和促使患者前来就医的原因。伤科患者的主诉主要有三个方面，即运动功能障碍、疼痛、畸形（包括错位、挛缩、肿物）。

2. 伤势　问损伤的部位和局部的各种症状，包括创口情况、出血多少及活动对伤处所产生的影响等，受伤的过程曾否晕厥，晕厥的时间，以及醒后再昏迷和急救的措施等。

3. 受伤的时间　问损伤的时间长短。如突然受伤，为急性损伤；如逐渐形成，属慢性劳损。

4. 受伤的原因和体位　如跌仆、闪挫、扭捩、堕坠等，以及询问暴力的性质、方向和强度，损伤时患者所处的体位、情绪等。如伤时正在弯腰劳动则损伤易发生在腰部；伤时是在高空作业，忽然由高坠地，足跟着地，则损伤可能发生在足跟、脊柱或头部等；伤时正与人争论，情绪激昂或愤怒，则在遭受打击后不仅有外伤，还可兼有七情内伤。

5. 疼痛　详细询问疼痛的起始日期、部位、性质、程度。应问其是剧痛、酸痛或麻木；疼痛是持续性或是间歇性，是加重或是减轻；疼痛的范围是在扩大、缩小或是局限固定不移，多发抑或游走，有无放射痛，放射到何处；服止痛药后能否减轻；各种不同的动作（负重、咳嗽、喷嚏等）对疼痛有何影响，与气候变化有无关系；休息及白昼、黑夜，疼痛程度有无改变等。

6. 受伤后肢体的功能　如有功能障碍，应问清是受伤后立即发生的，或是过了一段时间以后才发生。一般骨折、脱位后活动功能立即丧失；伤筋大多过了一段时间，症状随着肿胀而逐步加重。

7. 过去史　问过去的疾病可能与目前的损伤有关的内容，应详细询问结核史、外伤史、血液病、肿瘤等。

8. 家庭及个人生活史　问家庭成员或经常接触的人有无慢性传染性疾病，如结核等疾病。个人生活史方面应观注职业的改变情况，以及家务劳动和个人嗜好等。

9. 医治经过及其他　询问医治经过和效果，以及目前存在的问题，以便全面掌握病情的变化，分析已做的处理是否妥当，从而决定应当采取何种治疗措施。

项目三　闻　诊

闻诊是通过听声音和嗅气味来诊查疾病的方法。具体内容可参阅中医诊断学。而骨伤科闻诊时还应注意以下几点：

1. 听骨擦音　骨擦音是骨折的主要体征之一。无嵌插的完全性骨折，当摆动或触摸骨折的肢体时，两断端互相摩擦可发生音响或摩擦感，称骨擦音（感）；骨骺分离的骨擦音与骨折的性质相同，但较柔和。所以注意听骨擦音，不仅可以帮助辨明是否存在骨折，而且还可进一步分析骨折属于何种性质。如《伤科补要》说："骨若全断，动则辘辘有声。如骨损未断，动则无声。或有零星败骨在内，动则淅淅之声。"骨擦音经治疗后消失，表示骨折已接续。但应注意，检查者不宜主动去寻找骨擦音，以免增加病人的痛苦和损伤。

2. 听入臼声　关节脱位在整复成功时，常能听到"咔嚓"一声，《伤科补要》说："凡上骱时，骱内必有响声活动，其骱已上；若无响声活动者，骱未上也。"当复位时听得此响声，应立刻停止增加拔伸牵引力，以免肌肉、韧带、关节囊等软组织被拔伸太大而增加损伤。

3. 听筋的响声　部分伤筋在检查时可有特殊的摩擦音或弹响声，最常见的有以下几种：

（1）关节摩擦音　一手放在关节上，另一手移动关节远端的肢体，可检查出关节摩擦音，或感到有摩擦感。①柔和的关节摩擦音可在一些慢性或亚急性关节疾患中听到；②粗糙的关节摩擦音可在骨性关节炎时听到；③在关节内，如在关节运动之某一角度，经常出现一个尖细的声音，表示关节内有移位的软骨或游离体。

（2）腱鞘炎与腱周围炎的摩擦音　屈拇与屈指肌腱狭窄性腱鞘炎患者在做伸屈手指的检查时可听到弹响声，多系肌腱通过肥厚之腱鞘所产生，所以习惯上又把这种狭窄性腱鞘炎称为弹响指。腱周围炎在检查时常可听到好似捻干燥的头发时发出的一种声音，即"捻发音"，多在有炎性渗出液的腱鞘周围听到，好发于前臂的伸肌群、大腿的股四头肌和小腿的跟腱部。

（3）关节弹响声　膝关节半月板损伤或关节内有游离体，在做膝关节屈伸旋转活动时，可发生较清脆的弹响声。

（4）听创伤引起的皮下气肿的摩擦音　当创伤后发现大片皮下组织有不相称的弥漫性

肿起时，应检查有无皮下气肿。当皮下组织中有气体存在，检查时有一种特殊的捻发音或捻发感，把手指分开像扇形，轻轻揉按患部就能感到。肋骨骨折后，若断端刺破肺脏，空气渗入皮下组织可形成皮下气肿。开放骨折合并气性坏疽，形成一定量的气体后，可出现皮下气肿，伤口常有奇臭的脓液。在手术创口周围、缝合裂伤的周围如有空气残留在切口中，亦可发生皮下气肿。

（5）听啼哭声　应用于听小儿患者，以辨别受伤之部位。小儿不会准确表达伤部病情，家属有时也不能提供可靠病史。检查患儿时，当摸到患肢某一部位，小儿啼哭或哭声加剧，则往往能提示该处可能是损伤的部位。

项目四　切　诊

切诊包括脉诊和触诊两部分。脉诊是医生以手指触按一定部位的脉搏来诊察脉象，了解病情，识别疾病的病位和病性，推测病因和病证，判断疾病的预后和转归。触诊是医生用手直接触按患者体表某些部位，来测知局部冷热、润燥、软硬、压痛、肿块或其他异常变化，以推断疾病部位、性质和病情轻重的一种诊察方法。

1. 脉诊　亦称切脉，是观察整体变化的方法之一。骨伤科脉诊主要从脉搏的有无、脉位的高低，搏动的频率、节律、强弱、大小等方面来观察。骨伤科疾病常见的脉象有浮脉、沉脉、迟脉、数脉、细脉、涩脉、弦脉等。

2. 触诊　亦称摸诊，是骨伤科临床上的重要检查方法，清代《医宗金鉴·正骨心法要旨·手法总论》曰："以手扪之，自悉其情。"浅表病变在触摸时不要过于用力，肌肉深层必须用中等以上的力量才能找到痛点，骨骼损伤往往用力较重才能发现。触摸的方法要由轻渐重，由浅而深，沿着肌间隙才能触摸清楚骨骼。在检查时应该注意下列几个方面：

（1）摸动脉搏动　能了解伤肢远端有无血运障碍，对于骨折、脱位合并动脉损伤有重要意义，是检查与治疗骨关节损伤必不可少的步骤。通常触摸动脉搏动的部位有：肘前部摸肱动脉，手腕部摸桡动脉，腘窝部摸腘动脉，足踝前部摸足背动脉，内踝后方摸胫后动脉。还可以用手指按压指（趾）甲，观察肢体末端的血运情况。

（2）摸皮肤温度　局部皮肤温度高者，多表示急性损伤后瘀肿严重或有急性炎症。局部温度不高或发凉者，多为陈旧性损伤或慢性劳损所致。伤肢远端疼痛、冰冷、脉搏消失、皮肤苍白或紫绀，是循环障碍的表现。

（3）摸痛点　触疼痛点和压痛部位。患者主诉某一部位疼痛，很难反映出其病变部位的具体情况，必须依靠触诊，并要反复触摸，才能了解清楚。在触诊时应分清主要痛点和次要痛点，在治疗过程中主要痛点和次要痛点会相互转化，应反复触摸，及时把握关键所在，才能正确地指导临床的治疗。

（4）摸肿胀　触摸局部肿胀与包块，皮肤温度是否正常。若有皮下出血，按之即起或按之肿硬，多系损骨伤筋后内出血及组织反应性水肿所引起，常见于骨折、伤筋早期，为气滞血瘀，经络阻塞；温度正常，皮色正常或发紫，按之不即起，或伤肢下坠过久，按之有硬韧感，多系长期卧床或骨折固定后，筋肉组织弹性减弱，肌力减退，血液回流受到影响所致，为气血不能通达于四肢，气虚血滞，常见于骨折恢复期的功能锻炼过程中。若触及包块，应了解其部位、大小、形状、硬度及与周围组织器官的关系，还应注意肿块的边界是否清楚，推之能否移动等。如腱鞘囊肿，包块多呈圆形，边界清楚，推之可动、质软。胫骨结节骨软骨炎时，在胫骨结节处可触及一质地坚硬、形状不一的明显凸起，且有推之不动的压痛。在触摸时用力应轻柔，以免增加病人疼痛。对肿瘤不要过多挤压，防止瘤细胞的转移。

（5）摸畸形　检查时应注意局部有无高凸、凹陷、成角、旋转等畸形改变，并结合触摸骨性标志有无异常，可以帮助判断有无骨折、脱位。如肘关节后脱位，肱骨内上髁、外上髁与尺骨鹰嘴三个骨突标志发生异常改变。骨折后，可摸到移位的断端高凸或成角等畸形。

（6）摸异常活动　四肢长管状骨损伤，不能活动的部位而有异常活动，表示有骨折存在。已经确定的骨折患者，断端仍有异常活动，表示骨折尚未连接。各关节出现的异常活动，多表示相应韧带的完全断裂。

（7）摸弹性固定感　陈旧性脱位突出的骨头，在牵拉时有弹性移动，一般能够得到复位。关节损伤后发生粘连，牵拉时有弹性活动感者，可用手法使粘连得到松解。

扫一扫，看课件

单 元 二
推拿常用检查方法

项目一　骨伤科特殊检查法

（一）背部

1. 压顶试验（颈椎间孔挤压试验）　患者正坐，医者用双手重叠按压其头顶，并使颈部在不同角度下受压，若引起颈痛和肢体放射痛者为阳性，提示颈部神经根受压（图 3-1）。

2. 叩顶试验　患者正坐，医者一手掌放于患者头顶，另一手握拳叩击掌背，若引起颈部或上肢疼痛或麻木，提示颈椎病致颈部神经根受压（图 3-2）。

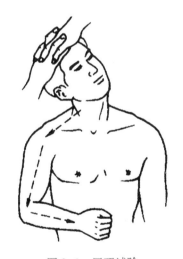

图 3-1　压顶试验

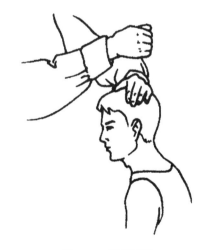

图 3-2　叩顶试验

3. 仰卧屈颈试验　患者仰卧，主动或被动屈颈 1~2 分钟，引起腰腿痛及放射痛者为阳性，提示腰部神经根受压（图 3-3）。

4. 臂丛神经牵拉试验　患者正坐，颈前屈，医者站于被检查侧，以一手推头部向对侧，另一手握该侧腕部做相反方向牵拉。若患肢出现放射痛、麻木，提示臂丛神经受压（图 3-4）。

167

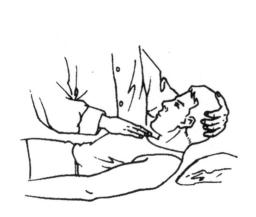

图 3-3　仰卧屈颈试验

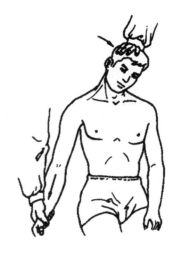

图 3-4　臂丛神经牵拉试验

5. 挺腹试验　患者仰卧，将腹部挺起，腰及骨盆离开床面，同时咳嗽一声，若引起腰腿痛为阳性，提示腰部神经根受压（图 3-5）。

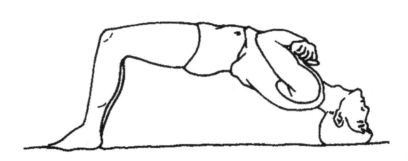

图 3-5　挺腹试验

6. 直腿抬高试验　患者仰卧，将下肢伸直抬高来测定抬高无痛的范围。正常可达90°，如腰部神经根受压时，可出现直腿抬高的程度明显受限，多在 60°以下即出现受压神经根分布区的疼痛，是直腿抬高试验阳性，常提示腰椎间盘突出症、坐骨神经痛。骶髂关节和腰骶关节有病时，直腿抬高试验也能出现阳性，但疼痛的部位不同，抬腿的高度也比坐骨神经痛时高。此外，股后肌群的紧张也可引起直腿抬高试验假阳性（图 3-6）。

7. 直腿抬高加强试验　直腿抬高到出现腰腿痛的角度时，将下肢放低 5°~10°再背伸踝关节又引起疼痛，即可排除股后肌群紧张引起的假阳性，提示单纯性坐骨神经受压（图 3-7）。

8. 跟臀试验　患者俯卧，两下肢伸直，医者握其踝部屈膝使其足跟接触到臀部，若腰椎或腰骶关节有病变，则引起腰痛，且骨盆甚至腰部也随着抬起（图 3-8）。

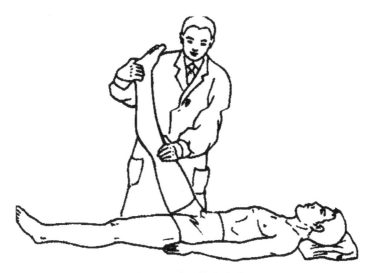

图 3-6　直腿抬高试验

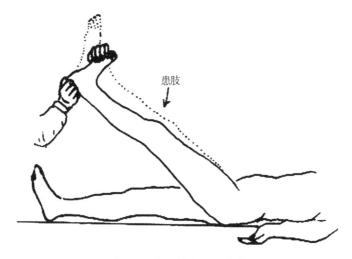

患肢

图 3-7　直腿抬高加强试验

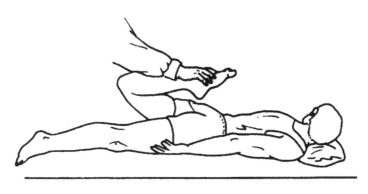

图 3-8　跟臀试验

（二）上肢部

1. **搭肩试验**   正常人手能搭到对侧肩部，且肘部能靠近胸壁。若患者手能达到对侧肩部，肘部不能靠近胸壁或肘部能靠近胸壁，手不能搭到对侧肩部，均为阳性，提示肩关节脱位的可能。此试验又称"杜加试验"（图 3-9）。

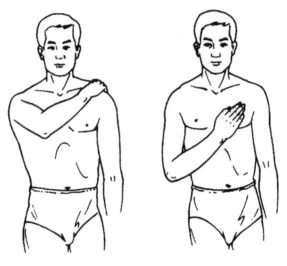

图 3-9　搭肩试验

2. **肱二头肌抗阻力试验**   嘱患者屈肘 90°，医者一手握住患者肘部，一手握腕部，嘱患者用力屈肘，检查者拉前臂以抗屈肘。结节间沟处疼痛，提示肱二头肌肌腱滑脱或肱二头肌长头肌腱炎。

3. **直尺试验**   医者以直尺贴于患者上臂外侧，正常时不能触及肩峰，若直尺能触及肩峰，提示有肩关节脱位或其他原因引起的方肩畸形，如三角肌萎缩等（图 3-10）。

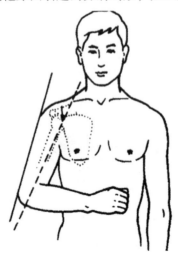

图 3-10　直尺试验

4. 肩关节外展试验　此试验对肩部疾病能做大致的鉴别。若肩关节功能丧失伴肩部剧痛者，可能为肩关节脱位或骨折；肩关节炎时从外展到上举过程皆有肩部疼痛；外展开始时不痛，越近水平位时肩越痛，可能为肩关节粘连；外展过程中肩部疼痛，上举时反而不痛，可能为三角肌下滑囊炎；从外展到上举过程中 60°～120° 范围内有疼痛，超过此范围时反而不痛，可能为冈上肌肌腱炎；外展时动作小心翼翼，并有突然疼痛者，可能为锁骨骨折（图 3-11）。

5. 肘三角检查　当肘关节伸直时，肱骨内上髁、外上髁和尺骨鹰嘴三点在一直线上；在肘关节屈曲时呈一底边向上的等腰三角形，称为肘三角。肘关节脱位或组成肘三角的骨骼发生骨折并移位时，此解剖关系则发生改变。

6. 网球肘试验　病人在腕关节尽量屈曲然后前臂完全旋前且肘伸直时，引起肱骨外上髁处剧痛为阳性。此试验又称"密耳试验"（图 3-12）。

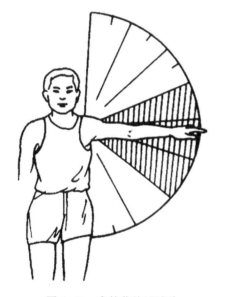

图 3-11　肩关节外展试验

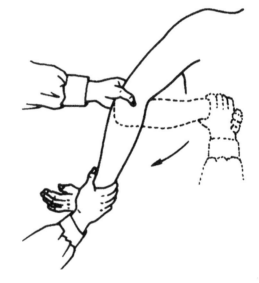

图 3-12　网球肘试验

7. 腕屈、伸肌紧张试验　患者正坐，医者位于其前方，一手握患者肘部，使其屈肘 90° 呈前臂旋前位并掌心向下半握拳，另一手握住手背使之被动屈腕，然后在患者手背施加阻力，嘱患者伸腕。如肱骨外上髁处疼痛，提示肱骨外上髁炎。患者掌心向上，伸手指和背伸腕关节，检查者以手按压患者手掌，患者抗阻力屈腕，肘内侧痛者为阳性，提示肱骨内上髁有病变。

8. 握拳试验　患者四指将拇指握在拳眼内以握实拳，做腕关节尺偏，如桡骨茎突处发生疼痛，则提示桡骨茎突部狭窄性腱鞘炎（图3-13）。

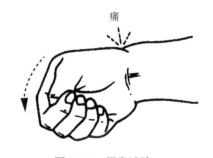

图 3-13　握拳试验

（三）骨盆和骶髂关节部

1. 双膝双髋屈曲试验　患者仰卧，医者将患者双膝双髋屈曲的同时压向腹部，若活动受限、疼痛，提示该处的椎间关节有病变；若将一侧屈曲的下肢压向对侧腹部引起骶髂关节疼痛，说明有骶髂韧带损伤或关节病变（图3-14）。

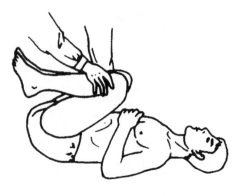

图3-14　双膝双髋屈曲试验

2. 骨盆分离与挤压试验　患者仰卧，医者两手分别压于两侧髂骨翼上，并用力向外按或向内挤压。有疼痛者为阳性，提示骶髂关节有病变。

3. "4"字试验　患者仰卧，健侧下肢伸直，患肢屈曲外旋，将足跟置于健侧膝上方，医者一手压住患侧膝上方，另一手压住健侧髂前上棘，使患侧骶髂关节扭转，产生疼痛为阳性，提示骶髂关节有病变（图3-15）。

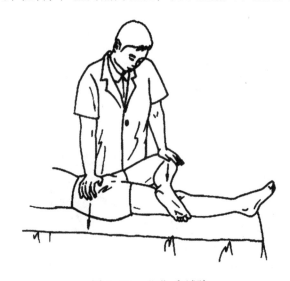

图3-15　"4"字试验

4. 梨状肌紧张试验　患者俯卧，医者握住患肢小腿下端，患肢屈膝90°时，使髋关节内旋，梨状肌呈紧张状态，此时若出现沿大腿后侧至小腿后侧的放射性疼痛，为阳性反应，提示梨状肌综合征（图3-16）。

5. 内旋髋试验（亦称为梨状肌紧张试验）　患者仰卧位，嘱其患肢伸直抬高，当出现有坐骨神经痛时，医生可用力做被动内旋髋关节的运动使梨状肌紧张，

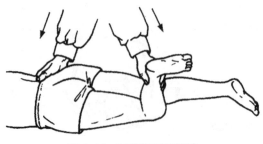

图3-16　梨状肌紧张试验

此时坐骨神经痛加剧则为阳性，见于梨状肌综合征。

（四）下肢部

1. 站立屈髋屈膝试验　患者一侧下肢负重，另一侧下肢屈曲抬起，由于负重侧的髋外展肌群收缩，应致另一侧骨盆向上倾斜高于负重侧。如臀中肌麻痹或髋关节脱位，当患侧下肢负重，健侧下肢屈曲抬起时，健侧骨盆非但不能向上倾斜，反而下降低于负重侧，为该试验阳性（图 3-17）。

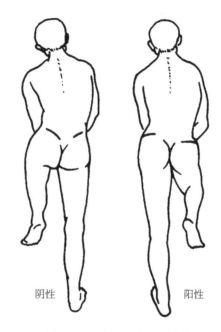

阴性　　　　　　　　　　阳性

图 3-17　站立屈髋屈膝试验

2. 髂前上棘与坐骨结节连线检查　患者侧卧，患侧在上并屈髋 90°~120°，将髂前上棘与坐骨结节连成一线。在正常情况下大转子的尖端应在此线以下，超过此线 1cm 以上限度时，提示股骨颈骨折或髋关节脱位后大转子已向上移动。图 3-18 为髂前上棘与坐骨结节的连线解剖位。

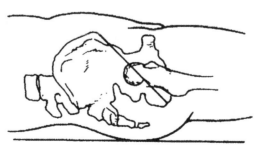

图 3-18　髂前上棘与坐骨结节连线

3. 掌跟试验　患者仰卧，下肢伸直，足跟放在医者掌面上。在正常情况下，下肢与足应呈中立位而直竖在掌面上，如有股骨颈骨折、髋关节脱位或截瘫患者的髋关节松弛时，则足向外倾呈外旋位（图 3-19）。

4. 髋关节过伸试验　患者俯卧，两下肢伸直，医者一手压住其骶后部来固定骨盆，另一手提起患侧小腿，使患侧髋关节过伸（图 3-20），当髋关节或骶髂关节有病变，则不能后伸，若用力后伸则骨盆也随之抬起，臀部疼痛。髋关节早期结核时，此征比髋关节屈曲试验出现得要早。

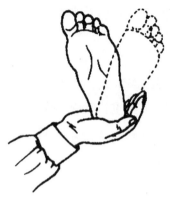

图 3-19　掌跟试验

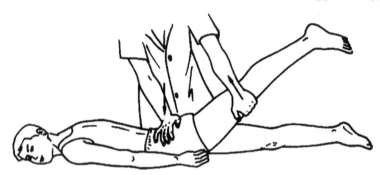

图 3-20　髋关节过伸试验

5. 屈髋挛缩试验　患者仰卧，腰部放平，嘱患者先将健侧腿伸直，后将患侧腿伸直，观察此时腰部是否离开床面，若腰部挺起，则为阳性。当患肢完全伸直，再将健肢屈膝屈髋，大腿贴近腹壁，腰部下降贴近床面，此时患腿自动离开床面，向上抬起，亦为阳性。此法常用于检查髋关节结核、髋关节炎、髂腰肌炎等（图 3-21）。

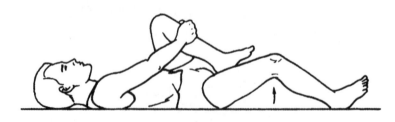

图 3-21　屈髋挛缩试验

6. 足跟叩击试验　患者仰卧，两下肢伸直，医者一手将患肢抬起，另一手以拳击其足跟，若髋关节处发生疼痛，说明髋关节处有骨折、脱位等病变（图 3-22）。

7. 屈膝屈髋分腿试验　患者两下肢屈曲外旋，两足底对贴，将两下肢外展外旋，若有股内收肌综合征，则大腿不易完全分开，若被动分开即产生疼痛（图 3-23）。

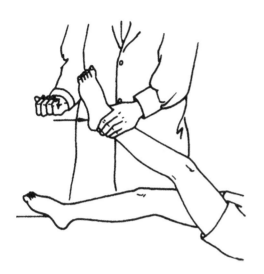

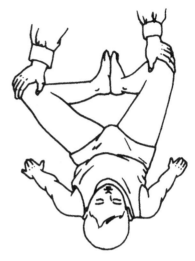

图 3-22 足跟叩击试验   图 3-23 屈膝屈髋分腿试验

8. 浮髌试验 患者平卧，膝部伸直，医者一手将髌骨上方髌上囊内液体向下挤入关节腔，另一手食指一压一放其髌骨，反复数次，若有波动感即提示膝关节腔内有积液存在（图 3-24）。

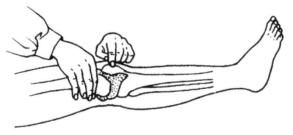

图 3-24 浮髌试验

9. 侧向挤压试验 患者仰卧，将下肢伸直，股四头肌放松。医者一手握踝部，另一手在膝内侧或外侧作为支点，使小腿内翻或外翻。正常时无活动也无疼痛。如韧带完全撕裂，则施力时关节出现"开口"活动；如韧带仅有损伤则只引起疼痛（图 3-25）。

10. 抽屉试验 患者仰卧，屈膝约 90°，两足和股四头肌放松。医者双手握小腿将其向前和向后反复推拉。正常时无活动，若有向前滑动，提示前交叉韧带损伤；若有向后滑动，则提示后交叉韧带损伤（图 3-26）。

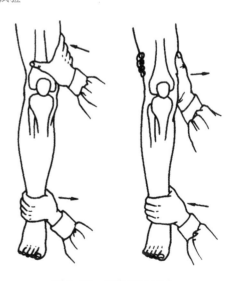

图 3-25 侧向挤压试验

11. 膝关节旋转试验　患者仰卧，医者一手握住膝部而另一手握住足部，使膝关节被动屈伸的同时将小腿内收外旋或外展内旋，然后再慢慢伸直膝关节。若膝关节内侧疼痛或有响声，则说明内侧半月板损伤；若膝关节外侧疼痛或有响声，则为外侧半月板损伤（图3-27）。

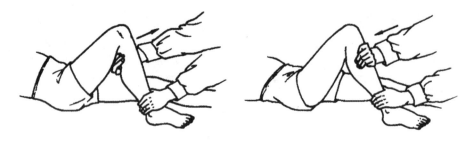

图 3-26　抽屉试验

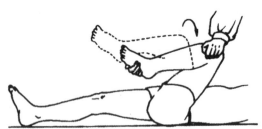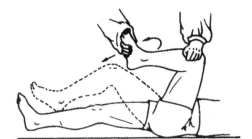

（1）检查内侧半月板损伤，小腿内收外旋、再伸直膝关节　　（2）检查外侧半月板损伤，小腿外展内旋，再伸直膝关节

图 3-27　膝关节旋转试验

12. 研磨试验　此试验为鉴别侧副韧带损伤与半月板破裂的方法。患者俯卧，下肢伸直，患膝屈曲至约90°，助手将其大腿固定，医者用双手握住患侧足部下压，使膝关节面靠近受挤压，然后旋转小腿，若有疼痛，则为半月板损伤；若将小腿提起，使膝关节间隙增宽，再旋转小腿时发生疼痛，则为侧副韧带损伤（图3-28）。

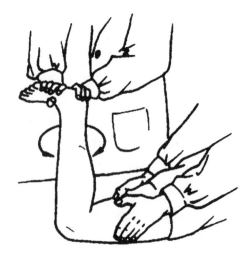

图 3-28　研磨试验

项目二 影像学检查

（一）X线检查

1.X线检查应用原理　X线检查是骨伤科临床检查、诊断的重要手段之一。骨组织是人体的硬组织，因含钙量多、密度高而X线不易穿透，能与周围软组织形成良好的对比条件，使X线检查时能显出清晰的影像。通过X线检查，不仅可以了解关节伤病的部位、类型、范围、性质、程度及与周围软组织的关系，进行一些疾病的诊断和鉴别诊断，为治疗提供参考，而且可以知道治疗过程中骨折、脱位的手法整复和牵引、固定等的效果，判断病变的发展及预后等。此外，还可以通过X线检查观察骨骼生长发育的情况及某些营养和代谢性疾病对骨骼的影响。

2.X线检查的投射位置

（1）正位　分前后位和后前位。X线球管在患者前方，照相底片在体后为前后位；若球管从患者后方向前投照则为后前位。

（2）侧位　X线球管在患者侧方，底片置另一侧，投照后获得侧位照片，和正位照片结合观察，即可获得被检查部位的完整影像。

（3）斜位　侧位片上重叠阴影太多时，为显示椎间孔或椎板病变，在检查脊柱时可申请斜位片。骶髂关节在解剖上是偏斜的，只有斜位片能显示骶髂关节间隙。

（4）开口位　第1、2颈椎在开口位X线下才可以看到，故寰枢椎脱位、齿状突骨折、齿状突发育畸形等病变需要看此片诊断。

（5）脊椎运动检查　颈椎或腰椎，除常规X线检查外，为了解椎间盘退变、椎体间稳定情况等，可将X线球管由侧方投照，令患者过度伸展和屈曲颈椎或腰椎，拍摄X线侧位片。

（6）断层摄影检查　利用X线焦距的不同，使病变分层显示影像，减少组织重叠，可以观察到病变中心的情况，在肿瘤、椎体爆裂性骨折检查中常用。

3.X线检查在推拿临床的应用

（1）X线片的质量评价　质量不好的X线片常常会使一些病变显示不出，或无病变区看似有病变，引起误判。高质量的X线片黑白对比清晰，骨小梁、软组织的纹理清楚。

（2）骨骼的形态及大小比例　因X线检查对各部位检查的焦距和片距是一定的，所以X线片上的影像大体也一致，只要平时掌握了骨骼的正常状态，阅片时很容易对异常情况进行分辨；大小比例因年龄有所不同，但大致可以看出正常与否，必要时可与健侧进行对比。

（3）骨结构　骨膜在X线下不显影，若在骨质外有骨膜阴影，提示骨表面骨过度生长、炎症或恶性肿瘤；雅司病、青枝骨折或疲劳性骨折等骨膜下有血或骨膜下新骨形成时，也会出现阴影。骨膜阴影可见葱皮样、放射状改变及 Codman 三角样改变。骨皮质是致密骨，呈透亮白色。骨干中部厚，两端较薄，面光滑，但肌肉韧带附着处可有局限性隆起或凹陷，是解剖上的凹沟或骨嵴，易误认为是骨膜阴影。长管状骨的内层或两端，扁平骨如髂骨、椎体、跟骨等处均系松质骨，X 线片上可以看到按力线排列的骨小梁。若排列紊乱可能有炎症或新生物；若骨小梁透明、皮质变薄，可能是骨质疏松。有时在松质骨内可见局限的疏松区或致密区，可能是无临床意义的软骨岛或骨岛，但要注意随访。在干骺端看到有一条或数条横形的白色骨致密阴影，是发育期发生疾病或营养不良等原因产生的发育障碍线，无明显的临床意义。

（4）关节及关节周围软组织　关节面透明软骨不显影，故 X 线片上可看到关节间隙。此间隙有一定宽度，过宽可能有积液，变窄提示关节软骨有退行性改变或破坏。骨关节周围软组织如肌腱、肌肉、脂肪虽显影不明显，但它们的密度不一样。若 X 线片质量好，可以看到关节周围脂肪阴影，并可判断关节囊是否肿胀、腘窝淋巴结是否肿大等，对诊断关节内疾病有一定帮助。

（5）脊柱

①颈椎：上颈椎开口位要看齿突有无骨折线，侧块是否对称；颈椎侧位观察寰椎的位置，一般寰椎前弓和齿突前缘之间的间隙，成人不超过 3mm，幼儿不超过 5mm，若超过可能有脱位。寰椎后弓结节前缘和第 2 颈椎棘突根前缘相平，否则可能是脱位。齿突后缘和第 2 颈椎椎体后缘成一直线，否则可能是齿状突骨折脱位。其他颈椎正位两侧稍突起为钩状突。若钩椎关节突起较尖而高，或呈马嘴样向侧方突出，可刺激或压迫神经根或椎动脉。侧位片先看椎体、小关节的排列，全颈椎生理弧度是否正常，有无中断现象，再看椎间隙有无狭窄，椎体缘有无增生，屈伸位动态照片上颈椎弧度有无异常，椎体间有无前后错位形成台阶状。侧位片还可测量椎管的前后径、椎弓根的横径；前后径过大可能是椎管内肿瘤，过小可能是椎管狭窄。颈椎前方为食道、气管，侧位片上椎体和气管间软组织阴影有一定厚度，若增厚应怀疑有血肿或炎症。

②胸腰椎：正位片要注意椎体形态、椎弓根的厚度和间距。若椎弓根变狭窄，根间距增大，可能椎管内有异生物。此外还要注意脊柱全长、椎体形态是否正常，有无异常的半椎体，并注意两侧软组织有无阴影。寒性脓疡常使椎旁出现阴影或腰大肌肿胀。下腰椎正位片还要注意有无先天异常，如隐形骶裂、钩棘、腰 5 横突不对称、腰椎骶化或骶椎腰化等。侧位片观察胸腰椎体排列弧度和椎间隙有无狭窄。下腰椎有时会看到过度凸，这可能是腰痛的原因之一。如有滑脱，可能是椎间盘退变的结果。下胸椎多个楔形或扁平椎，可能是青年性骨软骨炎形成的椎体。单个的变形以外伤多见，要注意排除转移病变。质量好的 X 线片，椎体骨小梁清晰可见。若看不见骨小梁或出现透明样变，可能有骨质疏松症。

骶尾部侧位片应注意腰骶角是否正常，有无尾骨骨折及移位。斜位片上可以看到胸腰椎小关节及其对合情况。如果小关节面致密或不整齐，可能是小关节创伤性关节炎或小关节综合征。腰椎侧位动态 X 线片可发现椎体间某一节段有过度运动或不稳情况。

（二）CT 检查

1.CT 图像形成的原理　CT 即电子计算机 X 线横断体层扫描。X 线通过人体时，因人体组织的吸收和散射而衰减。X 线衰减的程度取决于组织密度，密度高的人体组织比密度低的能够吸收更多的 X 线。CT 图像中黑的区域表示低吸收区即低密度区；白的表示高吸收区即高密度区。

2.CT 在骨伤科的应用　高分辨率 CT 机能够从躯干横断面图像观察脊柱、骨盆、四肢关节复杂的解剖部位和病变，还有一定分辨软组织的能力，且不受骨骼重叠及内脏器官遮盖的影响，有利于骨伤科疾病的定位和诊断，为区分疾病性质、范围等提供一种非侵入性辅助检查手段。CT 检查时注入造影剂称造影增强法，可以增加病变处与正常组织之间的对比度，主要用于不够清楚或难于显示的组织病变，如脊髓、血管疾病等。

（1）正常脊柱 CT 表现

①椎管：颈部椎管略呈三角形，从颈 1 到颈 2 逐渐缩小，其余椎管差别不大。正常颈 1 前后径为 16~27mm，颈 2 以下为 12~21mm，一般认为小于 12mm 为狭窄。

②椎间盘：颈胸段椎间盘平均厚度为 3~5mm，腰段为 15mm，而腰 5 骶 1 椎间盘一般不超过 10mm。

③脊髓：颈段脊髓横断面呈椭圆形，前缘稍平，在前正中可见浅凹陷为正中裂，后缘隆凸，后正中沟看不清楚。胸段脊髓横断面为圆形，大约相当于胸 9~胸 12 段为脊髓膨大，其远侧很快缩小成脊髓圆锥。

④侧隐窝（神经根管）：侧隐窝由前、后、外侧壁构成，内侧向硬膜囊开放。椎体后上缘和椎间盘构成前壁，上下关节突、关节囊、黄韧带构成后壁，外侧壁由椎弓根所构成。在椎弓根上缘处最窄，为神经根到达椎间孔的通道，正常前后径为 5~7mm，一般小于 5mm 考虑为狭窄。

⑤黄韧带：正常厚度为 2~4mm，在椎管及腰神经孔部位稍变薄。

（2）椎间盘突出症　主要了解腰椎间盘突出的 CT 表现。常发生在腰 4~5 间隙及腰 5 骶 1 间隙，约占 90%。CT 扫描可以显示突出位置，如侧方、中央、中间偏一侧和最外侧的较小突出。突出部位邻近的硬膜外脂肪消失，硬膜囊受压变形，神经根移位、增粗、变形及突出髓核钙化等。因为脊柱两侧对称，所以容易发现异常变化。椎间盘术后症状复发的患者，CT 扫描可以帮助区别骨或软组织的压迫，了解病变部位上、下椎间盘的情况。

（3）椎管狭窄　椎管狭窄是由于先天性骨发育异常、脊柱退行性变或多种混合因素导致椎管腔容积变小，刺激或（和）压迫脊髓、马尾和神经根引起的症状，最多见的是腰椎管狭窄，其次为颈椎管狭窄，胸椎管狭窄很少见。腰椎管狭窄表现为上下关节突增生肥大，椎管呈三叶状改变。通常椎管矢状径小于12mm、侧隐窝小于5mm者为狭窄。当椎间盘退变伴有椎间盘膨出时，CT图像可见椎体周围呈均匀性膨隆，有时呈多节段性，这与腰椎间盘局限性突出不同。椎间盘膨隆在脊柱原有退变的基础上可加重对脊髓、神经根的压迫。CT扫描能分清大多数椎管狭窄是发育型、退变型还是混合型。

（4）软组织及骨肿瘤　CT扫描有助于肿瘤定位和受累范围的确定，还可了解肿瘤与邻近神经干、大血管的解剖关系。

（5）脊柱结核　一般正、侧位X线片可以明确观察脊柱结构，但对椎间隙正常而骨质破坏或椎旁寒性脓肿阴影不明显者，X线片往往不能明确诊断。此时，CT扫描可提供重要的帮助。

（6）骨折　普通X线片基本上能满足骨折临床诊断的需要，但不能满足脊柱、骨盆等部位骨折的检查。CT扫描可以发现X线平片很难辨认的小碎骨片，如陷入髋关节腔内的股骨头或髋臼缘骨折的小碎片，并能较好地显示出骨折片与椎管、脊髓的关系及脊柱后侧骨折累及的范围。应用CT扫描显示椎体爆裂骨折效果十分满意，能看到椎体破坏程度及骨折片穿入椎管压迫脊髓神经等情况，为手术摘除骨碎片提供了重要依据。

扫一扫，看课件

单 元 三

推拿治则治法

项目一　推拿治疗原则

推拿的治疗原则是以中医基本治疗原则为基础，结合推拿技术与方法特点而制定的治疗法则。总的治疗原则包括三方面：①整体观念，辨证施术；②标本同治，缓急兼顾；③以动为主，动静结合。

一、整体观念，辨证施术

整体观念对于推拿临床应用的指导意义在于分析局部症状时，要注意机体整体对局部的影响；处理局部症状时，也要重视对机体整体的调整。在用推拿施治时，辨证论治具体表现为辨证施术，即根据辨证的结果确立治疗法则，选择手法操作的穴位、部位和适宜方法，进行具体的操作治疗。

辨证施术在推拿临床应用时还要注意中医学的同病异治和异病同治的辨证施治特点，即使按照西医学疾病分类也能体现出中医这一特点。同病异治，即同一疾病采取不同的推拿手法技术治疗。某些疾病，病变部位和症状虽然相同，但因其具体的病机不同，所以在治疗方法上，选用的推拿手法上，选用的推拿技术及穴位、部位就因之而异。如腰腿痛，可由椎骨错位、腰腿风湿、腰肌劳损等多种原因引起，治疗时就不能简单地采取对症止痛的方法，而应通过全面的综合分析，找出最基本的病理变化，分别用纠正椎骨错位、活血祛风、舒筋通络等方法进行治疗，才能取得满意的疗效。异病同治，即不同的疾病采取相同的推拿技术治疗。某些疾病，病变部位和症状虽然不同，但因其主要病机相同，所以在治疗方法上可以选用相同的推拿技术及穴位、部位。如放松肌肉、解除肌肉痉挛的治疗技术，既可以应用于颈椎病，又可以应用于腰椎间盘突出症。

二、标本同治，缓急兼顾

临床应用推拿技术时，在"治病必求于本"的原则指导下，还应该注重标本同治、缓急兼顾。既要针对疾病的主要矛盾治疗，又要注重疾病次要矛盾的处理；既要积极治疗疾病的急性发作，又要兼顾疾病慢性症状的处理。如某些腰腿痛患者，由于病程较长，腰背肌肉痉挛或挛缩，治疗时应先使腰背肌肉放松，在腰背肌肉得到一定程度的放松条件下再治其本。

另外，正确地应用标本同治、缓急兼顾的治疗原则，不仅要制定推拿技术本身具体的治疗方法，还应该依据这一原则与其他治疗方法合理结合。

三、 以动为主，动静结合

推拿治疗的各种技术行为都与运动有关。不论手法对机体的作用方式，还是指导受术者所进行的功法训练，都是在于运动。能否准确运用"动"，是决定推拿治疗成功与否的重要因素之一。

"以动为主"是对应用推拿技术治疗过程中其治疗特点和治疗技术操作重点的高度概括。强调了推拿治疗时合理组合与准确应用各种"动"的因素的重要性。医生手法操作，或指导患者进行功法锻炼时，应该根据不同的疾病、不同的病情、不同的病例状况，确定其作用的强弱、节奏的快慢、动作的徐疾和活动幅度的大小。

"动静结合"包括两方面内容：一是在手法操作时，要求施术者和受术者都应该情志安静、思想集中、动中有静；二是推拿技术治疗及功法锻炼后，受术者应注意安静休息，使机体有一个自身调整恢复的过程。施术者在制订治疗方案时，动和静一定要合理结合。

项目二　推拿治法

推拿是医者在医学理论指导下，以手或身体的其他部位，在患者的某些体表部位施行特定的技术动作，以调整人体生理、病理状态而达到防病治病、保健养生、强身健体目的的治疗方法，属中医外治法的范畴。

推拿手法的治疗作用决定于两个要素，一是手法作用的性质和量，二是被刺激部位或穴位的特异性。手法的性质，指有温热性质的手法，有寒凉性质的手法。手法的作用量，则包括作用力的大小、作用部位的深浅、作用时间的长短、手法频率的快慢等。作用部位和穴位的特异性，则是要根据疾病的性质状况，选择相应的部位和穴位。在同一部位或穴位用不同性质和量的手法，作用不同；用同一性质和量的手法在不同部位和穴位操作，作用也不同。二者必须有机地结合运用，才能收到较好的治疗效果。

根据手法的性质和作用量，结合治疗部位和穴位，推拿治疗有温、通、补、泻、汗、和、散、清八法。

一、温法

温，即温热。温法是用于虚寒证的一种方法。多使用摆动、摩擦、挤压类手法，以达到温经散寒、补益阳气的作用。治疗手法多缓慢、柔和，作用时间较长，患者有较深沉的温热等刺激感。推拿手法中，产热最强的应属擦法，尤以小鱼际擦法最甚。临床可用摩揉丹田，擦肾俞、命门等温补肾阳；可按摩中脘、关元，拿肚角等温中散寒止痛；分推肩胛骨、揉肺俞、摩中脘、揉足三里等温肺化饮；摩关元、擦八髎、揉龟尾等温阳止泻。

二、通法

通，即疏通。通法有通瘀滞、行气血的作用。中医认为，"不通则痛，通则不痛"。手法中按法、击法最具疏通的效果。《厘正按摩要术》云"按能通血脉""按也最能通气"，可以看出按能通经络、行气血。击法可以通调一身阳气，多施用于大椎、八髎、命门、腰阳关等处。故经络不通，气血不畅皆可用击法。按法使之可解，点按背俞穴可调畅脏腑之气血。用推、拿、搓、揉等手法，可通其穴道；擦摩胁肋以疏肝气；掐拿肩井，以通气行血。用扳法治疗腰椎间盘突出症，也是通法的具体应用。

三、补法

补，即滋补，补气血津液之不足、脏腑机能之衰弱。"虚则补之"和"扶正祛邪"，是推拿临床的指导思想。《素问·离合真邪》云："不足者，补之奈何？……推而按之。"因气不足而患病者可用按摩方法补气，使精神得复。

按经络循行，有"顺经为补、逆经为泻""推而纳之、动而伸之、随而济之、迎而夺之"之说；按手法刺激强度，有"轻揉为补、重揉为泻"之说；按手法频率，有"急摩为泻、缓摩为补"之说；按手法旋转方向有"顺转为补、逆转为泻"之说；按手法操作时间，有"长时为补、短时为泻"之说；按手法运动方向，有"推上为补、推下为泻"之说；按手法性质有"旋推为补、直推为泻"之说；按血液循环方向，有"向心为补、离心为泻"之说。

虚证皆可用补法。临床中补五脏，以督脉、膀胱经背俞穴、腹部特定穴为主；手法以摆动、摩擦类手法为主；多轻柔、长时、弱刺激。气血双补，以健脾益气生血为主，增强脾胃功能、疏理肝气、促进气血生化之源，多采用摩揉中脘、关元、脾俞、胃俞、肾俞，按揉膻中、膈俞等；补脾胃以健脾和胃，加强胃腑功能为主，多采用摩腹、揉脐、按揉足三里等；补肝肾以滋阴壮阳为主，多采用擦命门、腰阳关，揉关元、气海等穴；补肾经、摩揉涌泉穴等。

四、 泻法

泻，即泻下。泻法，可用于下焦实证。由于结滞实热，引起下腹胀满或胀痛、食积火盛、二便不通等皆可用本法治疗。推拿之泻，不同于药物峻猛，故体质虚弱，津液不足，气虚无力致大便秘结者，均有较好效果。临床上一般用摆动、摩擦、挤压类手法，力量稍重，治疗方法与补法相反。对胃肠燥热者，多采用推揉中脘、天枢、大横，重手法、时间短逆时针摩腹，推下七节骨，向下揉按长强等；对食积便秘者，多采用揉板门、清大肠、揉天枢、运外八卦、摩腹、揉脐等法。如心胃火盛见烦渴、口舌生疮、小便黄、大便干结等，可施揉内劳宫、退六腑、揉总筋、打马过天河、清小肠等法；如肺火盛，见鼻阻、喘咳等，可清肺经，施揉列缺、大椎，刮推肺俞等穴。

五、 汗法

汗法即发汗、发散的方法，可使病邪从汗而解，有祛风散寒的作用。汗法多用于风寒外感和风热外感两类病证。外感风寒可用拿法，先轻后重，使汗逐渐透出，达到祛风散寒解表的目的。外感风热用轻拿法，使腠理疏松，微汗解表，施术时，患者感觉汗毛竖起，周身舒适，肌表微汗潮润，贼邪自散，病体则霍然而愈。汗法以挤压类和摆动类手法为主，多配合一指禅推风池、风府以疏风；按拿合谷、外关以祛风解表；推按揉大椎、风门、肺俞以散热通经、祛风宣肺。小儿外感则要配合开天门、推坎宫、掐二扇门及黄蜂入洞法。

六、 和法

和法即和解、调和之法。凡病在半表半里，且不宜汗、不宜吐、不宜下者，均要运用和解之法。

调和之法，以和阴阳为重。同时，和脏腑、和经络、和气血、和营卫、和脾胃、和肝胃、和脉气、和经血、和筋脉均为常用之法。和法多用摆动、振动、摩擦类手法，操作时平稳柔和、频率较缓，并注意经络的特性，以达到阴阳平衡的目的。推揉膀胱经背俞穴，可和脏腑阴阳；揉板门，可和脾胃，消食化滞，运达上下之气；揉中脘、章门、期门，搓胁肋可和肝胃；揉按关元、中极，搓擦八髎等可和经血；拿揉肩井，运外八卦，可和一身气血。分腕阴阳，可和阴阳气血，行滞消食，治寒热往来，烦躁不安；分腹阴阳，可健脾和胃，理气消食，治呕吐、腹胀、厌食；推四横纹，和上下之气血，治身体瘦弱不欲饮食；小儿捏脊，有调阴阳、理气血、和脏腑、通经络、培元气的功效。

七、 散法

散法，即消散、疏散的方法。推拿的散法很有独到之处，其主要作用是"摩而散之，消而化之"，使结聚疏通，临床中对于气滞、血瘀、积聚均可运用散法。推拿所用的散法一般以摆动类及摩擦类手法为主，手法要求轻快柔和。如饮食过度，脾失健运所致的胸腹胀满、痞闷，可用摩擦类手法散之；气郁胀满则施以轻柔的一指禅推、摩法散之；肝气郁滞所致的胁肋疼痛，常以抹双胁的方法散之；有形的凝滞积聚，可用一指禅推、摩、揉、搓等手法散之，频率由缓慢而转快，可达消结散瘀的作用。诸如脏腑之结聚、气血之瘀滞、痰食之积滞，运用散法可达气血之疏通、结聚之消散的目的。

八、清法

清法，即清除热邪的方法，具有清热凉血、清热祛暑、生津除烦等作用。推拿用清法，无苦寒伤脾胃之虞。推拿介质多用寒凉之水、滑石粉等。清法以摩擦类、挤压类手法为主，操作时多快速、重施、具有爆发力，但要刚中有柔。施术部位多见皮肤红、紫等郁热外散之象。

临床中热性病要根据不同情况采取相应的治疗方法。如病在表者，当治以清热解表，多用开天门、推坎宫手法；表实热者，逆经轻推背部膀胱经、揉大椎等；表虚热者，顺经轻推背部膀胱经、顺揉太阳穴等；病在里且属气分大热者，当清其气分之邪热，逆经轻推脊柱，掐揉合谷、外关等；阴亏虚热者，轻擦腰部、推涌泉、摩下丹田、清天河水等；血分实热者，逆经重推脊柱、退六腑等。

复习思考

一、单选题

1. 望诊的主要内容包括（　　）
　　A. 神、色、形、态　　　　　　B. 表、里、虚、实
　　C. 阴、阳、寒、热　　　　　　D. 气、血、经、络

2. 望诊可分为（　　）
　　A. 望全身、望局部、望排出物　　B. 望神
　　C. 望色　　　　　　　　　　　D. 望形态

3. 望神最主要的是可以判断以下哪项（　　）
　　A. 气血的盛衰　　　　　　　　B. 津液的盈亏
　　C. 病性的寒热　　　　　　　　D. 邪正的强弱

4. 问诊中问病史主要包括（　　）
　　A. 现病史　　　　　　　　　　B. 既往史
　　C. 个人生活史和家族史　　　　D. 以上都是

5. 得神的表现提示（　　　）

    A. 精充气足神旺，属无病或病轻   B. 正气不足，神气不旺

    C. 正气大伤，精气亏虚   D. 精气衰竭，虚阳外越

6. 下列哪项不属于面青的主病（　　　）

    A. 寒证   B. 痛证

    C. 瘀血证   D. 湿证

7. 往来流利，应指圆滑，如盘走珠，为何脉之形象（　　　）

    A. 弦脉   B. 洪脉

    C. 滑脉   D. 实脉

8. 经常日间汗出不止，活动之后更甚者，称为（　　　）

    A. 盗汗   B. 自汗

    C. 绝汗   D. 战汗

9. 提示腰部神经根受压的检查有（　　　）

    A. 挺腹试验、仰卧屈颈试验   B. 直腿抬高试验、仰卧屈颈试验

    C. 挺腹试验、直腿抬高试验   D. 直腿抬高试验、跟臀试验

10. 提示臂丛神经受压的检查有（　　　）

    A. 叩顶试验   B. 压顶试验

    C. 臂丛神经牵拉试验   D. 搭肩试验

11. 不能提示颈部神经根受压的有（　　　）

    A. 叩顶试验、压顶试验   B. 压顶试验、臂丛神经牵拉试验

    C. 压顶试验、仰卧屈颈试验   D. 叩顶试验、臂丛神经牵拉试验

12. 网球肘试验又称为（　　　）

    A. 密耳试验   B. 肘三角检查

    C. 杜加试验   D. 以上都是

13. 在做抽屉试验时，小腿若有向前滑动提示（　　　）损伤

    A. 前交叉韧带   B. 后交叉韧带

    C. 副韧带   D. 肌肉扭伤

14. 膝关节旋转试验若膝关节内侧疼痛或有响声，则说明（　　　）

    A. 内侧半月板损伤   B. 前交叉韧带损伤

    C. 外侧半月板损伤   D. 后交叉韧带损伤

15. 患者俯卧，下肢伸直，患膝屈曲至90°，将其大腿固定，用双手握住患侧足部下压使膝关节面靠近受挤压，然后旋转小腿，若有疼痛提示（　　　）

    A. 前交叉韧带损伤   B. 侧副韧带损伤

    C. 副韧带损伤　　　　　　　　　　D. 半月板损伤

16. 若膝关节外侧疼痛或有响声，则为（　　　）

    A. 内侧半月板损伤　　　　　　　　B. 后交叉韧带损伤

    C. 前交叉韧带损伤　　　　　　　　D. 半月板损伤

17. 患者俯卧，下肢伸直，患膝屈曲至 90°，将其大腿固定，用双手握住患侧足部下压使膝关节面靠近受挤压，若将小腿提起，使膝关节间隙增宽，再旋转小腿时发生疼痛，则提示为（　　　）

    A. 后交叉韧带损伤　　　　　　　　B. 侧副韧带损伤

    C. 前交叉韧带损伤　　　　　　　　D. 半月板损伤

18. "4" 字试验阳性提示（　　　）病变

    A. 骶髂关节　　　　　　　　　　　B. 髋关节

    C. 膝关节　　　　　　　　　　　　D. 腰椎间盘

19. 握拳试验阳性提示（　　　）

    A. 颈椎病　　　　　　　　　　　　B. 肩周炎

    C. 桡骨茎突部狭窄性腱鞘炎　　　　D. 网球肘

20. 患者正坐，医者位于其前方，一手握患者肘部，使其屈肘 90° 呈前臂旋前位并掌心向下半握拳，另一手握住手背使之被动屈腕，然后在患者手背施加阻力，嘱患者伸腕，如肱骨外上髁处疼痛，提示（　　　）

    A. 肱骨外上髁炎　　　　　　　　　B. 肱骨内上髁炎

    C. 肩周炎　　　　　　　　　　　　D. 颈椎病

二、多选题

1. 推拿治疗总的原则包括（　　　）

    A. 整体观念，辨证施术　　　　　　B. 标本同治，缓急兼顾

    C. 以动为主，动静结合　　　　　　D. 以上都不是

2. 直腿抬高试验阳性，常提示（　　　）

    A. 腰椎间盘突出症　　　　　　　　B. 坐骨神经痛

    C. 梨状肌综合征　　　　　　　　　D. 骶髂关节疾病

3. 可提示腰部神经根受压的检查有（　　　）

    A. 挺腹试验、仰卧屈颈试验　　　　B. 压顶试验、仰卧屈颈试验

    C. 挺腹试验、直腿抬高试验及加强试验　　D. 直腿抬高试验、跟臀试验

4. 下列描述正确的是（　　　）

    A. 散法可用于气滞血瘀　　　　　　B. 汗法可用于外感风寒

    C. 温法用于虚寒　　　　　　　　　D. 和法用于半表半里

5. 推拿补泻描述正确的是 （   ）

    A. 顺经为补   B. 轻揉为补

    C. 长时为补   D. 向心为补

6. 脊柱颈段影像学检查描述正确的是 （   ）

    A. 颈椎张口位可见齿突有无骨折

    B. 颈段侧位可见颈段曲度、椎间隙情况

    C. 斜位片可见颈段曲度、棘突、齿突情况

    D. 侧位可见椎体、小关节的排列情况

7. CT 在骨伤科的应用描述正确的是 （   ）

    A. CT 具有一定分辨软组织的能力   B. 可看到脊髓

    C. 可以看到黄韧带   D. 可查看椎间盘突出症

8. 触诊的内容有 （   ）

    A. 摸畸形   B. 摸异常活动

    C. 摸弹性固定感   D. 动脉搏动

9. 下列描述正确的是 （   ）

    A. 一般骨折、脱位后肢体活动功能丧失

    B. 问诊需询问医治经过和效果

    C. 骶髂关节病变可见骨盆分离试验阳性

    D. 床边试验可用于检查骶髂关节病变

10. 关于影像学检查描述正确的是 （   ）

    A. X 线摄片检查具有放射性   B. CT 检查无放射性

    C. MRI 检查无放射性   D. X 线摄片检查是四肢骨折首选检查

三、判断题

1. 推拿治法中，散法用于虚寒证。（   ）

2. 桡骨茎突狭窄性腱鞘炎可做握拳试验检查。（   ）

3. 疼痛弧试验出现疼痛的角度弧度是 30°～60°。（   ）

4. 直腿抬高试验可用于检查坐骨神经痛。（   ）

5. 扣顶试验时下肢反射痛说明腰神经根受压。（   ）

6. 网球肘试验提示肱骨内上髁炎。（   ）

扫一扫，知答案

模块四　临床治疗

【学习目标】
1. 掌握骨伤科疾病的临床表现特点、体征、诊断方法及推拿治疗操作。
2. 熟悉内、妇、五官、小儿等科疾病的临床表现特点、体征、诊断方法及推拿治疗操作。
3. 了解各科疾病的注意事项及其他辅助治疗方法。

扫一扫，看课件

单元一

骨伤科疾病

项目一　落　枕

落枕是指由于枕头高低或软硬不适或睡眠时躺卧姿势不良所造成的颈项部肌肉痉挛的病症，也称为失枕。受累肌肉以斜方肌和胸锁乳突肌为多，是颈项部软组织常见的损伤之一，多见于青壮年。轻者2~3天可自愈，重者疼痛明显并向患侧头枕部及肩背部放散，迁延数周不愈。

本病多因睡眠时枕头高低或软硬不适，以及躺卧姿势不良等，致使颈项部一侧肌群在较长时间内处于过度伸展牵拉位，在过度紧张状态下而发生静力性损伤，使伤处肌筋僵硬不舒，活动受限；临床中也有少数患者因颈部突然扭转或肩扛重物，致使颈项部软组织损伤，小关节错缝而致病。

中医认为，落枕的发生多由气血不足，气血循行不畅，颈项部肌筋舒缩活动失调，或夜寐颈肩部外露，颈肩部受到风寒侵袭，致使气血凝滞，肌筋不舒，经络痹阻，不通则痛，故而拘急疼痛，活动失灵。

【诊断】

1. 病史　睡眠时枕头高低或软硬不适，以及躺卧姿势不良等病史。

2. 症状及体征　多数患者在晨起时突感项部疼痛，动则痛甚，头部被迫采取强迫体位，不能自由转动，俯仰也感困难，遇寒冷刺激后症状加重。严重者疼痛可向头枕部、肩背部或一侧上臂放散。颈项部活动受限，头常偏向患侧，面转向健侧，强行使之活动，则加重症状。胸锁乳突肌或斜方肌痉挛，可触及条索状肌束，有明显压痛，压痛点常分布在肩中俞、秉风、肩井及肩胛骨内上缘。

3. 检查　X线检查一般无特殊发现，或仅有生理曲度改变。

【治疗】

1. 治疗原则　舒筋活血，温经通络，解痉止痛。

2. 基本操作　患者取俯坐位，医者站其身后。

（1）揉颈肩：用轻柔的揉法在患侧颈项及肩部施术 2~3 分钟。

（2）拿颈法：拿颈椎棘突旁的软组织，以患侧为重点，从上至下往返 5 次。

（3）弹拨法：用拇指弹拨紧张肌束的压痛点或结节状物 1~2 次，使之逐渐放松。

（4）点穴法：点按风池、风府、肩井、天宗、肩外俞、肩中俞等穴，以酸胀为度。再轻拿颈椎棘突两侧肌肉。

（5）掌根推摩患侧斜方肌，反复 5 次。

（6）头颈旋转法摇动旋转之后，在颈部微前屈的状态下，迅速向患侧加大旋转幅度，手法要稳而快，手法的力度和旋转的角度必须掌握在患者可以耐受的限度内（即颈部斜扳法，施用于颈椎小关节错位者）。

（7）术者用小鱼际在患部行擦法，以透热为宜。

【注意事项】

1. 睡卧时垫枕高低要适当，并注意颈项部保暖。

2. 加强体育锻炼，尤其可做颈保健操。

3. 推拿治疗本病过程中，手法宜轻柔，忌用强刺激手法，旋转颈椎时注意力度和幅度，不可强求关节弹响，防止发生意外。

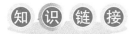

病案分析

王某，女，35岁，因"颈项强痛伴转动不便2小时"前来就诊。诉其昨夜在电脑前连续工作数小时后仓促就寝，今晨起床时即感颈项部疼痛，尤以左侧为甚，颈部僵硬、转动不便，尤其不能向左侧转动。查体：第6、7颈椎左侧棘突旁及左肩胛骨内上角有明显压痛，左侧颈项部及肩胛部肌肉紧张僵硬。X线示无明显异常。

1. 诊断　落枕。

2. 治则　舒筋活血，温经通络，解痉止痛。

3. 手法治疗　患者取俯坐位，医者站其身后。

（1）用轻柔的按揉法沿左侧颈项及肩部施术约3分钟，又用㨰法往返施术约5分钟。

（2）用拇指弹拨第6、7颈椎左侧棘突旁及左肩胛骨内上角压痛部紧张僵硬的肌肉2次。

（3）用轻柔的拿揉法拿揉放松颈项、肩部筋肉约3分钟。

（4）施颈部斜扳法调整颈椎关节1次。

（5）掌根推摩左侧斜方肌反复5次，结束治疗。

本次手法治疗结束，患者即感颈肩轻松，疼痛已大部分解除，特别是头颈部左侧转动已完全到位，患者很满意。

该病例治疗的要点，就在于解除患侧颈肩部斜方肌的紧张痉挛，调整因肌肉痉挛而导致的颈椎关节不利。

项目二　颈椎病

颈椎病是指由于颈椎骨及其周围的软组织发生退行性改变，刺激或压迫了颈部周围的神经或血管，从而引起的一系列复杂的症候群，称为"颈椎综合征"，简称"颈椎病"。本病好发于30~60岁，尤其多见于长期低头或伏案工作的人群。好发部位在颈4~5、颈5~6、颈6~7椎间隙。

颈椎病是一种颈椎退行性疾病，颈椎间盘退变是本病的内因，各种急慢性颈部外伤和受寒是导致本病的外因。由于长时间从事低头伏案工作，使椎间盘发生退变，导致关节囊和韧带松弛，椎骨间滑移活动增大，影响了脊柱的稳定性，久之产生骨质增生、韧带钙化，直接和间接地刺激或压迫颈椎神经根、椎动脉、交感神经、脊髓而使颈椎病发作。

本病属于中医学的"项痹病""项筋急""项肩痛""眩晕"等范畴。中医学认为，颈椎病是由于长期低头工作，使颈部劳损，或由外伤，或由于肝肾不足，气血两亏，出现气血瘀阻，经脉痹塞不通所致。

【诊断】

1. 病史　有长期伏案工作等职业史或感受风寒、外伤、慢性劳损等病史。

2. 症状与体征　临床上一般将颈椎病划分为颈型、神经根型、椎动脉型、交感神经型、脊髓型及混合型六个症型。

（1）颈型　经常出现"落枕"现象，颈项部疼痛、板滞，颈部活动不利甚至受限，疼痛可向肩背部放散，劳累或遇寒冷刺激则症状加重。检查：患侧颈椎棘突旁及肩胛骨内上缘有明显压痛；X线检查一般无特殊发现，或仅有生理曲度改变或轻度骨质增生。

（2）神经根型　颈项、肩、臂疼痛，患侧上肢及手指呈放射性疼痛和麻木，并且阵发性加剧，疼痛可表现为烧灼样、刀割样或针刺样性质，颈部活动不利甚至受限，劳累或遇寒冷刺激则症状加重。检查：患侧颈椎棘突旁有明显压痛；压头试验阳性、叩顶试验阳性、臂丛神经牵拉试验阳性；X线检查有退行性改变表现。

（3）椎动脉型　颈项部疼痛、板滞，头颈部转动时眩晕甚至发生猝倒，可伴有偏头痛、健忘、耳鸣耳聋、恶心欲呕、心悸、眠差等症状，劳累则症状加重。检查：患侧颈椎棘突旁有明显压痛；旋颈试验阳性；X线检查有退行性改变表现。

（4）交感神经型　颈项部疼痛、板滞，颈部活动不利甚至受限，可有眩晕、头痛、耳鸣耳聋、眼窝胀痛、视物不清、心慌心悸、睡眠不好、烦躁易怒、恐惧多虑、身体发麻或发凉、多汗或者无汗等症状，情绪波动或劳累则症状加重。检查：患侧颈椎棘突旁有压痛；部分患者霍纳征阳性；X线检查可有退行性改变表现。本型特点是主观症状多、客观体征少。

（5）脊髓型　颈项部疼痛、板滞、活动不利；下肢无力、肌力减弱，步态蹒跚、步态不稳，行走时多有脚下踩棉花的感觉，严重者出现不完全性瘫痪，其特点表现为下肢的波浪形、进行性麻木和运动障碍；上肢症状一般不典型，可表现为沉重无力。检查：生理反射表现为浅反射消失、深反射亢进；病理反射可见霍夫曼征阳性；感觉障碍不平衡，一般是下肢感觉障碍较重而躯干部感觉障碍较轻。CT 或 MRI 检查可确定是否存在颈脊髓的机械压迫。

（6）混合型　上述各型颈椎病，兼具两种或两种以上类型者就为混合型。

3. 检查　X线检查可见颈椎生理曲度改变、椎间孔变小或骨质增生。CT 或 MRI 检查：主要用于了解颈椎结构、椎间隙、椎间盘突出和骨赘增生压迫情况，以及椎动脉狭窄、扭曲和阻塞情况，还可确定是否存在颈脊髓的机械压迫。脑血流图及椎动脉造影对于椎动脉血供情况具有特殊诊断意义。

【治疗】

1. 治疗原则　舒筋活血、解痉止痛、整复错位。

2. 基本操作　患者取坐位，医者站其身后。

（1）擦拿松筋法：先用擦法放松患者颈、肩背部肌肉 3 分钟左右；接着，用拇指与食、中二指拿捏颈项两旁的软组织，由上而下操作 10 遍。

（2）点揉弹拨穴位法：用拇指指腹点揉风池穴 1 分钟，以酸胀感向头部放散为佳；接着点揉风府、天宗、曲池、小海、合谷等穴，以局部酸胀为度。弹拨缺盆、极泉、小海等穴，以手指有触电样感为宜。

（3）颈部拔伸法：医者两前臂尺侧放于患者两侧肩部并向下用力，双手拇指顶按在风池穴上方，其余四指及手掌托住下颌部，嘱患者身体下沉，术者双手向上用力，前臂与手同时向相反方向用力，对抗拔伸颈项部，持续 20 秒。

（4）屈伸旋转法：接上势，边牵引边使头颈部前屈、后伸及左右旋转，其动作幅度由小逐渐加大，当达到最大限度结束，反复 5 次。

（5）搓揉牵抖上肢法：搓揉患肢肌肉，往返 4 次；牵抖上肢 20 次。

（6）拍打法：拍打肩背部和上肢，使患者有轻快感为宜。

3. 辨证加减

（1）颈型和交感神经型，依照上述基本操作治疗，交感神经型尤应注意手法轻柔。

（2）神经根型，颈项部的手法治疗是重点，而且强调运用拔伸法和扳法调整颈椎关节，也要对患侧上肢进行手法的辅助性治疗。

（3）椎动脉型，重点是运用手法充分改善颈项、头部的血液循环，不宜施用旋转扳法操作治疗。

（4）脊髓型，该型颈椎病预后不好，若有进行性加重趋势，应首选手术治疗，或者考虑综合治疗。

【注意事项】

1. 低头或伏案工作不宜太久，宜坚持做颈保健操。

2. 注意颈肩部保暖，避免受凉。

3. 睡眠时枕头高低和软硬要适宜。

4. 在使用被动运动手法治疗时，动作应缓和、稳妥，切忌暴力、蛮力和动作过大，以免发生意外。

5. 对于椎动脉型颈椎病患者，严禁做颈部旋转锻炼。

6. 脊髓型颈椎病预后不好，应该考虑综合治疗。

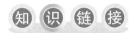

病案分析

张某，男，30岁，从事电脑工作，因"右手麻木半年加重3天"前来就诊。诉其右侧颈、肩部酸痛、僵硬，右上肢酸困不适、手指发麻，近3天来右手环指、小指出现放电样麻木并且阵发性加剧。检查：第5、6、7颈椎两侧有压痛，颈6、颈7右侧椎间隙压痛明显，压顶试验（+），臂丛神经牵拉试验（+）。X线片示：颈椎侧弯，$C_{5\sim6}$、$C_{6\sim7}$、$C_7\sim T_1$椎间隙变窄，颈椎生理曲度消失。

1. 诊断　颈椎病（神经根型）。

2. 治则　舒筋活血、解痉止痛、整复错位。

3. 手法治疗　患者取俯坐位，医者站其身后。

（1）先用㨰法放松患者左侧颈、肩背部肌肉约3分钟，然后用㨰法重点放松右侧颈、肩背部肌肉约8分钟，拇、食、中三指拿捏颈项两旁的软组织，由上而下操作10遍。

（2）拇指点揉风池、风府，右侧天宗、臑俞、曲池、合谷穴，每穴1分钟。弹拨右侧缺盆、极泉、小海穴，以手指有触电样感为宜。

（3）施颈部拔伸法，持续20秒。

（4）施屈伸旋转法反复5次，也交替施用颈部斜扳法调整颈椎关节。

（5）搓揉右侧上肢肌肉，往返4次；牵抖上肢20次。

（6）拍打肩背部和右侧上肢1~2分钟。

手法治疗3次后患者颈部、肩部症状已明显减轻，右侧上肢不适缓解，但手指麻木仍存在。治疗6次后手麻明显缓解。1个疗程（10次）治疗结束后，该患者临床症状全部消失。

项目三　肩关节周围炎

肩关节周围炎是指肩关节及其周围的肌腱、韧带、腱鞘、滑囊等软组织较为广泛的无菌性炎症，从而引起以肩部周围疼痛甚至肩关节功能活动受限为主症的一种疾病，简称肩周炎。

肩周炎的发病原因有两个方面：一是肩关节周围病变，如冈上肌肌腱炎、肱二头肌肌腱炎等慢性炎症和损伤均可波及关节囊和周围软组织，引起关节囊的慢性炎症和粘连；肩关节的急性创伤引起局部炎性渗出、出血、疼痛、肌肉痉挛，导致肩关节囊和周围组织粘连；肩部功能活动减少，上肢固定过久均可导致肩关节周围软组织粘连发生。二是肩外疾病引发，如颈源性肩周炎，先有颈椎病的症状和体征，而后再发生肩周炎；冠心病病人也可并发肩周炎，常以左肩为多；此外也与精神心理因素、体内感染病灶、内分泌紊乱及自身免疫反应等有关。本病多发于五十岁左右，女性患者多于男性。

本病又有"五十肩""冻结肩""漏肩风""肩痹"等名称。中医学认为该病的发生，内因主要是气血不足，致使筋肌失养，五旬之人则更有肝肾虚损；外因为肩部劳损甚或外伤，致使气血凝滞，或因腠理空虚，卫阳失固，汗出当风，风寒湿邪乘虚侵袭，致使经气闭阻，气血运行不畅，筋肌挛缩，经筋功能失常，机枢失利所引起。

【诊断】

1. 发病年龄及病史　本病多发于五十岁左右，女性患者为多，有肩部劳损、感受风寒或曾遭受过外伤的病史。

2. 症状及体征　肩部周围疼痛，尤以夜间为甚，患者不敢患侧卧位，肩部周围可找到相应的压痛点。严重者肩关节活动明显受限，尤其不能做前屈、外展及后伸动作，更甚者可发生肩臂肌肉废用性萎缩。

3. X 线检查　肩关节可见骨质疏松或囊变或大结节部软组织有钙化等改变。

【治疗】

1. 治疗原则　初期手法宜轻柔，疏通经络，活血止痛；后期手法宜深沉有力，松解粘连，滑利关节，促进关节功能的恢复。

2. 基本操作　患者坐位，医者站于其患侧。

（1）松解放松法　医者用一手托住患者上臂使其微外展，另一手用滚法或拿揉法施术，重点在肩前部、三角肌部及肩后部。同时配合患肢的被动外展、旋外和旋内活动，以缓解肌肉痉挛，促进粘连松解。

（2）解痉止痛法　接上势，医者用点压、弹拨手法依次点压肩井、秉风、天宗、肩内陵、肩贞、肩髃各穴，以酸胀为度，对有粘连部位或痛点施弹拨手法，以解痉止痛，剥离粘连。

（3）活动关节法　接上势，医者一手扶住患肩，另一手托住其肘部，以肩关节为轴心做环转摇动，幅度由小到大。然后做肩关节内收、外展、内旋、外旋及前屈、后伸的扳动。本法适用于肩关节功能障碍明显者，具有松解粘连、滑利关节的作用。

（4）舒筋活血法　接上势，医者先用搓揉、拿揉手法施于肩部周围，然后握住患者腕部，将患肢慢慢提起，使其上举，并同时做牵拉提抖，最后用搓法从肩部到前臂反复上下搓动 3~5 遍，以放松肩臂，从而达到舒筋活血的作用。

【注意事项】

1. 注意休息和肩部保暖，防止劳累和复感风寒使症状加重。

2. 肩周炎后期强调肩关节功能锻炼，可做蝎子爬墙、体后拉肩、手拉滑轮、吊单杠以及肩关节内收、外展、前屈、上举及后伸等各个方向的活动。活动幅度由小到大，直至做到最大限度。因为怕疼而在小范围活动内的锻炼则意义不大。

3. 肩周炎的推拿治疗，初期以舒筋活血止痛为主，手法宜轻柔；后期以松解粘连为主，手法宜深沉有力，并加强肩关节的被动运动。肩部软组织粘连日久的患者，可因废用而发生肩部骨质疏松，摇、扳时注意用力轻柔，其力度轻重及被动活动度的掌握，以患者能耐受为度，切忌猛烈施术；活动范围由小而大，戒盲目求功，防止造成意外损伤。年老体衰者，亦可在卧位施以手法治疗。

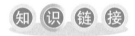

知 识 链 接

病案分析

徐某，男，57 岁，左肩疼痛 1 年，加重 1 个月。自述肩部疼痛 1 年有余，曾外用伤湿止痛膏、烤电及内服止痛药等，均未获得疗效。1 个月前因肩部着凉又致疼痛加重，左手臂抬举困难。检查：左肩结节间沟、肱骨大结节顶部、肩胛冈外侧下缘及三角肌下均有压痛；肱二头肌抗阻力试验（＋），肩关节内旋试验（＋）；肩关节上举 110°，外展 60°；X 线检查示左肩部有骨质疏松。

1. 诊断　肩周炎（左侧）。

2. 治则　舒筋活血，温经散寒，松解粘连，滑利关节。

3. 手法治疗　患者坐位，医者站于其患侧。

（1）医者用一手托住患者上臂使其微外展，另一手用滚法或拿揉法施术，重点在肩前部、三角肌部及肩后部，治疗约 10 分钟，同时配合对患肢做轻柔的被动外展、旋外和旋内活动，以缓解肌肉痉挛，促进粘连松解。

（2）用点法依次点压肩井、秉风、天宗、肩贞、臑俞、肩内陵、肩髃各穴，以酸胀为度；用弹拨手法弹拨结节间沟处肱二头肌长头肌腱 1~2 次，弹拨肱骨大结节顶部冈上肌肌腱 1~2 次，弹拨肩后部肩胛冈外侧下缘处肌腱 1~2 次，以解痉止痛，剥离粘连。

（3）医者一手扶住患肩，另一手托住其肘部，以肩关节为轴心做环转摇动，幅度由小到大，同时配合做患肩的内收、外展、内旋、外旋及前屈、后伸扳动，以松解粘连，滑利关节，逐渐恢复患肩的功能活动。

（4）先用搓揉、拿揉手法施于肩部周围，然后握住患者腕部，将患肢慢慢提起，使其上举，并同时做牵拉提抖，最后用搓法从肩部到前臂反复上下搓动3~5遍，以放松肩臂，从而达到舒筋活血的作用。

前后治疗两月有余，患者肩部疼痛消失，功能活动恢复，仅夜间偶有肩部酸困不适感，疗效满意。嘱其加强锻炼、防寒保暖，以免复发。

项目四　肱骨外上髁炎

因急慢性损伤而致肱骨外上髁部软组织的无菌性炎症，以肘关节外侧疼痛为主要临床表现的病症，称为肱骨外上髁炎。好发于肘关节用力旋转屈伸过多的成年人，右侧多见。网球运动员好发此病，因此又名网球肘。

本病可因肘部急性扭伤而引起，但多数患者起病缓慢，一般无明显外伤史。与职业工种有密切关系，好发于网球运动员、木工、钳工、泥瓦工等。经常用力旋转屈伸肘关节，尤其是前臂反复用力旋前、旋后，可引起前臂伸肌群联合总腱在肱骨外上髁附着部的牵拉、撕裂伤，致使局部出现出血、水肿等损伤性反应，进而导致损伤肌腱附近发生细小粘连，以致软组织纤维变性而引起本病。

中医学认为本病多由气血虚弱，血不荣筋，肌肉失却温煦，筋骨失于濡养，加之前臂伸肌联合总腱在肱骨外上髁部长期反复牵拉刺激以致损伤，损伤后气血运行不畅，甚至瘀血留滞，经络不通所造成。

【诊断】

1. 病史　多有慢性劳损史，起病缓慢。

2. 症状及体征　肘关节外侧疼痛、酸困，尤其是在前臂旋前伸肘时疼痛加剧，疼痛可向前臂背侧放散，也常因劳累或者受凉而疼痛加重。肱骨外上髁部及肱桡关节处压痛明显。病程长者偶见伸腕肌萎缩。前臂伸肌紧张试验阳性，网球肘试验阳性。

3. X线检查　一般无异常，反复发作者可有肱骨外上髁骨膜不规则或骨膜外有少量钙化点。

【治疗】

1. 治疗原则　舒筋活血，通络止痛。

2. 基本操作

（1）擦前臂法　病人坐位或仰卧位，医者坐于其患侧，用轻柔的擦法从肘部沿前臂背侧治疗，往返 10 次左右，以舒筋活血。

（2）点穴拿筋法　用拇指缓和地按揉曲池、手三里、尺泽、少海等穴，以局部酸胀为度，同时配合拿法沿伸腕肌往返提拿 10 次，以疏经通络。

（3）弹拨法　将前臂旋前位放置桌上，肘下衬以软垫，医者用拇指在肘部向外推按住桡侧腕长伸肌腱、桡侧腕短伸肌腱，重手法弹拨 1~2 次；然后再用轻柔的拿法沿伸腕肌往返提拿 3~5 次，以解痉止痛。

（4）擦法　用擦法沿伸腕肌治疗，以透热为度。

【注意事项】

1. 局部注意保暖，防止寒冷刺激。

2. 治疗期间避免腕部做用力背伸活动，避免绞拧衣服等动作，避免上肢负重抬举或握持重物。

3. 患者可进行肘部自我推拿，对本病康复有益。

4. 急性损伤致病者，推拿治疗不宜给予过强的刺激，以免产生新的损伤。

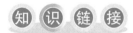

知 识 链 接

病案分析

张某，女，40 岁，会计，右肘部疼痛、手臂酸困半年，遇寒加重。检查：右侧肱骨外上髁部压痛明显，前臂伸肌紧张试验（+）。

1. 诊断　肱骨外上髁炎（右侧）。

2. 治则　舒筋活血，通络止痛。

3. 手法治疗　患者坐位，前臂放置桌上，肘下衬以软垫。

（1）用轻柔的擦法从肘部沿前臂背侧治疗，往返 10 次左右。

（2）用拇指按揉曲池、手三里、尺泽穴，以局部酸胀为度，同时配合拿法沿伸腕肌往返提拿 10 次。

（3）用拇指在肘部重手法弹拨桡侧腕长伸肌腱、桡侧腕短伸肌腱 1~2 次，然后再用轻柔的拿法沿伸腕肌往返提拿 3~5 次。

（4）用擦法沿伸腕肌治疗，以透热为度。

治疗3次，右肘部疼痛即减轻，再治疗3次，患者肘部症状消失，活动自如。

项目五 急性腰肌扭伤

急性腰肌扭伤是指腰骶、骶髂及腰背两侧的肌肉、筋膜、韧带、关节囊及滑膜等软组织的急性损伤，从而引起腰部疼痛及活动功能障碍的一种病症。俗称"闪腰岔气"，是腰痛疾病中最常见的一种，多发于青壮年体力劳动者。

腰部急性损伤，多因猝然感受暴力、跌仆扭闪；或由于腰部活动时姿势不良、用力不当；或扛抬搬运重物时，发力过猛、肌肉配合不协调等原因，致使腰部肌肉、韧带、筋膜等受到剧烈的牵拉、扭转而损伤。90%以上发生在腰骶关节、骶髂关节及腰部两侧的骶棘肌。

中医学认为，本病多因间接暴力，如过度的牵拉、扭转而损伤筋肉，致气滞血瘀、经脉不通而发病。

【诊断】

1. 病史　有急性损伤史。

2. 症状及体征　腰部持续性剧烈疼痛，用力咳嗽或腰部转动则疼痛更甚。损伤较重或伴有腰椎小关节错位者，腰部功能活动受限明显，尤以俯仰、转侧受限为甚。部分患者可伴有下肢牵扯痛。患侧腰椎棘突旁有明显压痛。直腿抬高试验可出现阳性，但直腿抬高加强试验阴性。

3. X线检查　腰骶部X线检查无异常，排除腰椎骨折或者脱位。

【治疗】

1. 治疗原则　舒筋通络，活血散瘀，理筋整复。

2. 基本操作　患者俯卧位，医者站其侧。

（1）㨰法　施于腰部筋肉及腰骶关节部8~10分钟，重点在患侧操作。

（2）拇指按揉弹拨法　在患侧腰椎棘突旁及腰骶关节部施拇指按揉法约2分钟，并且弹拨痉挛的条索状物1~2次。

（3）点穴法　点压肾俞、大肠俞、八髎、环跳、秩边等穴，以酸胀为度。

（4）后伸扳法　患者俯卧位，医者站于患侧，一手向下按住损伤的腰骶关节部，一手托起患侧下肢，两手对称用力，使患侧下肢后伸至最大限度，然后两手同时用力做相反方向的骤然扳动。此时，可有关节复位的弹响声。（也可选用腰部斜扳法整复腰骶关节错位）

（5）擦法　用小鱼际擦法直擦腰部两侧、掌擦法横擦腰骶部，以透热为度。并配合湿热敷。

【注意事项】

1. 损伤早期减少腰部活动，避免弯腰、扭腰等动作，卧硬板床休息3~5天。
2. 注意局部保暖，避免受凉。

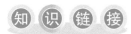

病案分析

尤某，男性，37岁，因"扭伤致腰痛1天"就诊。患者自述打网球时不慎扭伤腰部，腰骶部疼痛，咳嗽时疼痛加重，尤以右侧持续性疼痛为甚，腰部俯仰及起卧翻身困难。检查：腰部右侧肌肉紧张痉挛并有压痛，腰5、骶1右侧椎旁压痛明显，腰椎向右侧弯。腰椎X线片检查未见明显骨质异常。

1. 诊断　急性腰扭伤。

2. 治则　舒筋通络，活血散瘀，理筋整复。

3. 手法治疗　患者俯卧位，医者站其侧。

（1）施㨰法于腰部筋肉及腰骶关节部8~10分钟，重点在右侧操作。

（2）施拇指按揉法于L_5、S_1右侧椎旁约2分钟，并且弹拨痉挛的条索状物1~2次。

（3）用点法点压肾俞、大肠俞、八髎、环跳、秩边穴，以酸胀为度。

（4）施后伸扳法调整L_5~S_1关节1次。

（5）用轻柔的掌根按揉法按揉腰部及腰骶部两侧1分钟。

（6）用小鱼际擦法直擦腰部两侧、掌擦法横擦腰骶部，以透热为度。

仅此一次手法治疗，患者腰骶部疼痛即明显减轻，腰部俯仰、转侧功能完全恢复。本欲嘱咐其再来治疗1~2次以巩固疗效，但患者自认已无此必要。遂嘱其近期减少腰部活动，卧硬板床休息，并注意避免受凉。

项目六　腰肌劳损

腰肌劳损主要是指腰骶部肌肉、筋膜、韧带等软组织的慢性积累性损伤，导致局部无菌性炎症，从而引起腰部、骶部一侧或两侧的弥漫性疼痛，又称"腰背肌筋膜炎"，与职业和工作环境有一定关系。

由于腰部过度疲劳（包括长期的腰椎习惯性姿势不良）导致腰骶部肌肉、筋膜、韧带持续牵张，使肌肉内压力升高、血供受到影响而处于缺血状态，肌肉紧张、痉挛并产生大量乳酸，加以代谢产物（自由基、5-羟色胺等）不能及时吸收、消除，积聚过多而引起水肿、粘连，久之可导致软组织变性，形成慢性劳损。另外，腰部软组织急性损伤或感受寒冷刺激后，影响局部血液循环，可促使和加速腰骶肌肉、筋膜、韧带紧张、痉挛而变性，形成局部慢性无菌性炎症，肌纤维变性甚至瘢痕化，刺激神经末梢而产生腰痛。还有，部分患者由于存在先天性畸形，如腰椎骶化、骶椎腰化或隐性脊柱裂，造成腰骶部结构上有缺陷，导致部分肌肉和韧带缺少相应的附着点而失稳，因此更容易发生劳损。

中医学认为，本病内因肝肾虚损、气血虚弱，导致腰部筋肉失去濡养；外因长期劳损而伤及筋肉，导致气滞血瘀，经络不通；内外相因而致腰肌劳损。

【诊断】

1. 病史　有长期的、反复发作的腰痛史。

2. 症状及体征　腰骶部疼痛、酸困，时轻时重，反复发作。遇劳则加重，休息则缓解，适当的合理活动或改变体位姿势也可使症状减轻。另外，感受风寒湿邪侵袭也可使腰痛症状加重。腰部功能活动基本不受限。急性发作时，腰骶疼痛可明显加重，可有腰肌痉挛，甚至出现腰椎侧弯、下肢牵掣痛等症状。腰骶部压痛范围比较广泛，压痛点多分布在腰椎横突、腰椎棘突、腰骶关节、骶髂关节等部位。

3. X 线检查　腰骶 X 线检查多无明显异常，老年患者可有腰椎骨质增生、骨质疏松、腰椎侧弯等退变。

【治疗】

1. 治疗原则　行气活血，舒筋通络，解痉止痛。

2. 基本操作

（1）循经按揉法　患者俯卧位，医者先用深沉而柔和的掌根按揉法沿两侧足太阳膀胱经从上向下施术 5~6 遍，然后用掌根在痛点周围按揉 1~2 分钟，以行气活血，舒筋通络。

（2）点揉弹拨法　医者以双手拇指依次点揉两侧三焦俞、肾俞、气海俞、大肠俞、关元俞、膀胱俞、志室、秩边等腧穴，以酸胀为度；并用双手拇指弹拨酸痛的肌索 2~3 次，达到提高痛阈、解痉止痛的目的。

（3）腰部斜扳法　患者侧卧位，医者与患者面对面。施腰部斜扳法，左右各 1 次，以调整腰椎后关节紊乱。

（4）擦法　患者俯卧位，医者用小鱼际擦法直擦腰部两侧膀胱经，用掌擦法横擦腰骶部，以透热为度，达到活血通络之目的。

(5) 拍击法　用侧击法或掌拍法击打、拍击腰骶部1~2分钟，结束治疗。

【注意事项】

1. 在日常生活和工作中，注意姿势正确，勿长时间保持一种体位，勿过度劳累。
2. 宜卧硬板床，注意保暖，节制房事。
3. 加强腰背肌肉锻炼。

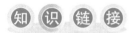 知 识 链 接

病案分析

李某，男，60岁，农民，腰痛12年，加重1个月。自述长年从事农事劳作，出现腰痛断断续续近12年，劳累、受凉都会加重，休息略能缓解，口服去痛片也能缓解疼痛。1个月前天气转冷，复加干活劳累，腰部疼痛加剧，休息后未能缓解，遂来诊。检查：两侧腰肌紧张，腰骶部两侧均压痛明显，骶髂关节亦有压痛，查X线、抗O、ESR、尿检均未见异常。

1. 诊断　腰肌劳损。

2. 治则　行气活血，舒筋通络，解痉止痛。

3. 手法治疗

(1) 患者俯卧位，医者用掌根按揉法沿两侧足太阳膀胱经从上向下施术5~6遍，然后在腰骶及骶髂关节部周围按揉2~3分钟。

(2) 用双手拇指依次点揉两侧三焦俞、肾俞、气海俞、大肠俞、关元俞、膀胱俞、志室、秩边穴，以酸胀为度；用拇指弹拨髂腰韧带、骶髂韧带2~3次。

(3) 施腰部斜扳法，左右各1次。

(4) 用小鱼际擦法直擦腰部两侧膀胱经、掌擦法横擦腰骶部，以透热为度。

(5) 用掌拍法拍击腰骶部1~2分钟，结束治疗。

经1次治疗患者即感轻松，3次治疗后腰痛基本消失，患者自述似常人一般。

项目七　腰椎间盘突出症

腰椎间盘突出症是指由于腰部椎间盘突出，刺激甚至压迫了腰骶脊神经根或马尾神经，从而引起腰腿疼痛、麻木的一种病症，又称腰椎间盘纤维环破裂症，是临床常见的腰

腿痛疾病之一。突出部位以腰 4~5、腰 5~骶 1 发病最多，占 90% 以上。好发年龄在 20~40 岁，男性患者多于女性。

椎间盘随年龄增长，可有不同程度的退变，其处于椎体间隙，经常受到椎体间各方力的挤压、牵拉或扭转，易使椎间盘发生脱水、纤维化、萎缩、弹性下降等，导致脊柱内外力学平衡失调，稳定性下降。当遭受暴力损害时，特别是弯腰扭转，最容易损伤而造成椎间盘突出。椎间盘纤维环后外侧较为薄弱，髓核易向后方两侧突出，引起腰脊神经根受到刺激或者压迫；若是发生椎间盘中央型突出，则可导致马尾或者脊髓受伤。另一方面，长期受到寒冷刺激，可致腰背肌肉、血管发生收缩、痉挛，影响局部血液循环，进而影响椎间盘的营养供应，而肌肉的紧张痉挛，可致椎间盘内压力升高，特别是对于已明显退变的椎间盘，可造成损害并导致其突出。

中医学认为，本病是内因肝肾不足、筋骨疏懈，外由劳作扭挫、腰部受损，造成筋失其位、气血痹阻，隧道壅塞、经脉失畅所致；亦有因风寒湿邪侵袭，气血为之痹阻所致者。

【诊断】

1. 病史 有慢性劳损、急性损伤、寒冷刺激等病史。

2. 症状及体征 腰痛合并患侧下肢放射性疼痛及麻木，用力咳嗽或弯腰等动作则疼痛、麻木加剧，腰部板滞、功能活动障碍，尤以弯腰、扭转受限最为明显。查体可见腰部脊柱侧弯，腰 4~5 或腰 5~骶 1 棘突旁常有明显压痛，按之可引起小腿或足部的放射性疼痛。直腿抬高试验及其加强试验阳性，挺腹试验阳性，屈颈试验阳性。患侧小腿前外侧或后外侧皮肤感觉减退，踇趾背伸肌力或跖屈肌力减弱，患侧膝腱或跟腱反射减弱或消失。

3. X 线检查 X 线检查可见腰椎侧弯，椎间隙变窄；CT 及 MRI 检查可明确诊断及确切定位。

【治疗】

1. 治疗原则 舒筋通络，活血化瘀，松解粘连，理筋整复。

2. 基本操作

（1）循经按揉法 患者俯卧位，医者用掌根按揉法（亦可用滚法）在腰部两侧膀胱经及患侧臀部、下肢后外侧施术 5~10 分钟，以腰部为重点。用于缓解患部肌肉紧张痉挛，改善血液循环，促进炎症吸收。

（2）掌按法 医者双手掌重叠用力，沿脊柱由上至下按压腰骶部，反复 3~5 遍。用于进一步缓解腰部肌肉痉挛，增加椎间盘外压力，促使突出物回纳。

（3）点穴法 先用拇指或肘尖点压肾俞、腰阳关、环跳、承扶、委中等穴，以局部酸胀为度；再用拇指在腰部压痛点部位做与肌纤维方向垂直的弹拨法 1~2 次。用以疏经通络、解痉止痛。

（4）拔伸推压法　在助手配合拔伸牵引的情况下，用拇指顶推或肘尖按压腰部患处（与突出物方向相反），用以降低椎间盘内压、增加椎间盘外压，促使突出物回纳。

（5）理筋整复法　患者侧卧位，用腰部斜扳法，左右各施术 1 次。用以调整腰椎后关节紊乱，松解粘连，改变突出物与神经根的位置。

（6）仰卧抬腿法　患者仰卧位，用强制直腿抬高法牵拉患侧坐骨神经 1~2 次。用以松解神经根粘连（酌情选择使用）。

（7）整理手法　患者俯卧位，用拿、揉、弹拨等手法沿腰部及患侧坐骨神经分布区施术 3~5 分钟。用以改善血供，加速炎症吸收，促使萎缩的肌肉和麻痹的神经逐渐恢复其功能。

（8）擦法　患者俯卧位，用小鱼际擦法直擦腰部两侧膀胱经，用掌擦法横擦腰骶部，以透热为度。嘱患者仰卧，腰下垫枕，结束治疗。

【注意事项】

1. 卧硬板床休息。

2. 注意保暖，避免受凉。忌食生冷及辛辣刺激性食品。

3. 急性期禁忌弯腰、扭腰等动作。起身行动时宜佩戴腰围保护腰部。

4. 病情好转并稳定后，可进行轻柔和缓的腰背肌肉功能锻炼，如飞燕点水。

5. 椎间盘中央型突出者禁忌做推拿治疗。

6. 神经炎性反应严重、疼痛难忍者，可酌情静滴消炎脱水药并行腰椎牵引。

7. 腰突症缓解期的患者，自我按摩腰阳关至骶管裂孔处及按揉大椎穴、大杼穴，每日 1 次，每次 5 分钟，可有一定的防治作用。

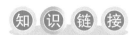

病案分析

王某，男，26 岁，消防兵。两年前抢救火灾时损伤腰部，诊断为腰椎间盘突出症，经牵引及药物治疗疼痛缓解，但未能痊愈。两天前训练时再次发病，腰部疼痛并向右侧下肢放射，小腿后外侧有放电样麻木，身体向右歪斜不能站直。检查：$L_{4~5}$、$L_5~S_1$ 右侧压痛明显，直腿抬高试验 45° 阳性，其加强试验阳性，挺腹试验阳性，蹈趾跖屈肌力减弱。腰椎 CT 提示：$L_{4~5}$ 椎间盘膨出、$L_5~S_1$ 椎间盘突出。

1. 诊断　腰椎间盘突出症。

2. 治则　舒筋通络，活血化瘀，松解粘连，理筋整复。

3. 手法治疗

（1）患者俯卧位，用掌根按揉法在腰部两侧膀胱经及右侧臀部、下肢后外侧施术 10 分钟，重点右侧腰部治疗。

（2）双手掌重叠用力，沿脊柱由上至下按压腰骶部，反复 5 遍。

（3）先用拇指点压肾俞、腰阳关，右侧环跳、承扶、殷门、委中、承山穴；再用拇指在右侧大肠俞、关元俞部位做与肌纤维方向垂直的弹拨法 1~2 次。

（4）在助手配合拔伸牵引的情况下，用肘尖按压 $L_{4~5}$、$L_5~S_1$ 右侧部位约 20 秒（方向向左）。

（5）患者侧卧位，用腰部斜扳法，左右各施术 1 次。

（6）患者俯卧位，用拿、揉、弹拨等手法沿腰部及右下肢坐骨神经分布区施术 3~5 分钟。

（7）患者俯卧位，用小鱼际擦法直擦腰部两侧、掌擦法横擦腰骶部，以透热为度。嘱患者仰卧，腰下垫枕，结束治疗。

行腰椎牵引 3 次，手法治疗 10 次，患者腰腿部症状消失，腰部恢复端正，腰部活动恢复正常，但感腰部酸困、乏力。嘱其卧硬板床休息，避免受凉，避免腰部剧烈活动，活动时佩戴腰围。

项目八　骶髂关节紊乱症

骶髂关节紊乱症是指因外力作用而造成骶骨与髂骨的耳状关节面及其韧带损伤，引起局部软组织充血、水肿及骶髂关节错位的病症，亦称为骶髂关节错缝、骶髂关节半脱位。临床以青壮年妇女发病较为多见。

骶髂关节是微动耳状关节，是滑膜关节。该关节因腹直肌的牵拉，可使髂骨向前旋转；而腹后伸肌的牵拉，可使髂骨向后旋转；若外力加于骶骨下部，例如突然跌倒，臀部着地，可使骶骨向前旋转；若外力加于骶骨上部，又可使骶骨向后旋转；跳跃时可使外力通过下肢传达至髂骨而使之向上移动。所以，骶髂关节过度被动活动时，或者遭受暴力扭转、牵拉、撞击时，可引起一侧或双侧骶髂关节损伤并错位。因慢性劳损而致骶髂关节不稳者，遭受外力伤害时更容易发生该关节错动离位。骶骨与髂骨的耳状关节面凹凸不平，一旦发生错缝，关节位置错乱、交锁，导致该关节功能活动受限并且发生骶髂部疼痛，有时亦可引起反射性坐骨神经痛。

中医学认为，本病多因遭受突然的暴力冲击或闪扭，致骶髂韧带损伤、骶髂关节错缝，气滞血瘀，经脉不通而成。

【诊断】

1. 病史　有外伤史。

2. 症状及体征　骶髂关节部疼痛，其疼痛可向股骨大转子外侧及大腿前方传导，偶有放射至小腿外侧者，腰骶部亦有疼痛，常有患侧竖脊肌紧张甚至痉挛。站立位时，患者常将体重支撑于健侧下肢，患侧下肢呈松弛半屈曲状。行走活动时往往出现"歪臀跛行"的特殊姿势。查体脊柱腰段可有侧曲，且凸向健侧，腰肌紧张；患侧骶髂关节压痛明显，髂后上棘、髂后下棘亦有压痛；"4"字试验阳性，骨盆分离与挤压试验阳性，俯卧提腿试验阳性。

3. X 线检查　骶髂关节紊乱急性期，X 线摄片检查常无异常表现。迁延成为慢性损伤的患者，X 线摄片可有骨性关节炎改变，关节边缘骨质密度增加。

【治疗】

1. 治疗原则　舒筋通络，活血散瘀，理筋整复。

2. 基本操作　患者俯卧位，医者站其侧。

（1）擦法　施擦法于腰骶部筋肉及骶髂关节部 8~10 分钟，重点在患侧骶髂关节部操作。

（2）拇指按揉弹拨法　在患侧下腰段棘突旁及骶髂关节部施拇指按揉法约 2 分钟，并且弹拨痉挛的骶髂韧带 1~2 次。

（3）点穴法　点压大肠俞、八髎、环跳、秩边等穴，以酸胀为度。

（4）扳法　整复关节错位。

骶髂关节前错位：采用单髋过屈复位法。患者仰卧，下肢伸直。助手按压固定健侧下肢。术者立于患者患侧，一手（或前臂）扶按患侧膝部，一手握持踝部，使患者的患侧髋、膝关节处于屈曲位。先缓和地屈伸患侧髋关节 3~5 次，接着内收、外展 3~5 次。然后向对侧季肋部过屈患侧髋、膝关节，感患者无明显抵抗时施寸劲用力下压。此时常可闻及弹响声或者感到关节复位。

骶髂关节后错位：采用单髋过伸复位法。患者俯卧，医者立于患者患侧。一手掌根按压住患侧骶髂关节，另一手托住患侧下肢膝上部，两手相反方向用力使患侧大腿及髋关节过伸，当术者两手感觉遇到阻力不能继续过伸时，两手成相反方向施寸劲用力扳按。此时常可闻及弹响声或者感到关节复位。

另外，腰部斜扳法技术娴熟者，也可运用斜扳法整复骶髂关节错位。

（5）擦法　用小鱼际擦法直擦腰部两侧、掌擦法横擦腰骶部，以透热为度。并配合湿热敷。

【注意事项】

1. 卧硬板床休息 3~5 天。早期减少腰骶部活动，避免弯腰、扭腰等动作。

2. 注意局部保暖，避免受凉。

3. 平时应注意加强腰背部肌肉功能的锻炼。

4. 可适量补充钙和维生素。

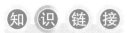

病案分析

赖某，女，28 岁，腰骶部疼痛两天。患者两天前在家欲搬动衣柜，但衣柜太重，遂躺卧于地以肩膀抵于床架，用右脚猛然用力蹬踏衣柜，衣柜未能挪动，却致患者腰骶、臀部疼痛。检查：患者下蹲困难，右侧骶髂关节压痛明显，"4"字试验（+）。X 线片示：无明显异常。

1. 诊断　骶髂关节紊乱症。

2. 治则　舒筋通络，活血散瘀，理筋整复。

3. 手法治疗　患者俯卧位，医者站其侧。

（1）施㨰法于腰骶部筋肉及骶髂关节部 8~10 分钟，重点在右侧骶髂关节部操作治疗。

（2）在右侧下腰段棘突旁及骶髂关节部施拇指按揉法约 2 分钟，并且弹拨痉挛的骶髂韧带 1~2 次。

（3）点压八髎穴及右侧大肠俞、环跳、秩边穴，以酸胀为度。

（4）患者侧卧位（右侧朝上），施斜扳法整复关节错位。

（5）用小鱼际擦法直擦腰部两侧、掌擦法横擦腰骶部，以透热为度。

手法治疗结束，患者腰骶部疼痛明显减轻，下蹲、起立活动恢复正常。嘱其 1 周内减少腰骶部活动，卧硬板床休息，注意避免受凉。

项目九　退行性膝关节炎

退行性膝关节炎是指由于膝关节的退行性改变和慢性积累性损伤，造成膝部的关节软骨磨损、变性及骨赘形成为主要病理表现的一种疾病。又称增生性膝关节炎、肥大性膝关节炎、老年性膝关节炎、骨性膝关节炎。临床以中老年患者多见，女性多于男性，发病高峰期在 50~60 岁。

本病的病因目前尚不十分明确，但认为主要是老年性疾病。长期的、反复的、持久的超负荷因素刺激，容易引起膝关节的关节软骨面和相邻软组织的慢性积累性损伤，同时造成膝关节内容物的耐受力降低，尤其是肥胖的中老年妇女更是如此。持久行走或过度的奔跑跳跃等活动，会造成关节应力集中的部位受到过度的磨损，导致膝关节腔逐渐变得狭窄，关节腔内容物相互之间的摩擦增多并加重，产生炎性改变，并致关节腔内压力增高。异常的腔内压刺激局部血管、神经，使之反射性的调节性能减弱，形成作用于关节的应力和对抗该应力的组织性能失调。另一方面原因，是由于中老年人的内分泌系统功能减弱，骨性关节系统随之逐渐衰退，营养关节的滑液分泌减少，各种化学成分也逐渐改变，因此出现骨质疏松，关节软骨面变软变薄，承受机械压力的功能随之降低，加之长期的磨损和外伤，造成关节软骨面出现反应性软骨增生，经骨化而形成骨赘或骨刺。

中医学认为本病内因肝肾虚损、气血不足导致筋骨失养；外因慢性劳损、寒冷刺激或轻微外伤而致筋骨损伤；日久则致膝关节退变、骨质增生而发病。

【诊断】

1. 发病年龄　中老年患者多见，女性尤多。发病高峰期在 50~60 岁。

2. 症状及体征　主要症状为膝关节活动时疼痛，发病初起疼痛多为发作性，日久迁延则演变为持续性，疼痛往往是劳累后加重，上下楼梯时尤为明显。膝关节活动不利甚至受限，跑跳、跪蹲时表现最为明显，而且活动时可有弹响或摩擦音。关节腔内若有退变后脱落的游离体，行走时则可出现突然的膝关节交锁现象。膝关节周围压痛，活动髌骨时关节有疼痛感。部分患者可出现股四头肌萎缩，个别患者可出现膝内翻或膝外翻。

3. 检查　X 线摄片示膝关节间隙变窄，关节边缘硬化，有不同程度的骨质增生；实验室检查血沉正常，抗 "O" 及类风湿因子阴性，关节液为非炎性。

【治疗】

1. 治疗原则　舒筋通络，活血止痛，滑利关节。

2. 基本操作　患者仰卧位。

（1）点穴法　用点法依次点按患膝梁丘、血海、犊鼻、膝眼、阴陵泉、阳陵泉、足三里、委中、委阳诸穴，以局部酸胀为度。

（2）按揉拿捏法　用按揉法、拿捏法施术于患侧股四头肌及膝膑周围 5~10 分钟，以局部发热为度。

（3）按压痛点法　用双手拇指抵按住髌骨外侧缘向内推挤髌骨 3~5 次，然后按压髌骨边缘压痛点 1~2 分钟。

（4）按揉法　用轻柔的掌根按揉法按揉髌骨周围 3~5 分钟。

（5）活动膝关节法　使患者髋、膝关节各屈曲约 90°，医者一手扶按膝部，另一手握持踝部，施轻柔的膝关节摇法 3~5 次，屈伸活动膝关节 3~5 次。

（6）擦法　患者俯卧位，施擦法于大腿后侧、腘窝及小腿后侧部约 3 分钟，重点在腘窝部治疗。

（7）擦法　在膝关节周围行擦法，以透热为度。

【注意事项】

1. 膝关节肿痛严重者应卧床休息，避免超负荷的活动，以减轻膝关节的负担。

2. 进行适度的膝关节功能锻炼，加强股四头肌力量，加强膝关节的活动度和灵活度。

3. 肥胖患者宜健身减肥，以减轻对膝关节造成的压力负荷。

知 识 链 接

病案分析

赵某，女，60 岁，右膝关节疼痛 4 年，加重 1 个月。自述 4 年前出现膝关节疼痛且逐渐加重，诊为退行性膝关节炎。近 1 个月来因走路较多引发该病，右膝部疼痛明显，上下楼梯困难。检查：右膝关节不能完全伸直和屈曲，髌韧带压痛，膝关节内、外侧间隙压痛明显，侧向活动试验阳性，髌骨研磨试验阳性。X 线片示：右膝关节间隙变窄，胫股关节面模糊，髁间嵴变尖，髌骨边缘骨赘形成。

1. 诊断　退行性膝关节炎。

2. 治则　舒筋通络，活血止痛，滑利关节。

3. 手法治疗

（1）用点法依次点按患膝梁丘、血海、犊鼻、膝眼、阴陵泉、阳陵泉、足三里、委中、委阳诸穴。

（2）用按揉法、拿捏法施术于患侧股四头肌及膝膑周围 5~10 分钟。

（3）用双手拇指推挤患侧髌骨 3~5 次，按压髌骨边缘压痛点 1~2 分钟。

（4）用轻柔的掌根按揉法按揉患侧髌骨周围 3~5 分钟。

（5）患侧施轻柔的膝关节摇法 3~5 次，屈伸活动膝关节 3~5 次。

（6）施擦法于患侧大腿后侧、腘窝及小腿后侧部约 3 分钟。

（7）在患侧膝关节周围行擦法，以透热为度。

手法治疗 1 个疗程（10 次），患者膝部周围的疼痛明显减轻，右膝关节屈伸活动已无明显阻碍。

项目十　踝关节扭伤

踝关节扭伤是指由于间接暴力的作用,踝关节周围软组织如关节囊、韧带、肌腱等发生损伤的病症。轻者仅有部分韧带纤维撕裂,重者造成韧带断裂并伴有踝关节错缝。本病可发于任何年龄,以年轻人居多,尤其是运动损伤中的发生率最高,多见外侧副韧带损伤。

本病多是由于行走于不平的路面、下楼梯、奔跑跳跃等活动中,足部受力不均、不稳,在足踝处于跖屈位时,踝关节发生过度内翻或外翻而造成。当踝关节的内、外翻及旋转活动超出了它的正常活动范围和韧带的维系能力时,必然造成韧带的撕裂伤甚至断裂伤。踝关节完全背伸时其关节关系稳定,踝关节内翻、外翻均困难,这种体位不易发生扭伤;踝关节处于跖屈位时,踝关节内翻不仅容易而且内翻幅度很大,因此,踝关节的解剖结构特点决定,扭伤以踝关节跖屈内翻位最为多见,损伤的组织主要是踝关节外侧副韧带。

中医学认为,本病是由于外伤因素,踝部筋肉损伤,导致气滞血瘀、经脉不通而成。

【诊断】

1. 病史　有外伤史。

2. 症状及体征　踝关节周围疼痛,跖屈内翻位扭伤者主要是踝关节外侧及足背疼痛,足部内、外翻活动及行走时疼痛加重。伤后几分钟至数小时,一般可出现程度不等的踝部肿胀、皮下瘀血现象,损伤越重则瘀肿越明显。外侧副韧带损伤者,瘀肿主要表现在外踝及足背外侧。损伤局部有明显压痛,肌张力增高。

3. X 线检查　X 线检查主要是排除踝部骨折、脱位等。损伤严重者,足强力内翻或外翻位 X 线摄片,可见踝关节间隙不等宽或距骨脱位的征象,提示韧带完全断裂。

【治疗】

1. 治疗原则　急性期活血化瘀,消肿止痛;慢性期舒筋通络,行气活血,滑利关节。(损伤 24 小时以内:外敷消瘀止痛药膏,纱布绷带包扎;亦可局部冷敷)

2. 基本操作

(1) 急性期(损伤 48 小时以后)　轻柔地𰈓、揉小腿外侧至踝外侧上下治疗 5～10遍,同时点按足三里、绝骨、承山、太溪、昆仑、解溪、太冲、足临泣诸穴,以局部酸胀为度。用指推法理顺抚平局部筋肉,然后配合做小幅度的踝关节摇法和拔伸法。以活血消肿、通络止痛,滑利关节、整复错位。

(2) 恢复期　对于并发肌痉挛或关节粘连的患者,在上述手法的基础上,先予拔伸法持续拔伸踝关节 1 分钟左右，然后跖屈踝关节一次，接着强力背伸踝关节一次（切忌暴力），然后再施拔伸法和摇法轻柔地活动踝关节 1~2 分钟。以解除痉挛、松解粘连、滑利关节。最后，用摩法搓摩踝部周围 1~2 分钟，并施擦法，以透热为度。

【注意事项】

1. 手法治疗后，可用纱布绷带包扎患部进行软固定，嘱患者注意休息并抬高患肢，避免负重站立和行走。

2. 损伤急性期，手法以轻柔为主，以免加重局部的损伤性出血；损伤恢复期，手法宜稍重，特别是对于血肿机化、产生粘连、踝关节功能受限的患者，应以较重手法剥离粘连、滑利关节。

3. 对于韧带完全断裂合并有撕脱性骨折或暂时性脱位的患者，均不宜推拿，宜按踝部骨折或脱位处理。

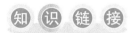

病案分析

王某，男，16 岁，学生。左踝部肿痛 15 小时。患者在校打篮球时扭伤左侧脚踝，外踝周围及足背疼痛、肿胀，外踝前下部肿痛明显，已现皮下瘀斑，活动踝部及行走时疼痛加重。检查：左足外踝前下部及足背压痛明显，肌张力增高。X 线片示：无明显异常。

1. 诊断　左侧踝关节扭伤。

2. 治则　活血化瘀，消肿止痛，舒筋通络，滑利关节。

3. 治疗

（1）药物外治法　外敷消瘀止痛药膏，纱布绷带包扎。嘱其两日后复诊。

（2）手法治疗　一日后患者即来复诊，去除绷带及外用药膏，患部肿胀如前，疼痛略有减轻。手法施术：①轻柔地揉、揉左小腿外侧至外踝及足背 10 遍，同时点按足三里、绝骨、昆仑、解溪、太冲、足临泣诸穴。用指推法理顺抚平局部筋肉。②用拔伸法持续拔伸踝关节 1 分钟，然后跖屈踝关节 1 次，强力背伸踝关节 1 次，再施拔伸法和摇法轻柔地活动踝关节 1~2 分钟。③最后，用摩法搓摩踝部周围 1~2 分钟，施擦法，以透热为度。

手法治疗 1 个疗程（10 次），患者踝部及足背肿痛明显减轻，下地行走已基本如常。

扫一扫，看课件

单元二

内、妇、五官、小儿科疾病

项目一　头　痛

头痛是临床上常见自觉症状，可单独出现，亦可出现于多种急慢性疾患之中。西医临床中头痛可见于现代医学内、外、神经、五官等各科疾病，例如颅内疾病、颅外疾病、全身性疾病、神经官能症等。推拿对颅内疾病如脑脓肿、脑肿瘤、脑血管意外急性发作期、脑挫裂伤、颅脑内血肿急性期等不宜做治疗，然而对血管性头痛（偏头痛）、颈源性头痛、感冒头痛等治疗效果较为显著。这是所讨论的头痛，主要是中医内科杂病范围内，以头痛为主症的某些病证。

中医认为，本病的发生多因起居不慎、感受风寒湿热之邪，或因情志失调、先天不足、房事不节、饮食劳倦、体虚久病、头部外伤、跌仆闪挫等，引起经络壅滞，络脉不通，头窍被扰而致。

【诊断】

1. 因外感、内伤等因素，突然发病或有反复发作的病史。

2. 以头痛为主症，或前额、额颞、颠顶、顶枕部疼痛，或全头疼痛，头痛性质多为跳痛、刺痛、胀痛、昏痛、隐痛等。有突然而作，其痛如破而无休止者；也有反复发作，久治不愈，时痛时止者。头痛每次发作可持续数分钟、数小时、数天或数周不等。

3. 具体分型辨证见中医内科学内容。

4. 应查血常规、测血压，必要时做脑脊液、脑电图检查，有条件的做经颅多普勒、颅脑 CT 或 MRI 检查，有助于排除器质性病变，明确诊断。

【治疗】

1. 治疗原则　调和气血，通经止痛。

2. 基本操作

（1）头面部操作

操作手法：一指禅推法、按揉法、抹法。

取穴及部位：印堂、太阳、头维、百会、攒竹、鱼腰等。

操作要求：患者坐位。医者用一指禅推法自印堂开始，沿前额发际至头维、太阳、鱼腰、攒竹，往返 3~4 遍；再用一指禅推法自印堂开始沿头顶至百会，往返 3~4 遍；然后按揉印堂、攒竹、太阳、百会；再用抹法自印堂向上循发际至太阳，往返 3~5 遍；最后用五指拿法从前发际拿至风池。

（2）颈项部操作

手法：一指禅推法、按法、拿法。

取穴：风池、风府、天柱、肩井、大杼等。

操作要求：患者坐位。医者用一指禅推法沿颈部自天柱、风池、肩井、大杼顺次上下往返操作 3~5 遍；然后点按风池、风府；最后拿天柱、风池、肩井。

3. 辨证加减

（1）风寒头痛　先以㨰法在肩背部治疗 2~3 分钟，配合按揉肺俞、风门；再拿两侧风池、肩井、曲池；然后以小鱼际直擦背部两侧膀胱经，以温热为宜。

（2）风热头痛　先按揉大椎、肺俞、风门各 1 分钟；再按曲池；然后拿合谷、肩井；最后可配合虚掌拍击两侧膀胱经，以皮肤微红为度。

（3）风湿头痛　重按太阳、头维；再按揉大椎、曲池，配合拿合谷、肩井；再以虚掌拍击背部两侧膀胱经，以皮肤微红为度；点按丰隆、足三里。

（4）肝阳头痛　用抹法在头侧胆经循行部自前上方向后下方操作，两侧交替进行各数十次，配合按角孙、头维、率谷等穴；再推桥弓 2 分钟，两侧交替进行；最后按揉两侧太冲、行间，擦热两侧涌泉。

（5）痰浊头痛　先以一指禅推法配合摩法在腹部操作约 10 分钟，重点在中脘、天枢；再按揉两侧脾俞、胃俞、大肠俞、足三里、丰隆、内关；然后按揉两侧中府、云门；最后中指点天突。

（6）血虚头痛　先摩腹约 10 分钟，以中脘、气海、关元为重点；然后按揉两侧心俞、膈俞、血海、足三里、三阴交，以微微酸胀为度；最后以全掌横擦，自心俞至三焦俞，以透热为度。

（7）肾虚头痛

①肾阳不足：先摩腹约 10 分钟，以气海、关元为重点；再全掌横擦腰骶部，以肾俞、命门、八髎、气海俞、关元俞为主，以温热为宜。

②肾阴不足：先按揉血海、足三里、三阴交；再按揉肾俞、关元俞；然后按揉涌泉，

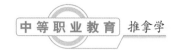

并擦之至温热。

（8）瘀血头痛　先按、揉、抹两侧太阳、攒竹及前额、头侧胆经循行部位；然后擦前额及两侧太阳，以透热为度；点按膈俞、血海。

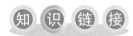

偏头痛是指偏侧头部周期性发作的血管性头痛。多和颅内外血管收缩和舒张有关。因为血管的变化是双向性的，开始主要是颅内血管收缩，此期出现临床的前驱症状，其后主要是颅外血管的舒张，此期出现临床上的搏动性偏侧头部剧痛。

项目二　失　眠

失眠亦称不寐，或"不得眠""不得卧"，是指经常不能获得正常睡眠为特征的一种病症。失眠的症情轻重不一，轻者有入睡困难，有睡而易醒，醒后不能再睡，亦有时睡时醒等，严重者则整夜不能入睡。失眠既可单独出现，也可兼见头痛、头昏、神疲乏力、心悸、健忘及心神不宁等症。临床凡以失眠为主症者，属本篇讨论范围。形成失眠的原因很多，思虑劳倦、内伤心脾、阳不交阴、心肾不交、阴虚火旺、肝阳扰动、心虚胆怯及胃中不和等因素，均可影响心神而导致失眠。

现代医学认为，失眠多见于神经官能症、更年期综合征等。

【诊断】

1. 睡眠障碍　包括难以入睡，久不能眠；或间断多醒，整夜多梦，似睡非睡；或早醒，醒后不能再入睡；或通宵难眠。

2. 睡眠障碍每周至少发生 3 次，并持续 2 周以上。

3. 白天出现精神不振或头晕头胀、心慌心烦等症状，影响工作、学习和社会活动。

4. 非躯体疾病或其他精神疾病的并发症状。

5. 中医辨证分型具体参照中医内科学内容。

【治疗】

1. 治疗原则　补虚泻实，调整阴阳。实证日久，气血耗伤，亦可转为虚证；虚实夹杂者，应补泻兼顾为治。

2. 基本操作

（1）头面及颈肩部操作

操作手法：一指禅推法、揉法、抹法、按法、拿法。

取穴及部位：印堂、神庭、睛明、攒竹、太阳、风池、肩井等。

操作要求：患者仰卧位或正坐位。先用一指禅推法或揉法，从印堂开始向上至神庭，往返5次；再从印堂向两侧沿眉弓至太阳往返5次；然后用一指禅推法沿眼眶周围操作，往返5次；再从印堂沿鼻两侧向下，经迎香沿颧骨至两耳前操作，往返3次。在治疗过程中以印堂、神庭、睛明、攒竹、太阳为重点。再沿上述部位用双手抹法治疗，往返5次，抹时配合按太阳、睛明；最后拿风池、肩井。

（2）腹部操作

手法：摩法、按法、揉法。

取穴：中脘、气海、关元。

操作要求：患者仰卧位，医生坐于右侧。先用摩法在腹部操作约10分钟，然后配合按揉中脘、气海、关元。

3. 辨证加减

（1）痰热内扰　在背部两侧膀胱经用一指禅推法，着重于肺俞、脾俞、心俞，并配合按揉；然后按曲池、合谷、足三里、丰隆，点天突。摩腹时加按揉神阙、天枢、气海。

（2）阴虚火旺　按揉角孙、头维、百会，交替推两侧桥弓，共约10分钟；然后拿合谷，按太冲，点阳陵泉，再揉肾俞、照海、涌泉，2~3分钟；最后擦热肾俞、命门、关元俞及涌泉。

（3）心脾两虚　加按揉心俞、肝俞、肾俞、足三里、血海，每穴约半分钟；再擦热心俞、脾俞、胃俞；适当延长摩腹时间。

（4）心胆气虚　重点按揉心俞、内关、神门、三阴交、足三里、膻中；延长摩腹时间的同时，加按揉神阙、气海、关元。

（5）胃气失和　延长摩腹时间，加按揉神阙、天枢、足三里、胃俞、膈俞。可酌情配合捏脊3~5遍。

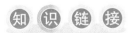

病案分析

郑某，女，46岁。诉：顽固性失眠5年余。患者头晕乏力，记忆力减退，最近因工作压力加大，入睡困难，早醒，每日睡眠不足1小时。诊：精神疲惫，面色萎黄，舌淡，舌边齿痕，苔薄，脉细沉。证属心脾两虚失眠，治疗以益气养血、养心健脾为

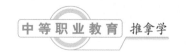

法。行推拿手法治疗 10 次，症状缓解。连续治疗 1 个月，隔日 1 次，巩固疗效。

项目三　胃脘痛

胃脘痛是以上腹胃脘部近心窝处经常疼痛为主症的病症，历代文献中，也有将胃脘痛称为"心痛""心下痛"等。如《灵枢·邪气脏腑病形》篇指出："胃病者，腹䐜胀，胃脘当心而痛。"这里的心痛都是指胃脘痛。但对真正的心痛，古代也有明确的认识。如《灵枢·厥论》篇说："真心痛，手足青至节，心痛甚，旦发夕死，夕发旦死。"说明真心痛是一危急证候（类似心肌梗死），与胃脘痛的"心痛"绝不相同。

本病多因外邪、饮食、情志或脾胃虚弱引起胃气郁滞，胃失和降，不通则痛。西医临床中最多见于急性胃炎、慢性胃炎、胃或十二指肠溃疡及胃神经官能症等。

【诊断】

1. 本病可见于任何年龄段，以中老年多见，常反复发作。

2. 胃脘痛主要部位在上腹胃脘近心窝处，痛时可以牵连胁背。

3. 主要症状可见胸脘痞闷、恶心、呕吐、食少、嘈杂、嗳气、吐酸、吐清水、大便溏薄或秘结，甚至呕血、便血等。

4. 其辨证分型具体参照中医内科学内容。

5. 西医诊断除临床表现外，还需要依赖胃镜及内镜下病理检查来确诊。

【治疗】

1. 治疗原则　以理气和胃止痛为主，须审证求因，辨证施治。邪盛以祛邪为急，正虚以扶正为先，虚实夹杂者，则又当邪正兼顾。凡病邪阻滞者辨其邪而去之，肝气郁滞者则疏肝理气，脾胃虚弱者则宜温中健脾。

2. 基本治法

（1）胃脘部操作

手法：摩法、按法、揉法、一指禅推法。

取穴及部位：足三里、中脘、气海、天枢。

操作要求：患者仰卧位，医生坐于患者右侧。先用轻快的一指禅推法在中脘、气海、天枢操作；再以摩法在胃脘部操作约 10 分钟，使热量深透于胃腑；然后在中脘、气海、天枢做按揉法，配合按揉足三里，时间为 10 分钟。

（2）背部操作

操作手法：一指禅推法、按法、揉法、点法。

取穴及部位：肝俞、胆俞、脾俞、胃俞、三焦俞及背部压痛点。

操作要求：患者俯卧位。先以一指禅推法沿背部脊柱两侧膀胱经自上而下至三焦俞往返操作3~5遍；然后在上述各穴及压痛点用较重的按揉法，若胃脘痛甚者用点法，以通经止痛；最后在背部膀胱经自上而下实施擦法，以透热为度。

（3）四肢部操作

手法：按法、揉法、拿法。

取穴及部位：手三里、内关、肩井、合谷、足三里、委中、承山。

操作要求：患者取仰卧位或坐位均可。先按揉手三里、内关、合谷各1分钟，再拿肩井，最后按委中、承山。

3. 辨证加减

（1）寒邪客胃 适当延长摩腹时间；再在背部膀胱经施以擦法，以透热为度，尤以脾俞、胃俞为重点。

（2）饮食停滞 适当延长摩腹时间，重点在中脘、天枢；加按揉神阙、足三里2分钟；按大肠俞、八髎各1分钟。

（3）肝气犯胃 用轻柔的一指禅推法或揉法，从天突向下至中脘操作，重点在膻中；然后按揉肝俞、胆俞、膈俞、阳陵泉、太冲，再斜擦两胁，可同时配合按揉章门、期门。

（4）脾胃虚弱 用轻柔的按揉法在气海、关元、足三里操作，每穴约2分钟；用擦法在背部脾俞、胃俞、肾俞、命门操作，以透热为度；配合捏脊3~5遍。

【注意事项】

1. 对胃、十二指肠溃疡出血期的病人，应暂缓推拿治疗。

2. 生活要有规律，避免过度精神紧张、过度疲劳。

3. 对胃黏膜有刺激的烈酒、浓茶、咖啡、辛辣食品要禁忌并戒烟。

4. 忌用或慎用可诱发、加重或引起并发症的药物（如激素、阿司匹林等）。

5. 对胃神经官能症患者要以精神治疗为主，解除思想顾虑，提高治疗信心，增强体质训练。

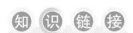

1. 病案分析

赵某，男，49岁，农民。平素性格内向，爱生闷气，近一个月来反复出现胃胀、胃痛，痛处不固定，食欲减退，频频嗳气或打嗝，有时恶心想吐，易发烦躁。舌红苔黄，脉弦。曾在医院做胃镜检查，诊断为慢性浅表性胃炎。中医辨证，所患为肝郁气滞之胃脘痛，治疗应采用疏肝理气、和胃止痛之法，行推拿手法治疗。推拿治疗 5 次，症状缓解。后续治疗半个月，隔日 1 次，巩固疗效。

2. 自我保健

（1）和胃：患者取仰卧位，全身放松，双手掌重叠放置于上腹部，以中脘穴（腹部正中剑突与脐连线的中点）为中心做顺时针方向的揉摩动作 10 分钟，以上腹和顺、舒适、微温为佳。

（2）健胃：患者取坐位，用双手拇指分别按揉足三里穴 2~3 分钟。以左手拇指指端罗纹面按揉右侧内关穴 2~3 分钟，再以右手拇指指端罗纹面按揉左侧内关穴 2~3 分钟，均以酸胀得气感为佳。

项目四　高血压病

成年人正常血压的标准为收缩压 < 140mmHg，舒张压 < 90mmHg。如果收缩压 ≥ 140mmHg 及/或舒张压 ≥ 90mmHg 者，称为高血压。临床上，经多日多次测量，其血压数值均在高血压范围，并且没有明确病因者，可诊断为高血压病。其临床表现以头痛（以清晨、白天为多见；部位以两颞部、枕部、前额部多见）、头昏眩晕、耳鸣、健忘、失眠、乏力等为特征，后期可有心、脑、肾等多脏器损害。本病属于中医"眩晕""头痛"等病范畴，常与肝肾阴虚阳亢有关。素体阳盛，肝阳上亢，上扰清窍；或平素肾阴亏虚，水不涵木，肝阳偏亢；或长期忧郁恼怒，气郁日久化火，肝阴暗耗，风阳升动，皆可致气血逆乱，上扰清窍而发病。

【诊断】

1. 以中老年发病为多，肥胖者、脑力劳动者和城市居民的发病率较高，起病一般较缓慢，可有家族史。

2. 有头晕头痛，眼花耳鸣，头重脚轻感，常伴失眠、健忘、烦躁易怒等症状。

3. 面赤，血压增高，在未应用抗高血压药物情况下，收缩压 ≥ 140mmHg 和（或）舒张压 ≥ 90mmHg。

4. 既往有高血压史，近 4 周应用抗高血压药物治疗的个体。

5. 继发性高血压除外。

6. 中医辨证分型具体参照中医内科学内容。

【治疗】

推拿疗法适用于缓进型高血压和第 1、2 级的高血压患者；急进型和第 3 级高血压患者，尤其是高血压危象者，则不列为推拿治疗适应证。

1. 治疗原则 平肝潜阳，安神降浊。根据本病的病因和证候特点，宜区分标本缓急，属虚属实，分而治之。

2. 基本治法

（1）头面及颈肩部操作

取穴及部位：印堂、神庭、太阳、睛明、攒竹、桥弓、风池。

手法：一指禅推法、抹法、推法、按揉法、扫散法、拿法。

操作：患者坐位或仰卧位。医者行轻柔的一指禅"小∞字"和"大∞字"推法，反复分推 3~5 遍。继之在印堂、攒竹、睛明、太阳、神庭等穴做轻柔的指按、指揉，每穴 1 分钟；结合抹前额 3~5 遍；从前额发际处至风池穴处做五指拿法，反复 3~5 遍；轻推桥弓，每侧 100~200 遍（先左后右），再行双手扫散法，约 1 分钟；指尖击前额部至头顶，反复 3~6 遍。

（2）腰背部操作

取穴及部位：心俞、厥阴俞、肝俞、胆俞、肾俞、命门等穴，背部督脉、华佗夹脊等部位。

手法：㨰法、捏法、掌推法。

操作：患者俯卧位。医者用㨰法在患者背部、腰部操作，重点在心俞、厥阴俞、肝俞、胆俞、肾俞、命门等穴位，时间约 5 分钟；自下而上捏脊 3~4 遍；自上而下掌推背部督脉 3~4 遍。

3. 辨证加减

（1）肝阳上亢 重拿风池穴 2~3 分钟，掐太冲、行间穴各 2~3 分钟，以泻肝阳；摩揉肝俞、肾俞、涌泉穴，透热为度，以补肝肾之阴。

（2）痰浊壅盛 在丰隆、解溪穴做一指禅推法结合指按、指揉，以泻痰浊；推、擦足三里穴，摩中脘穴，以补脾气。

【注意事项】

1. 要节制饮食，要少盐甚至无盐；忌食动物内脏、动物油脂，要戒烟戒酒。

2. 生活要有规律，避免情绪激动，不能过度疲劳，保持大便通畅。可在医师指导下进行适当的体育锻炼。

项目五　中风后遗症

中风后遗症亦称半身不遂，是指患者出现一侧肢体瘫痪或兼见口眼㖞斜、舌强语謇等症状的一种病症，古称偏枯。中风可由脑部疾病或外伤引起，临床症状有轻重之分。中脏腑病情危重，甚则危及生命；中经络病情较轻而缓，预后较好。推拿治疗中风后遗症的临床效果，一是与发病的轻重有关，二是与病程的长短有关。用于中经络效果较好，恢复亦较快，用于中脏腑效果相对较慢；病程短则疗效较快较好，病程长则疗效较慢较差。一般而言，中风偏瘫之后半年内效果较理想，超过两年效果不理想。因此对半身不遂的推拿治疗，在病情稳定后，愈早愈好。

中医认为肝肾阴虚、肝阳偏亢、肝风内动为本病之根本。当风阳暴涨之际，夹气、血、痰、火，上升于颠，闭塞清窍以致猝然昏迷，横窜经络则致气血瘀阻，形成中风肢体偏瘫之症。现代医学认为脑血管意外引起的后遗症可表现为半身不遂。脑血管意外分出血性和缺血性两大类，前者包括脑出血和蛛网膜出血，后者包括脑血栓形成和脑栓塞。此外脑部肿瘤及外伤也可引起半身不遂。

【诊断】

1. 以半身不遂，口舌歪斜，舌强语謇，半身麻木，甚则神志恍惚、迷蒙、神昏、昏愦为主症。

2. 有高血压病史，发病急骤，有渐进发展过程。病前多有头晕头痛、肢体麻木等先兆。

3. 常有年老体衰，劳倦内伤，嗜好烟酒、膏粱厚味等因素。每因恼怒、劳累、酗酒、感寒等诱发。

4. 行血压测量、神经系统、脑脊液及血常规、眼底等检查，有条件的做 CT、磁共振检查，可有相应的异常表现。

5. 应注意与痫病、厥证、痉病等鉴别。

【治疗】

对本病做推拿治疗，一定要在脑血管病经抢救脱险，病情稳定后，血压及生命指征均正常的情况下方可。

1. 治疗原则　平肝息风，行气活血，舒筋通络，滑利关节。

2. 常用穴位及部位

(1) 头面颈项部　百会、四神聪、睛明、太阳、颊车、地仓、迎香、风池、风府等穴，眼轮匝肌、四轮匝肌、面肌等部位。

（2）背部 背俞、督脉诸穴。

（3）上肢部 肩三穴、曲池、合谷、外关等穴，上肢伸肌群。

（4）下肢部 环跳、髀关、伏兔、血海、风市、承扶、殷门、委中、承山、昆仑、解溪等穴，下肢屈肌群。

3. 常用手法 按压法、指揉法、鱼际揉法、抹法、拿法、扫散法、摇法、搓法、抖法、捻法、擦法等，以及关节运动法。

4. 操作方法 患者取俯卧位（若不能俯卧者可改为侧卧位，患侧在上），医生立于患侧。从肩部起施以掌根按揉法，自肩后、上背，经骶棘肌而下至腰骶部，并上下多次往返按揉骶棘肌。在按压背俞穴基础上，重点按压膈俞、肝俞、三焦俞、肾俞等穴及督脉大椎、筋缩、腰阳关等穴，操作约5分钟。

保持以上体位，在患侧臀部施掌根按揉法和按压环跳、八髎等穴相结合，并配合做髋关节内、外旋转的被动运动（请参阅梨状肌综合征治疗中有关内容），按压承扶、殷门、委中、承山诸穴；掌根按揉股后、腘窝、小腿后屈肌群；重点拿、捻跟腱并配合踝关节背伸的被动运动，操作约5~6分钟。

患者仰卧位，医生立于患侧。先掌根按揉三角肌，指揉肩三穴，拿三角肌、肱二头肌、肱三头肌（以肱三头肌为主），并配合肩关节外展、外旋、内旋、内收、前屈等被动运动（请参阅肩周炎治疗中有关内容）；继而指揉曲池、手三里，拿前臂桡侧肌群和前臂尺侧肌群，配合肘关节屈伸的被动运动；再指揉外关、阳池，拿合谷，按揉大、小鱼际，指揉掌侧骨间肌和背侧骨间肌，并配合腕关节屈伸及尺偏、桡偏的被动运动；捻、摇诸掌指关节、指间关节结束治疗，操作约5分钟。

保持以上体位。先在股前、股外、股内分别施掌根按揉法，按压髀关、伏兔、风市、血海诸穴，拿股四头肌，拿股后肌群，拿内收肌群，并配合髋关节屈伸和环转的被动运动（请参阅强直性脊柱炎治疗中有关内容）；以掌根按揉股骨，指揉膝眼、阳陵泉、足三里、绝骨、太溪、昆仑诸穴，拿小腿腓肠肌，并配合膝关节屈伸的被动运动；再指揉解溪、涌泉及诸骨间肌，抹、捻诸足趾，并配合对踝关节及诸足趾做摇法，操作5~6分钟。

保持以上体位。抹前额，扫散两侧颞部，按揉百会、四神聪，拿风池结束治疗。若有面神经麻痹者，请参阅面神经麻痹治疗有关内容。

【注意事项】

1. 情绪稳定，不能急躁。

2. 忌烟、酒等刺激性食品，忌高脂肪油腻食品，忌食动物内脏。

3. 生活要有规律，劳逸结合，保持大便通畅。

4. 要树立与疾病做斗争的信心，坚持医疗和自主的功能锻炼。

5. 对长期卧床的患者，要防止肺炎、尿路感染和褥疮的发生。

6. 在力所能及的情况下分别对瘫痪关节逐一锻炼，但不宜过度疲劳。

项目六　痛　经

痛经是指妇女在行经期间或经期前后数日内，出现以小腹及腰部为主的疼痛，甚至剧痛难忍，常可伴有面色苍白、冷汗淋漓、手足厥冷、恶心呕吐等症，并随着月经周期发作，亦称"经行腹痛"，为青年妇女常见病之一。痛经程度依赖主观感觉，无客观标准，因此发生率不一。痛经对女性正常生活和工作影响很大，且止痛药效果不佳。

中医认为妇女在经期及月经前后，冲任的气血较平时变化急骤，此时若感病邪或潜在病因与气血相干，以致冲任、胞宫气血运行不畅，"不通则痛"；或因冲任、胞宫失于濡养，"不荣则痛"。现代医学分为原发性痛经和继发性痛经，前者多见于生殖器官无器质性病变的青年女性；后者常与盆腔器质性疾病如子宫内膜异位症、盆腔炎或宫颈狭窄等病有关。

【诊断】

1. 病史　有随月经周期规律性发作的小腹疼痛，呈现继发性、渐进性特点。

2. 临床表现　继发性、渐进性痛经。腹痛多发生在经前 1~2 天，行经第 1 天达高峰，可呈阵发性、痉挛性或胀痛伴下坠感。严重者可放射到腰骶部、肛门、阴道、股内侧，甚至可见面色苍白、出冷汗、手足发凉等晕厥之象。

3. 妇科检查　无明显异常，子宫发育稍差，较小。多见于未婚未育者。

4. 继发性　由生殖器官器质性病变引起，常见于盆腔炎、子宫内膜异位症等。

5. 中医辨证　分型具体参照中医妇科学内容。

【治疗】

1. 治疗原则　通调气血以止痛。气滞血瘀者，治以理气行滞，化瘀止痛；寒湿凝滞者，治以散寒除湿，温经止痛；湿热瘀阻者，治以清热除湿，祛瘀止痛；气血虚弱者，治以益气补血，调经止痛；肝肾亏损者，治以补养肝肾，调经止痛。

2. 部位及取穴　腹部、腰骶部、胁肋部、督脉、背部膀胱经第一侧线；气海、关元、肾俞、八髎、肝俞、膈俞、血海、三阴交、太冲、命门、中极、膀胱俞、委中、阴陵泉、蠡沟、中脘、天枢、足三里、脾俞、胃俞、涌泉、太溪。

3. 常用手法 摩法、揉法、一指禅推法、按揉法、擦法、分推法、推法。

4. 基本治法 用掌摩法顺时针方向摩小腹，时间约 5 分钟；用掌揉法顺时针方向揉小腹，时间约 5 分钟；用一指禅推法推气海、关元，每穴约 2 分钟；用擦法施于腰骶部约 5 分钟；用拇指按揉肾俞、八髎，每穴约 2 分钟；用擦法擦八髎穴，以透热为度。

5. 辨证治疗

（1）气滞血瘀证

①用分推法分腹阴阳 2 分钟。

②用掌平推法由腋后向前平推两胁肋，自上而下慢慢移动，反复 5~8 遍。

③用拇指按揉肝俞、膈俞、血海、三阴交、太冲，每穴约 1 分钟。

（2）寒湿凝滞证

①用拇指按揉命门约 1 分钟。

②用掌擦法横擦腰部，以透热为度。

③用拇指按揉血海、三阴交，每穴约 1 分钟。

（3）湿热瘀阻证

①用一指禅推法推中极，约 1 分钟。

②用拇指按揉膀胱俞、委中，每穴约 1 分钟。

③用拇指按揉阴陵泉、三阴交、蠡沟，每穴约 1 分钟。

（4）气血虚弱证

①用掌摩法顺时针方向摩上腹部，约 5 分钟。

②用一指禅推法推中脘、天枢、足三里，每穴约 2 分钟。

③用拇指按揉脾俞、胃俞，每穴约 1 分钟。

④用掌擦法直擦督脉，以透热为度。

（5）肝肾亏损证

①用拇指按揉肝俞、肾俞、命门，每穴约 2 分钟。

②用掌擦法直擦背部膀胱经第一侧线，横擦腰骶部，直擦涌泉，以透热为度。

（月经来潮前一周治疗 2 次，并连续 3 个月共 6 次为 1 个疗程）

【注意事项】

1. 注意经期卫生，节制房事。

2. 经前和经期忌食生冷之品，注意保暖。

3. 平素应调畅情志，调节压力。

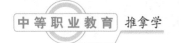

知识链接

1. 病案分析

某女，30岁，2002年5月10日初诊。近半年来，月经周期尚准，经量或多或少，经期10天左右方净，经色紫暗有块，经行时小腹疼痛拒按。经行第8天就诊，舌紫暗，边有小瘀点，脉涩。中医辨证，所患为气滞血瘀之痛经。治疗应采用理气行滞、化瘀止痛之法。月经来潮前一周行推拿手法治疗至月经正常到来，疼痛症状缓解；连续3个月共15次为1个疗程，巩固疗效。

2. 自我推拿保健

用两手掌重叠在小腹部顺、逆时针方向各揉摩5分钟；用两手五指分别捏拿腰两侧大筋（带脉穴）5~6次；按揉天枢、关元、归来等穴各约1分钟；双手紧贴腰骶部，用掌擦法横擦腰骶部，以透热为度。气滞血瘀者，用掌搓法搓胁肋5~8遍。寒湿凝滞者，重用摩腹揉腹。湿热瘀阻者，拇指按揉中极、膀胱俞、三阴交，各约2分钟。气血虚弱者，拇指按揉中脘、足三里各约2分钟。肝肾亏损者，拇指按揉命门、肾俞、太冲、太溪各约2分钟。

项目七　月经不调

月经不调，是指月经周期、经量、经色等发生改变，并伴有其他症状的疾病，常有经行先期、经行后期、经行先后无定期等。

中医认为月经不调与气虚、气滞、血热、血寒、血虚、虚寒、肝郁、肾虚等有关系，这些因素易致月经先期、后期或先后不定期。现代医学认为体内雌激素分泌失调、自主神经功能紊乱、精神刺激、寒冷疲劳和某些全身性疾病等，都可以导致此病的发生。

【诊断】

1. 经行先期　月经先期而至，甚至经行一月两次，经色鲜红或紫，伴有烦热、口干渴、喜冷饮等症，舌红苔黄，脉数。

2. 经行后期　月经周期延后，甚至四五十天一次，经色淡暗，畏寒喜热，舌淡，脉迟。

3. 经行无定期　经来先后无定期，经量或多或少，经色或紫或淡，体质虚弱，面色萎黄，舌淡，脉细涩。

【治疗】

1. 治疗原则　以通调气血、调经固本为主。血热者，辅以清热凉血；虚者，辅以培补元气；寒凝者，辅以温经散寒；气滞者，辅以疏肝理气。

2. 基本操作

（1）患者取仰卧位，医者以一指禅推法或掌摩法施于中脘、关元、气海穴，10分钟。

（2）患者取俯卧位，医者以一指禅推法在肝俞、脾俞、肾俞穴往返治疗5分钟，并按揉命门穴、八髎穴使之有酸胀感。

（3）拿揉足三里、三阴交、血海、阴陵泉穴。

（4）辨证加减：血热型，按揉大椎穴，并擦该部以透热为度，点按曲池、神门穴各1分钟，搓擦涌泉穴1分钟；气虚型，全腹顺时针摩5分钟，再以掌置关元穴处振颤1~3分钟；寒凝型，拿肩井5~10次，沿脐以掌分推腹部，以透热为度；气滞型，点按膻中穴1分钟，按揉章门、期门穴，并搓擦两胁肋。

【注意事项】

1. 在经期注意保暖，避免受凉；注意经期卫生，禁房事。
2. 适当休息，调节情绪，避免暴怒、忧郁。
3. 注意饮食调理，忌食寒凉、生冷、辛辣等刺激性食物。
4. 因为病因复杂、病情易反复，所以应注意坚持治疗。

知 识 链 接

　　本病用推拿治疗3个月经周期疗效较好；对继发性的疗效较差，必须配合治疗原发病（如子宫肌瘤、卵巢囊肿等）。

项目八　近　视

　　近视是以视近物清晰而视远物模糊为主要表现的眼病。本病多发于青少年，中医称本病为"能近怯远证"。可分为轴性近视、屈光性近视和假性近视。按近视程度又可分为轻度近视、中度近视和高度近视。

　　中医认为本病多因肝肾亏虚，精血不能上荣于目，目失濡养；或心阳不足，阳虚阴盛，致目中阳不足而阴有余；或因先天禀赋不足，遗传而来。

【诊断】

1. 临床症状　远物看不清楚，喜欢把书报置于近前阅读。轻度近视，眼底与玻璃体可正常；中度近视与高度近视常并发玻璃体变性、液化、混浊，患者眼前呈黑影飘动，状如蚊蝇，故名飞蚊症。近视眼的前后轴延长，可呈现眼球凸出的外貌。近视眼如不戴眼镜，在近距离工作或阅读时，易产生肌性眼疲劳，出现视物双影、眼胀痛、头痛、恶心等症。

2. 视力　近视力正常，远视力明显减退，或视力表检查低于 1.0（5.0 对数视力表），并用凹透镜能加以矫正的，即可诊断为近视。

3. 辨证分型

（1）肝肾亏虚　目视昏暗，眼易疲劳，视力减退，进展期则表现为双目疼痛，伴腰酸乏力、头晕耳鸣等症，舌红，脉沉细。

（2）脾虚气弱　视物模糊，双目疲劳，眼痛，前额痛，视力下降，神疲乏力，手足久温，纳食减少，大便溏薄，舌质淡，脉软弱。

（3）心阳不足　近视清楚，远视模糊，瞳仁无神，视力减退，面色无华，可伴心悸不宁、失眠心烦、气短乏力，舌尖红少苔，脉微弱或兼歇止。

【治疗】

1. 治疗原则　舒经通络，解痉明目。肝肾亏虚者，治以滋补肝肾；脾胃虚弱者，治以补益脾胃；心气不足者，治以养心安神。

2. 基本操作

（1）患者仰卧位，双目微闭，医者坐在患者右侧。医者用一指禅推法从右侧太阳穴处开始，慢慢地推向右侧阳白穴，然后经过印堂、左侧阳白穴，推到左侧太阳穴为止；再从左侧太阳穴开始，经左侧阳白、印堂、右侧阳白穴，到右侧太阳穴为止；反复操作 5~6 遍。

（2）用双手拇指端或中指端轻揉双侧睛明、攒竹、鱼腰、丝竹空、太阳、风池等穴，每穴 1~2 分钟。

（3）用双手拇指指腹分抹上下眼眶，从内向外反复抹 3 分钟左右。

（4）用拇指指端按揉养老、光明穴，每穴 1~2 分钟。

3. 辨证加减

（1）肝肾亏虚　拿风池穴 3 分钟；指按揉肝俞、肾俞各 1~2 分钟；横擦肾俞、命门，以透热为度。

（2）脾胃虚弱　指按揉脾俞、胃俞、中脘各 1~2 分钟；点按足三里、三阴交各 1~2

分钟，以酸胀为度。

（3）心气不足　指按揉心俞、膈俞各1~2分钟；点按神门、内关各1~2分钟，以酸胀为度。

【注意事项】

1. 眼部穴位推拿手法不宜过重，施术者注意手部卫生。

2. 治疗期间嘱患者坚持做眼保健操，注意用眼卫生，尽量少看电视、电脑，不宜长时间看书学习，以免眼肌过度疲劳，影响疗效。

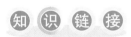

推拿治疗近视眼，一般适用于轻度或中度的假性近视，多用于17岁以内的中小学生。

项目九　小儿发热

发热是指体温异常升高，是小儿常见的一种病症。临床上一般分为外感发热、肺胃实热、阴虚内热、气虚发热四种。外感发热，一般是指感冒发热，但某些其他急性传染病初期也可见到，对于体弱患儿，由于得病后容易出现兼症，应予注意。

小儿发热多因外感邪气、肺胃实热、阴虚内热、气虚发热所致。外感发热者多由于小儿体质虚弱，抗邪能力不足，加之家长护理不周，小儿冷热不知调节，易为风寒和风热之邪侵袭体表，卫外之阳被郁而致发热。肺胃实热者多由于外感表邪，兼乳食不节损伤肺胃，造成肺胃壅实，郁而化热。阴虚内热者多因小儿先天不足，素体虚弱或后天营养失调，或久病伤阴，阴液亏损而致阴虚内热。气虚发热者多由于患儿素体脾胃虚弱，久病气虚，阳浮于外而致气虚发热。

【诊断】

1. 外感发热见发热，怕冷，无汗，鼻塞，流清涕，手足不温，头痛，苔薄白，指纹鲜红者，为风寒；发热，微汗出，咽喉肿痛，口干，鼻流黄涕或浊涕，苔薄黄，指纹红紫者，为风热。

2. 肺胃实热多见高热，面色红赤，汗出，口渴，气促，不思饮食，便秘尿赤，烦躁不安，舌红苔黄燥，指纹深紫。

3. 阴虚内热多见低热，手足心热，午后发热，盗汗，食欲减退，形瘦，舌质紫，苔少或无苔，脉细数，指纹淡紫。

4. 气虚发热多见劳累后发热，低热，语音低微，懒言乏力，动则自汗，食欲不振，形体消瘦或食后即泻，舌质淡，苔薄白，脉虚弱或沉细无力，指纹色淡。

【治疗】

1. 治疗原则　清热。外感发热，清热解表，发散外邪；肺胃实热，清泄里热，理气消食；阴虚内热，滋阴清热；气虚发热，健脾益气，佐以清热。

2. 基本操作

（1）外感发热以开天门、推坎宫、运太阳、清天河水、清肺经等为主。风寒者加推三关、揉二扇门、拿风池、推天柱骨；风热者多清天河水，加推脊、揉大椎、揉外关、揉曲池、揉合谷。若兼咳嗽、痰鸣气急者，加推揉膻中、揉肺俞、运内八卦、揉丰隆；兼脘腹胀满，不思饮食，嗳酸呕吐者，加揉板门、分腹阴阳、摩中脘、推天柱骨；兼惊惕不安、睡卧不宁者，加清肝经、捣揉小天心、掐揉五指节。

（2）肺胃实热以清肺经、清胃经、清大肠、揉板门、运内八卦、清天河水、退六腑、揉天枢等为主。若大便干燥难以排出者，加推下七节骨、顺时针摩腹、揉膊阳池、搓摩胁肋等。

（3）阴虚内热以揉二马、清天河水、运内劳宫、补脾经、补肺经、揉足三里、推擦涌泉等为主。若盗汗自汗，加揉肾顶、补肾经、补脾经、捏脊；烦躁不睡者，加清肝经、开天门、揉百会、掐揉五指节。

（4）气虚发热以补脾经、补肺经、运内八卦、摩腹、分手阴阳、揉足三里、揉脾俞、揉肺俞、清天河水、揉大肠、捏脊等为主。若腹胀、纳呆者，加运板门、分推腹阴阳、摩中脘；若大便稀薄，夹有不消化食物残渣者，加逆时针摩腹、推上七节骨、补大肠、板门推向横纹；若恶心呕吐，加推天柱骨、推中脘、横纹推向板门、揉右端正。

【注意事项】

1. 若持续高热（体温超过40℃）者，应及时综合治疗。

2. 对小儿急性传染病所致发热，应根据体征、症状及实验室检查早诊断早治疗，切勿贻误病情而失去最佳治疗时机。

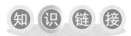

　　四时感冒引起发热病情多轻，时行感冒发热病情多重，多数病儿于1周左右恢复。体弱的婴幼儿感邪后易夹痰、夹滞、夹惊；可向下蔓延致气管炎、支气管

炎及肺炎。因此对本病应给予足够重视，做到正确诊断与及时治疗，防止传变。

项目十　小儿咳嗽

咳嗽是指咳而有声、咯吐痰液为主的肺系疾病。咳嗽可见于多种呼吸道疾病和肺脏病中，如感冒、肺炎等疾病均可引起咳嗽。本文所述仅限于咳嗽为主症的急、慢性支气管炎。

本病主要是由于外感和内伤引起。肺为娇脏，主司呼吸，开窍于鼻，外合皮毛，主一身之表；肺居脏腑之上，外感邪气，首当犯肺。风寒、风热之邪外侵，邪束肌表，肺气不宣，清肃失职，痰液滋生；或感受燥邪，气道干燥，咽喉不利，肺津受灼，痰涎黏结，肺气上逆，而致咳嗽。内伤咳嗽多因平素体虚，或肺气上逆，或脾胃虚寒，健运失职，痰湿内生，上扰肺络而引起。

【诊断】

1. 外感咳嗽　风寒咳嗽多见咳嗽，痰清稀色白，鼻塞流清涕，恶寒无汗，头身疼痛，苔薄白，脉浮紧，指纹浮红。风热咳嗽多见咳嗽痰稠，鼻流浊涕，稍怕冷，微汗出，发热，口渴，咽痛，小便黄，舌尖红，苔薄黄，脉浮数，指纹鲜红或紫红。

2. 内伤咳嗽　多见久咳，身微热，或干咳少痰，或咳嗽痰多，食欲不振，神疲乏力，形体消瘦，舌红少苔，脉细数，指纹淡紫。

【治疗】

1. 治疗原则　风寒咳嗽，疏风散寒，宣肺止咳；风热咳嗽，疏风清热，宣肺止咳；内伤咳嗽，健脾养肺，止咳化痰。

2. 基本操作

（1）风寒咳嗽　以推攒竹、推坎宫、运太阳、揉耳后高骨、推三关、掐揉二扇门、顺运内八卦、清肺经、推揉膻中、揉乳根、揉乳旁、揉肺俞为主。若风寒无汗，流清涕甚者，加拿风池、揉迎香。

（2）风热咳嗽　以开天门、推坎宫、运太阳、清肺经、清天河水、推脊柱、推揉膻中、运内八卦、揉肺俞、揉乳根、揉乳旁等为主。若痰多咳嗽，加揉丰隆；肺内有干性啰音，加揉小横纹；有湿性啰音，加揉掌小横纹。

（3）内伤咳嗽　以补脾经、补肺经、运内八卦、推揉膻中、揉乳根、揉乳旁、揉中脘、揉肺俞、按揉足三里等为主。若阴虚咳嗽加揉二马；久咳体虚喘促者，加补肾经、推三关、捏脊；痰涎壅盛者，加揉丰隆、揉天突、按弦走搓摩。

【注意事项】

1. 小儿宜适寒热，慎衣着，防风寒，避外感，且室内保持空气流通。
2. 少吃辛辣香燥及肥甘厚味，防止内伤乳食而生痰生热。
3. 对于肺炎、肺结核等引起的咳嗽，不是推拿适应证，应及时用中西药物治疗。

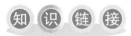

　　推拿对于内伤咳嗽疗效较好，久咳不愈者可配合中西药治疗。咳嗽是许多疾病的一个症状，应当与百日咳、肺炎喘嗽等疾病相鉴别。百日咳常见阵发性、痉挛性、剧烈咳嗽，咳后伴鸡鸣样吸气声；肺炎喘嗽常见发热、咳嗽、气急、鼻扇、痰涎上壅，甚至张口抬肩。

项目十一　婴幼儿腹泻

　　婴幼儿腹泻，亦称小儿消化不良，以大便次数增多，粪质稀薄或水样，或兼有不消化的乳食残渣为主症。一年四季均可发生，尤以夏秋季为多。如治疗不及时，迁延日久可影响小儿的营养和生长发育。重症患儿还可以发生脱水、酸中毒等严重病症，故诊断上必须十分注意。

　　腹泻的发生与感受外邪、内伤乳食、脾胃虚弱有密切关系。寒、湿、暑、热之邪皆能引起腹泻，而尤以湿邪引起为多。寒湿所侵，湿困脾阳，脾胃受伤，运化失职，升降失司，清浊不分而成腹泻。乳食不当，饥饱无度，或过食生冷油腻，脾胃受伤，运化失职，不能腐熟水谷则成腹泻。小儿脏腑娇嫩，脾常不足，且小儿生机蓬勃，脾胃负担相对较重，一旦遇到外来因素的影响就容易导致脾胃受损，使水谷不得运化，水湿滞留，下注肠道而为腹泻。西医认为婴儿腹泻除与饮食、气候等因素有关外，尚与致病性大肠杆菌、病毒及其他因素有关。

【诊断】

1. 寒湿泻　多见大便清稀多沫，臭气不甚或带腥气，肠鸣腹胀，时有疼痛，舌苔白腻，脉濡，指纹淡红。
2. 湿热泻　多见泻下稀薄或如水注，色黄热臭，腹痛即泄，肛门灼热而红，小便短黄，口渴，舌苔黄腻，脉滑数，指纹色紫。
3. 伤食泻　多见脘腹胀满，口嗳酸气，大便量多，酸臭如败卵，肚腹作痛，痛则欲泻，泻后痛减，不思饮食，或伴呕吐，苔厚腻或微黄，脉滑。

4. 脾虚泻 多见久泻不愈，时轻时重，多食后作泻，面色萎黄，肌肉消瘦，神疲倦怠，舌淡苔薄，脉濡细。

5. 脾肾阳虚泻 若损及肾阳，则泻下频作，粪质清稀，完谷不化，或有脱肛，面色㿠白，四肢厥冷，精神萎靡，睡时露睛，舌淡苔白，脉细弱。

【治疗】

1. 治疗原则 寒湿泻，温中散寒，化湿止泻；伤食泄，消食导滞，和中助运；脾虚泻，健脾益气，温阳止泻；湿热泻，清热利湿，调中止泻。

2. 基本操作 补脾经、推大肠、清小肠、摩腹、揉脐、揉龟尾、推七节骨。

（1）寒湿泻 以推三关、揉外劳宫、补大肠、补脾经、揉脐、推上七节骨、揉龟尾、按揉足三里等为主。若肠鸣腹痛者，加揉一窝风、拿肚角；体虚，加捏脊；惊惕不安，加掐揉五指节、清肝经、开天门等。

（2）伤食泻 以运板门、运内八卦、清脾胃、清大肠、揉中脘、摩腹、揉天枢、推龟尾等为主。若肠鸣腹痛者，加揉下脘、拿肚角。

（3）脾虚泻 以补脾经、补大肠、推三关、摩腹、揉脐、推上七节骨、揉龟尾、捏脊等为主。久泻不止者，加按揉百会；腹胀，加运内八卦；肾阳虚者，加补肾经、揉外劳宫。

（4）湿热泻 以清脾经、清胃经、清大肠、清小肠、退六腑、揉天枢、推龟尾为主。

【注意事项】

1. 注意饮食卫生，不吃生冷不洁之品，夏季应给小儿多喂水，不可以乳代水。

2. 注意合理喂养，乳食有节，饥饱有度，以免因饮食而引发腹泻。

3. 腹泻期间饮食宜清淡，少吃粗纤维蔬菜及油腻难消化食物，可适量饮用淡盐水和糖水。

4. 在腹泻期间应给小孩勤换尿布，多翻身，以防尿路感染或继发肺炎等。

知 识 链 接

本病（特别是非感染性腹泻）若治疗不及时或迁延日久可影响小儿的营养和生长发育。重者还可出现精神萎靡，眼眶、囟门凹陷，面色苍白，小便极少或无尿，呕吐频繁，饮食难进等症状，甚至危及生命。故宜抓紧时机，配合中西药物治疗。

项目十二　小儿厌食

厌食是指小儿较长时期见食不贪，食欲下降，食量减少，甚至拒食的一种儿科常见病症。多由喂养不当、饮食不节、多病、久病及先天不足而致脾失健运，胃失受纳引起。本病以 1~6 岁小儿多见，夏季暑湿当令时节，脾为湿困，常会加重病情。患儿一般精神状态正常，但若长期不愈，可致水谷精微摄取不足无以生化气血，使体重减轻，抗病能力下降，易罹患他病，甚至影响生长发育而转为疳证。

西医学认为，厌食症是一种全身性慢性疾病，可以由多种全身性和消化道疾病，甚至心理、家庭等因素引起患儿消化液分泌减少、酶活性下降和胃肠平滑肌舒缩功能紊乱，导致小儿对食物产生厌倦，消化吸收功能降低，进而影响其他系统，尤其是内分泌系统功能紊乱，患儿体内常缺乏多种微量元素，尤其是锌，若不及时补充，易诱发厌食。

【诊断】

1. 食欲低下为主症，纳呆，食欲显著少于同龄正常儿童，甚至不食，严重者伴有营养不良消瘦、乏力、生长发育障碍、精神行为异常等。

2. 多见于 1~6 岁小儿，起病多较缓慢，病程较长，一般连续 2 个月以上。

3. 微量元素缺乏特别是锌缺乏症与厌食关系密切。

4. 排除消化系统疾患和全身性疾病对消化道不良影响。

5. 中医辨证分型具体参照中医儿科学内容。

【治疗】

1. 治疗原则　健脾和胃。脾失健运者重在运脾开胃，脾胃气虚者宜健脾益气，脾胃阴虚者则佐以滋养胃阴。

2. 基本操作

（1）患儿取仰卧位：揉板门 100 次，补脾经 300 次，清胃经 300 次；摩腹 3 分钟，揉脐及天枢 100 次；按揉足三里 100 次。

（2）患儿取俯卧位：捏脊 3~5 遍；按揉脾俞、胃俞，每穴约半分钟。

3. 辨证施治

（1）脾失健运：在基本操作基础上加具有运脾开胃作用的手法。如运内八卦 100 次，掐四横纹各 5 次；摩中脘 2 分钟，逆时针方向摩腹 3 分钟，分腹阴阳 100 次。

（2）脾胃气虚：在基本操作基础上加具有健脾益气作用的手法。如补大肠 100 次，推三关 100 次，揉外劳宫 50 次；揉中脘 100 次，顺时针方向摩腹 3 分钟，揉气海及关元 100

次；揉龟尾 100 次，推上七节骨 100 次。

（3）脾胃阴虚：在基本操作基础上加具有滋养胃阴作用的手法。如清肝经 100 次，揉外劳宫 100 次，揉二人上马 100 次；揉中脘 100 次，顺时针方向摩腹 3 分钟，揉丹田 100 次；按揉血海、三阴交，每穴约半分钟。

【注意事项】

1. 注意饮食调节。合理膳食，纠正不良饮食习惯，少食肥甘黏腻之品，不随意吃零食。

2. 注意心理调适。尽量让患儿接受一些健康教育，让其认识到合理饮食的重要性，并保持良好的情绪，以增强食欲，但不可强迫患儿进食。

3. 注意调节生活起居。让患儿保证充足的睡眠，培养有规律的生活起居习惯。

4. 注意排除严重佝偻病、贫血，以及心、脑、呼吸、肝、肾等其他系统疾病。

【按语】

小儿"脾常不足"，饮食不能自调，食物不知饥饱。如果家长缺乏育婴保健知识，片面强调高营养的滋补食物，超越了脾胃正常的运化能力，以及过于溺爱，乱投杂食，或恣意投其所好，养成偏食，或进食不定时，生活无规律，皆可导致脾失健运，胃不思纳，进而导致厌食。年龄稍大一些的女性患儿，因有意识地节食而导致神经性厌食者，近年来也有逐渐增多的趋势，故该病重在预防。由其他躯体性或精神性疾病引起的厌食，应及时治疗原发病。

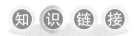

　　疳积是疳证和积滞的总称，积滞与疳证有轻重程度的不同。积滞是指小儿伤于乳食，损伤脾胃，而致脾胃运化失司，积聚留滞于中。疳证是指气液干涸，身体羸瘦，往往是积滞的进一步发展，所以古人有"无积不成疳"的说法。小儿感染诸虫，也可转为疳证。现代医学所说的"小儿营养不良"与疳证的临床表现相似，小儿营养不良是摄食不足或摄入食物不能吸收利用的结果。

　　本病多与乳食积滞和脾胃虚弱有关。治疗以消积导滞，调理脾胃为主。

项目十三　小儿肌性斜颈

小儿肌性斜颈是以头向患侧斜、前倾，颜面旋向健侧为特点的一种疾病。临床上，除极个别为脊柱畸形引起的骨性斜颈、视力障碍的代偿姿势性斜颈和颈部肌麻痹导致的神经性斜颈外，一般系一侧胸锁乳突肌挛缩造成的肌性斜颈。肌性斜颈起初病理可见纤维细胞增生和肌纤维变性，最终全部为结缔组织所代替。

本病的发生，多认为与损伤有关。如分娩时一侧胸锁乳突肌因受挤压或牵拉而受伤出血，血肿机化挛缩而致本病的发生。也有人认为由于胎位不正阻碍了胎儿一侧胸锁乳突肌的血供，引起该肌肉缺血性改变，导致本病发生。

【诊断】

患儿在出生后，颈部一侧发现有梭形肿物（有的经过半年后，肿物可自行消退）；继之患侧的胸锁乳突肌逐渐痉挛紧张，突出如条索状，患儿头部向患侧倾斜，而颜面部旋向健侧。少数患儿仅见患侧胸锁乳突肌在锁骨的附着点周围有疣样改变的硬块物。病久则患侧的颜面部发育受影响，健侧的颜面部也会发生适应性的改变，以致两侧颜面部不对称。晚期患儿，一般伴有代偿性的胸椎侧凸。

【治疗】

1. 治疗原则　舒筋活血通络，软坚散结消肿。

2. 基本操作

（1）患儿取坐位或仰卧位，医者于患儿的胸锁乳突肌施用推揉法，可用拇指罗纹面揉，或食、中、无名三指罗纹面揉 5~6 分钟。

（2）捏拿患侧胸锁乳突肌，往返 3~5 分钟，用力宜轻柔。

（3）牵拉颈项法：医者一手扶住患侧肩部，另一手扶住患儿头顶，使患儿头部渐渐向健侧肩部牵拉倾斜，逐渐拉长患侧胸锁乳突肌；幅度由小渐大，在生理范围内反复进行数次。

（4）再于患侧胸锁乳突肌施推揉法 3~5 分钟。

（5）最后配合轻拿肩井 3~5 次结束。

【注意事项】

1. 在日常生活中采用与头面畸形相反方向的动作进行矫正，如调整喂奶姿势，调整枕垫或用玩具吸引患儿的注意力等。

2. 嘱家长可经常对患侧胸锁乳突肌做被动牵拉伸展运动。

3. 家长可对患侧胸锁乳突肌做揉法，每日操作 10 余分钟，施术时配用介质，用力宜轻柔。

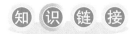

本病早期发现、早期推拿治疗效果较好。若病程超过 1 年，且畸形明显，应考虑外科手术治疗。

项目十四　脑性瘫痪

脑性瘫痪是指小儿出生前至出生后 1 个月内受各种因素影响所致的非进行性脑损伤综合征，主要表现为中枢性运动障碍和姿势异常，部分伴有神经反射异常，严重病例可有智力低下，癫痫，听、视及语言能力障碍和行为异常。其主要病理变化是中枢神经的发育异常和脑实质的破坏性病变。早产、新生儿窒息、新生儿脑血管障碍、其他缺氧缺血性脑病、核黄疸及迁延性黄疸等均可导致脑性瘫痪。

临床以立迟、行迟、语迟、发迟、齿迟，手硬、足硬、肌肉硬、头颈硬、关节硬，或颈软、手软、脚软、口软、肌肉软为主要特征。属于中医"五迟""五硬""五软"等范畴。

【诊断】

1. 临床表现　运动发育落后，抬头、翻身、抓物、坐、爬、立、行等动作发育迟于同龄正常小儿；肌肉张力异常，肢体紧张或肌肉萎软，可见手硬、足硬、肌肉硬、头颈硬、关节硬，或颈软、手软、脚软、口软、肌肉软等；姿势异常，可见头颈后仰，甚或呈角弓反张、上肢僵直、手紧握拳、下肢硬直交叉、尖足等，或肢体不对称、头颈躯干扭转，或表现为软弱无力的姿势；常有体格发育迟缓、发迟、齿迟、言语落后、听力及视力异常、癫痫发作等。

2. 根据运动障碍的性质，临床上可将脑瘫分为痉挛型、手足徐动型、强直型、共济失调型、震颤型、肌张力低下型、混合型等。其中痉挛型的发病率最高，约占该病总发病率的六成。

3. 根据临床需要，可进行脑电图、脑血流图、脑部 CT 等有关检查。

4. 中医辨证分型具体参照中医儿科学内容。

【治疗】

1. 治疗原则　开窍益智，强筋健骨。

2. 基本操作

（1）患儿取俯卧位：由下而上摩脊柱 3~5 遍；由上而下依次按揉脊柱及足太阳膀胱

经背部第一侧线和第二侧线 3~5 遍；由下而上捏脊柱 3~5 遍；擦肾俞、命门和八髎穴，以透热为度；振命门 1~2 分钟。

（2）患儿取仰卧位：用一指禅推法从印堂推至百会 3~5 遍；大开天门 50 次，推坎宫 50 次，揉太阳 100 次；点按攒竹、太阳、阳白、神庭、头维、玉枕、风池、天柱、风府、哑门、肩井、缺盆等头面颈项部穴位，每穴约半分钟；按揉瘫痪上肢或下肢 10 分钟，上肢以肩井、肩髃、曲池、手三里、合谷等穴为主，下肢以环跳、阳陵泉、丰隆、昆仑、涌泉等穴为主。

3. **推拿疗法的手法要求** 持久、有力、均匀、柔和、渗透、平稳。对于肢体僵硬、痉挛严重的部位，推拿按摩手法宜柔缓；对于张力低下、软弱无力的部位，推拿按摩手法宜重着；对于张力高的肌群采用柔缓手法缓解痉挛的同时，在其拮抗肌群运用重手法以提高肌力。采用扳法、摇法、拔伸法等手法，促进脑瘫患儿肢体、关节活动，矫正异常的姿势，恢复正常姿势，促进正常运动。

4. **推拿疗法的时间及疗程** 手法治疗每日 1~2 次，每次 15~45 分钟。时间长短根据年龄、体质情况而定。每周治疗 6 次，3 个月为一个疗程。

【注意事项】

1. 合理安排患儿的饮食起居，鼓励患儿积极进行主动运动，培养生活自理能力。

2. 加强智力培训。鼓励患儿树立战胜疾病的信心，并较好地配合医生治疗，切忌歧视、责骂或处罚。伴语言障碍者，需进行语言训练。

3. 加强护理，防止意外伤害。

4. 积极做好孕妇保健工作，避免外伤、早产及难产。新生儿要防治脑缺氧、脑损伤等脑损害，加强婴儿保健工作，增强体质，降低发病率。

知 识 链 接

　　小儿脑瘫为脑部损伤引起的一种较为棘手的全身性疾病，目前治疗方法主要有药物、物理和手术疗法三大类。因患儿年龄较小，且多伴有智力障碍等因素，口服药物常难以坚持，注射剂则价格高、疗程长，疗效难以保证。手术疗法不仅要掌握严格的适应证，且存在麻醉意外、术中心跳停搏、支气管痉挛等 10 余种手术并发症。推拿作为一种物理疗法，对本病有较好的疗效，但要立足于早期治疗和长期治疗。一般来说，年龄越小，疗效越好，故早诊早治非常重要。

复习思考

一、单选题

1. 外感头痛推拿治疗时可以选择的穴位是 （　　）

　　A. 风池　　　　　　　　　　　　B. 足三里

　　C. 膈俞　　　　　　　　　　　　D. 太冲

2. 以下头痛疾病中适合做推拿的是 （　　）

　　A. 脑肿瘤　　　　　　　　　　　B. 脑挫裂伤

　　C. 颅脑内血肿急性期　　　　　　D. 偏头痛

3. 失眠的病因不包含 （　　）

　　A. 饮食不节　　　　　　　　　　B. 劳逸体虚

　　C. 心失所养　　　　　　　　　　D. 情志失常

4. 失眠的治疗重点在于 （　　）

　　A. 益气养血　　　　　　　　　　B. 调整阴阳

　　C. 滋补肝肾　　　　　　　　　　D. 消导和中

5. 以下疾病不属于胃脘痛的是 （　　）

　　A. 慢性胃炎　　　　　　　　　　B. 胃溃疡

　　C. 十二指肠溃疡　　　　　　　　D. 胆囊炎

6. 胃脘痛常见病因不包含 （　　）

　　A. 寒邪犯胃　　　　　　　　　　B. 脾肾阳虚

　　C. 饮食伤胃　　　　　　　　　　D. 脾胃虚弱

7. 诊断高血压依据的血压值的测量方法是 （　　）

　　A. 未用降压药的情况下，2 次或 2 次以上非同日血压值的均值

　　B. 未用降压药的情况下，2 次或 2 次以上同日血压值的均值

　　C. 用降压药的情况下，2 次或 2 次以上非同日血压值的均值

　　D. 用降压药的情况下，2 次或 2 次以上同日血压值的均值

8. 中国高血压治疗指南建议正常人血压标准为 （　　）

　　A. <120/80mmHg　　　　　　　　B. <130/85mmHg

　　C. <139/89mmHg　　　　　　　　D. <140/90mmHg

9. 中风后遗症的诊断要点是 （　　）

　　A. 有高血压、心脏病、头痛、眩晕病史

　　B. 猝然昏倒，不省人事

C. 静止状态下逐渐出现半身不遂，口眼歪斜，舌强语謇

D. 以上都可以选择

10. 高血压病推拿治疗时常用的经外奇穴是（　　）

    A. 风池
          B. 桥弓

    C. 大杼
          D. 内关

11. 落枕患者最常受累的肌肉是（　　）

    A. 胸小肌
          B. 三角肌

    C. 胸锁乳突肌
          D. 菱形肌

12. 患者，男，45 岁，颈肩疼痛，右上臂放射痛，手指麻木，肢冷，握物无力，应诊断为（　　）

    A. 神经根型颈椎病
          B. 椎动脉型颈椎病

    C. 脊髓型颈椎病
          D. 交感型颈椎病

13. 肩周炎好发于哪个年龄段（　　）

    A. 30 岁左右
          B. 40 岁左右

    C. 50 岁左右
          D. 60 岁左右

14. 关于肩关节摇法在肩周炎治疗中的应用，说法错误的是（　　）

    A. 滑利关节
          B. 松解粘连

    C. 摇动幅度由大到小
          D. 摇动幅度由小到大

15. 急性腰扭伤多发于哪一类人群（　　）

    A. 儿童
          B. 老年人

    C. 更年期女性
          D. 青壮年体力劳动者

16. 急性腰扭伤患者扭伤后应（　　）

    A. 热敷
          B. 卧硬板床休息

    C. 拉伸腰部肌肉
          D. 局部擦红花油

17. 踝关节急性扭伤后局部肿胀明显，皮下出血严重者，排除骨折后一般在损伤后的多少小时后可以做推拿治疗（　　）

    A. 12
          B. 2

    C. 24
          D. 48

18. 腰椎间盘突出患者会出现什么试验阳性（　　）

    A. 梨状肌紧张试验
          B. 臂丛牵拉试验

    C. 椎间孔挤压试验
          D. 直腿抬高及其加强试验

19. 患者男，42 岁，感下肢走路不稳两月余，四肢麻木、僵硬无力，偶见头痛、头昏。查体：颈部第 3~5 椎间隙压痛，四肢肌张力增高，肌力减弱，椎间孔挤压试

验阳性，臂丛牵拉试验阳性，霍夫曼征和巴宾斯基征阳性。X 线片示钩椎关增生，MRI 示颈 3~5 颈椎间盘突出，脊髓受压。其诊断为（　　　）

  A. 椎动脉型颈椎病　　　　　　　　B. 落枕

  C. 脊髓型颈椎病　　　　　　　　　D. 腰椎间盘突出症

20. 患者女，60 岁，在阳台晾衣服，转身拿衣服时，突然出现腰痛，疼痛难忍，进而出现腰部活动受限，来院就医时，由家属搀扶而来。查体时，翻身困难，局部肌肉痉挛，压痛明显。特殊检查因疼痛无法完成。腰部 X 光片示：腰部退行性改变，椎体后缘轻度骨质增生。其诊断为（　　　）

  A. 慢性腰肌劳损　　　　　　　　　B. 急性腰扭伤

  C. 腰椎间盘突出症　　　　　　　　D. 腰椎滑脱症

二、多选题

1. 下列描述正确的是（　　　）

  A. 骶髂关节紊乱症急性患者可呈"歪臀跛行"

  B. 挺腹试验阳性提示腰神经根受压

  C. 晕推的患者可继续推拿操作

  D. 抽屉试验主要检查膝关节交叉韧带有无断裂损伤

2. 颈椎病日常注意事项描述正确的是（　　　）

  A. 忌长期持续埋头伏案工作　　　　B. 颈椎经常活动锻炼

  C. 睡觉应去掉枕头　　　　　　　　D. 保持正确的脊柱姿势

3. 下列描述正确的是（　　　）

  A. 颈椎病患者枕头应高枕

  B. 腰椎间盘突出症重大型、中央型突出的患者慎用扳法

  C. 踝关节扭伤急性期患者应制动休息、冷敷、包扎加压、抬高患肢

  D. 肩周炎疼痛多为钝痛，活动时加剧，可向上臂放射

4. 关于痛经的治疗正确的是（　　　）

  A. 以通调气血为主

  B. 实证痛经，若遇到腰部棘突偏歪或棘突压痛，可用扳法

  C. 推拿月经来潮，出现疼痛时治疗效果好

  D. 常用手法有摩法、一指禅、揉法、拿法等

5. 旋颈试验阳性提示（　　　）

  A. 阳性症状是眩晕　　　　　　　　B. 提示椎动脉型颈椎病

  C. 做该试验常让患者睁眼　　　　　D. 脊髓型颈椎病

6. 急性腰扭伤的症状和体征描述正确的是（　　　）

A. 扭闪外伤史

B. 腰部有压痛点

C. 腰肌一侧两侧酸痛不舒，缠绵难愈

D. 腰部剧痛，不能直立或行走

7. 胃脘痛描述正确的是（　　　）

A. 疼痛部位是心区疼痛

B. 症状可见胸脘痞闷、恶心、呕吐、食少

C. 疼痛可牵连胁背部

D. 胃脘痛患者需注意：生活要有规律，避免过度精神紧张，少喝烈酒、浓茶

8. 下列（　　　）适用推拿治疗高血压病

A. 缓进型高血压患者　　　　　　　B. 第 1 级高血压患者

C. 高血压危象患者　　　　　　　　D. 第 2 级高血压患者

9. 关于中风后遗症患者描述正确的是（　　　）

A. 常有高血压、高血糖等病史

B. 患者情绪要稳定，忌烟酒、油腻、动物内脏等食品

C. 以半身不遂、口眼歪斜、舌强语謇、半身麻木为主要表现特点

D. 推拿康复治疗患侧肢体，完全不需要操作健侧

10. 踝关节急性扭伤后局部肿胀明显，皮下出血严重者处理恰当的是（　　　）

A. 首先制动休息　　　　　　　　　B. 冰块或冷水进行冷敷

C. 包扎加压，防止进一步出血　　　D. 头高脚低位，减轻肿胀

三、判断题

1. 头痛、痛有定处，如锥刺，舌有瘀点，脉涩，其证属于瘀血头痛。（　　　）

2. 症见肢体关节、肌肉疼痛酸楚，走窜不定，此起彼伏，痛无定处，关节屈伸不利，属于风痹。（　　　）

3. 足内翻活动疼痛提示踝关节外侧副韧带损伤。（　　　）

4. 肱骨外上髁炎的特异性检查是杜加氏征。（　　　）

5. 患者一侧上、下肢走路不稳、无力、感觉异常、腱反射异常，指的是脊髓型颈椎病。（　　　）

6. 肩周炎好发于 50 岁年龄段。（　　　）

扫一扫，知答案

模块五　保健推拿

【学习目标】

1. 掌握保健推拿的定义和特点；掌握体质的定义、中医体质的分类及判定。
2. 熟悉老年人、小儿、产后妇女的生理、病理特点。
3. 了解各保健推拿流派特点；了解老年人、小儿、产后妇女的常见保健推拿技术。

扫一扫，看课件

单元一

保健推拿概论

项目一　保健推拿的定义及特点

一、保健推拿的定义

保健推拿，又名保健按摩，指运用各类推拿手法在人体的各种部位进行有效刺激，如人体体表局部、经络、腧穴等，来调整机体的生理功能，增强人体的抗病能力，达到强身健体、防病延年的目的。保健推拿与医疗推拿同根同源，又有不同（见表 5-1）。保健推拿强调防重于治的医学观点，主张防病于未患之时，丰富了"治未病"内涵，并与医疗推拿相辅相成，成为中医推拿的重要组成部分。

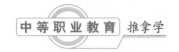

表 5-1　保健推拿与医疗推拿的区别

类别	对象	目的
保健推拿	健康人、亚健康人	强身健体、防病延年
医疗推拿	患者	治病

根据不同的分类依据，保健推拿有不同的分类方法（见表 5-2）。根据操作者的不同，一般把保健推拿分为两大类，自我保健推拿和他人保健推拿。由他人给自己操作的是他人保健推拿，可适用于老人、小儿不能自行推拿者。自我保健推拿则指的是保健者自己对自己进行保健推拿手法操作，常结合推拿功法、导引锻炼，如揉丹田、抹鼻浴面、擦涌泉等。老人、小儿不能自行推拿者可借助一些器械来替代自我保健推拿。

表 5-2　保健推拿分类

分类依据	类别
操作者	自我保健推拿、他人保健推拿
保健目的	一般保健推拿、美容保健推拿、体育保健推拿
保健部位	头面保健推拿（含耳部反射区保健推拿）、颈部保健推拿、胸腹部保健推拿、腰骶部保健推拿、上肢部保健推拿（含手部反射区保健推拿）、下肢部保健推拿（含足部反射区保健推拿）
理论体系	中国传统保健推拿、日本保健推拿、欧美保健推拿

二、 保健推拿的特点

在各类中医外治法中，人们对保健推拿的接受度是较高的。保健推拿的特点是：操作便捷、适应证广、疗效明显、施术安全、易于推广等。

（一） 操作便捷

不同于其他的中医外治法，保健推拿一般不需要特殊的医疗设备。保健推拿主要凭借他人或自己的双手或肢体的某些部位进行手法的操作，受术者可选择坐位、仰卧位、俯卧位、站立位等，不受限于时间、空间及医疗设备等情况。

（二） 疗效明显

保健推拿对强身健体和防病延年都具有独特的疗效，有些甚至能立见成效。

（三） 适应证广

保健推拿的适应证有内、外、妇、儿、五官、骨伤等各科，或预防、康复、美容等领域。

（四） 施术安全

经过规范化学习和长期训练之后，操作者只要手法运用得当，一般不容易出现不良反应及副作用。

（五）易于推广

保健推拿的群众认知度高，适宜在基层推广。

项目二　保健推拿流派介绍

一、 一指禅推拿流派

一指禅推拿流派在防治疾病的操作中，采用一指禅推法为主要手法，将意气集定于手指（主要指拇指），亦结合拿法、按法、摩法、抄法、搓法、缠法、揉法等手法。

一指禅推拿早期的流传范围主要是江苏、上海、浙江一带，师传脉络历史悠久，可溯源至清朝同治年间的李鉴臣，其游医至扬州，见扬州世医之后丁凤山（道名，原名丁水春，江苏扬州西门人，约 1842—1915 年）有志于此，遂授艺于丁凤山。丁凤山掌握一指禅推拿术后，结合医理，予以发扬光大，声名大噪，在江浙两省颇负盛名，后至上海开业。1915 年赴杭州出诊时，因暴中而卒，享年 73 岁。丁凤山传艺于侄丁树山及门人王松山、钱福卿等十余人。王松山（1870—1962 年），江苏扬州人，师从丁凤山先生，尽得其传，学成行医于扬州、宁波、杭州、镇江、汉口等地，享有名望，后中年迁沪，术更深湛，常对学生说："学习一指禅推拿，起初要与师合，经后要与师离，与师合能尽得师传，与师离，则能兼收各家之长。"丁凤山学生中丁树山一支硕果尤丰，丁树山之子丁季峰先生在祖传一指禅推拿基础上，结合西医学知识，独辟蹊径，创立㨰法推拿。丁树山之徒朱春霆于中华人民共和国成立后创建上海推拿学校，门生满天下。

一指禅推拿与中医和经络的关系密切，以阴阳五行、脏腑经络、营卫气血等中医基础理论为理论指导，以四诊为诊察手段。强调审证求因，因人而治，因病而治，因部位而治。临床上操作时遵守"循经络，推穴位"的原则。

一指禅推拿的显著特点是：以柔和为贵，动作细腻，劲含而不露，绵中裹铁。此外，一指禅推拿还非常重视功法，初学者先通过锻炼"易筋经"以塑造出强健的体魄，通过在米（沙）袋上苦练基本功以训练出扎实的手法基本技能。长期训练之后，方可进行人体操作训练，使手法技术日趋成熟。

二、 㨰法推拿流派

20 世纪 40 年代，丁季峰主任医师以祖传一指禅推拿为基础，结合生理、解剖和病理等西医学知识，创建了㨰法推拿流派。在我国的推拿界中，㨰法推拿流派发挥了较大的影响力。

滚法是本流派的代表性手法，其操作具有高度的技能性和严格的医疗规律。滚法操作柔软，但刺激力量强，刺激面积大，使刺激渗透到肌肉深层。滚法直接作用于患病部位，能增强经络的气血流动，还能改善肌肉的痉挛、强直和粘连，恢复肌肉弹性和延展性。

滚法推拿流派独有的学术特点：倡导中西医结合；注重手法操作技能，强调刚柔相济；滚法与被动运动相结合；重视经筋、皮部，强调不能以针灸理论代替推拿理论。

三、 内功推拿流派

医生、患者在治疗过程中都必须有选择地练习少林内功，据此，内功推拿流派应运而生。这种流派以擦法作为主要手法，以自我锻炼配合整体推拿治疗来达到预防和治疗疾病的目的。代表人物马万起（1884—1941 年），师从山东济宁李树嘉，20 世纪 20 年代就以内功推拿行医于上海。在练功和教徒过程中，经常会由于吐纳不慎、动作错误、用力不当而造成各种内伤，武术界也相应有一整套手法来防治各种损伤。马万起发展了这一套方法来造福患者，治疗各内科、妇科杂病和骨伤科疾病，是谓内功推拿。之后，内功推拿流派的传承人还有马万龙、马德峰、李锡九等。

内功推拿强调整体观念，扶正强身，有一整套常规操作程序。在内功推拿流派中，擦法的特点是产生的温热效应具有温补作用，不仅能疏通经络、行气活血，还能明显提高内脏的功能，提高免疫力。此外，内功推拿流派特有的手法是推桥弓，其作用是平肝息风、潜阳健脑。叩击类手法的应用范围较广，击百会以安神定魄，拳击大椎以通调阳气，拳击八髎以引火归元，桑枝棒击肢体以祛风通络，止顽麻。还有拿、点、分、合、扫散、理、劈、抖、搓、运、拔伸等其他常用手法。

四、 正骨推拿流派

正骨推拿流派是以矫正骨错筋歪这一类骨伤科疾病为诊治范围的一种推拿流派。

在中医历史中，正骨推拿源远流长。宋代王安石变法时期的太医局中就设置"中医骨伤科"。元代太医院有"正骨兼金镞科"。明代太医院有"接骨科"，后改为"正骨科"或"正体科"。清代太医院中有"正骨"或"伤科"，正骨推拿又称伤科推拿。

朱橚《普济方·折伤门》中介绍了 27 种整复手法："臂膊骨伤折法：用手拿患人胳膊伸舒。揣捏平正。""腿胫伤折法……如骨折处。再用手按捏平正。""膝骨脱落法……若蹉跌在下往上动摇送之。""脚腕蹬蹉跌出臼法……拽摇动捋。捏骨入臼平正。""手骨出……一伸一缩，摇动二三次。"

王肯堂《证治准绳·疡医准绳·损伤门》共记载了 15 种骨折脱位的整复方法。王肯堂认为："用药固不可差，而整复手法尤不可孟浪。"

在正骨推拿流派的发展过程中，清代的《医宗金鉴》发挥了承上启下的作用。此书将正骨手法全面总结为摸、接、端、提、推、拿、按、摩八种方法。其中，摸法主要用于临床诊断："摸者，用手细细摸其所伤之处，或骨断、骨碎、骨歪、骨整、骨软、骨硬、筋强、筋柔、筋歪、筋正、筋断、筋走、筋粗、筋翻、筋寒、筋热，以及表里虚实，并所患之新旧也。先摸其或为跌仆，或为错闪，或为打撞，然后依法治之。"按法、摩法、推法、拿法则主要作用于软组织："按者，谓以手往下抑之也。摩者，谓徐徐揉摩之也。此法盖为皮肤筋肉受伤，但肿硬麻木，而骨未断折者设也。或因跌仆闪失，以致骨缝开错，气血郁滞，为肿为痛，宜用按摩法，按其经络，以通郁闭之气，摩其壅聚，以散瘀结之肿，其患可愈。"又说："推者，谓以手推之，使还旧处也。拿者，或两手一手捏定患处，酌其宜轻宜重，缓缓焉以复其位也。若肿痛已除，伤痕已愈，其中或有筋急而转摇不甚便利，或有筋纵而运动不甚自如，又或有骨节间微有错落不合缝者，是伤虽平，而气血之流行未畅，不宜接、整、端、提等法，惟宜推拿，以通经络气血也。盖人身之经穴，有大经细络之分，一推一拿，视其虚实酌而用之，则有宣通补泻之法，所以患者无不愈也。"而接法、端法、提法则主要用于骨折的整复。

五、 腹诊推拿流派

腹诊推拿流派的创始人是河北骆俊昌，他把古代腹诊方法结合临床实践，继而摸索出这一推拿流派。腹诊推拿流派的核心内容是利用望诊和触诊判断疾病的表里、寒热、虚实、阴阳，以此来确定推拿的治则治法，进而指导推拿取穴选法。

腹诊法诊断时，具体操作如下：

1. 望腹　用以观察腹部形态变异。腹之外形隆起者为实证，下陷则为虚证；并望胃肠之蠕动、腹肌跳动及皮肤之色泽。

2. 闻腹　听腹部声音，可结合西医听诊法。关于腹部听诊的古代记载有："左、右不容，乘满处痛，按之痛愈甚，或行于胸腹中，咕咕有声，时吐水汁，吐则痛减，是为痈囊，宜温药，宜减饮食。"

3. 问腹　询问患者腹部、腹部周围的自觉症状，如腹胀、气上冲、心下满闷、腹部悸动、胸胁胀痛、不适感等与活动之间的关系；腹痛与按压的关系：轻按而痛者属病在表，重按而痛者病在里。

4. 切腹　用触诊法触知腹壁紧张度及是否有痞块、索状、网状反应物等异常状态。医生以一手或双手四指紧贴腹壁，循着任脉、脐中、冲脉的次序进行按压或摩动。用手指沿两侧肋骨下缘徐徐向外或向下抚按，体会其抵抗力的强弱；腹壁肌肉的虚弱或紧张，以及范围大小；按压时有无胸部苦闷的感觉。

上腹部切诊时有无水响声，腹壁有无紧张感，以及范围大小，肌肉紧张是否已超过脐部，甚至抵达小腹，其性质是薄而突出，还是深而下沉，有无积聚，其部位大小、形态

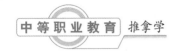

如何。

下腹部切诊时，肌肉紧张与脐上部分有无连续，上腹、中腹、下腹至耻骨联合之肌肉紧张度是否一致，深部按压有无抵抗、硬块、压痛等异常状况。

切腹可探查疾病的一些情况，分辨其表里、寒热、虚实等。一般而言，皮肤燥者为热，润者为寒；喜按属虚，拒按属实；腹壁紧张为实，腹壁松软为虚。从部位而言，脐上部分为肠胃之所在，脐下部分为肝肾下焦之处；腹际两侧多与肾病有关；少腹近腹处多与下肢疾病有关。从腹壁形态而言，块状形为病易去；束状形病重难治；网状形则表明疾病根深蒂固，难消除。

腹诊法与其他诊断方法相结合有助于提高其诊断的准确性，但是腹部推拿治疗能改善患者症状和变异的腹部形态，具有一定的疗效。

六、 脏腑经络推拿流派

脏腑经络推拿是以中医脏腑经络学说为理论指导，结合前人脏腑推按疗法，继承及创新起来的一种推拿治疗方法。脏腑经络推拿流派十分重视循脏腑经络的推按手法操作。流派源流亘古绵长，可追溯到《推按精义》。

脏腑经络推拿基本手法主要包括补、泻、调、压、推、拨、分、扣、按九种。其中，用右手操作的手法是补、泻、调、压法。补、泻、调适用于经脉和腹部的穴位，压法适用于任脉。

脏腑经络推拿的部位以腹部为主。腹居人体中部，是连接人体上下的枢纽，为全身经脉汇聚之所，内含重要脏腑，其中脾胃为后天之本，营卫气血之源，因此推拿腹部可调理脾胃功能，从而使机体保持阴阳气血相对平衡的状态。此外，脐位居腹之中央，内为五脏六腑，外为风寒之门户，因此按摩脐腹，不仅对五脏六腑之功能起促进和调整作用，而且可以提高机体抗病能力，防止六淫外邪的侵袭。

脏腑经络推拿以经络、穴位为主，十二经脉中的足部经脉与腹部有直接联系：脾经、胃经、肾经、肝经行于腹前；胆经过腹侧；膀胱经行于背部，膀胱经背俞穴与腹部各脏器相联系。手部经脉则通过与足部经脉的络属关系同腹部发生关系。因此按摩腹部，可以调整十二经脉的功能。此外，奇经八脉中，任、督、冲三脉，因起于腹部胞中，一源三歧，为经脉脏腑之海，是人体气血循环、阴阳升降的通道，故调理任、冲、督三脉，则百脉皆通。因此，腹部推拿能直接调整冲、任、督三脉，有治疗诸身疾病、益寿延年之功。

此外，脏腑经络推拿还有以下特点：先按摩腹部，首选阑门穴进行旋转推按，因阑门乃疏通上下气机之要穴，待人体气机开通后，再根据具体证候，配合使用其他脏腑经络推拿方法。

七、　点穴推拿流派

点穴推拿是用手指在患病体表的穴位和刺激线上运用点、按、压、提、掐、揉、拍和叩打等推拿手法，以达到防治疾病目的的推拿疗法。此流派不同于其他推拿流派的特点是重视穴位与特殊手法的结合运用。

推拿界认为，点穴推拿流派从武术家的治伤经验中衍生而来，并一直流传于各地。在长期的练功过程中，"内气"的运行感觉结合经络气血理论一起指导点穴推拿临床，于是才发展出点穴推拿流派。但很多地区的点穴推拿流派均无文字记载能确定其流派起源及师承关系，如山东崂山点穴推拿、福建闽南地区点穴推拿等。此流派认为，人之手指只按于体表，针刺却能刺入人体，但人之手指与针刺有异曲同工之妙，故二者作用是基本一致的。如《针灸大成·保婴神术》认为掐法"乃以指代针刺之神术也"。

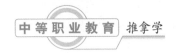

扫一扫,看课件

单元二
体质辨识

项目一　体质概述

　　体质是一种客观存在的生命现象,是个体生命过程中,在先天禀赋和后天获得的基础上所形成的形态结构、生理功能和心理状态等方面综合的、相对稳定的固有特质,是人在生长发育过程中所形成的与自然、社会环境相适应的人体个性特征。在正常生理状态下,人体阴阳气血津液总是处于动态的消长变化之中,使正常体质出现偏颇失衡状态。2009年4月中华中医药学会发布了《中医体质分类与判定标准》,将人的体质分九类:平和质、气虚质、阳虚质、阴虚质、痰湿质、湿热质、血瘀质、气郁质、特禀质。在此基础上,针对人的体质特点可为不同人群进行个体化保健推拿,进行有针对性的干预,保障人们的身体健康。

项目二　中医体质与判定

　　1. 平和质

　　总体特征:阴阳气血调和,以体态匀称健壮、面色润泽、精力充沛等为主要特征。

　　形体特征:体形匀称,肌肉壮实。

　　常见表现:面色润泽,头发较密,双目有神,不易疲劳,精力充沛,睡眠好,胃纳佳,二便正常,舌淡红、苔薄白,脉和缓有力。

　　心理特征:性格开朗。

　　发病倾向:平素患病较少。

　　对外界环境适应能力:对自然环境和社会环境适应能力较强。

　　2. 气虚质

　　总体特征:元气不足,气息低弱,脏腑功能状态低下,以疲乏、气短、低声懒言、自汗等气虚表现为主要特征。

　　形体特征:形体不健壮,肌肉松软不实。

常见表现：平素语音低弱，气短懒言，精神不振，易疲乏，易出汗，易头晕，活动量减少，舌淡红，舌边有齿痕，脉弱。

心理特征：性格偏内向，喜静。

发病倾向：平素体质虚弱，易患感冒、内脏下垂等病。

对外界环境适应能力：不耐风、寒、暑、湿邪，不耐劳累。

3. 阳虚质

总体特征：阳气不足，以畏寒怕冷、手足不温等虚寒表现为主要特征。

形体特征：肌肉松软不实。

常见表现：平素畏冷，手足不温，喜热饮食，精神不振，舌淡胖嫩，脉沉迟而弱。

心理特征：性格多内向、沉静。

发病倾向：易患痹证、痰饮、咳喘、泄泻等病；感邪易从寒化。

对外界环境适应能力：耐热不耐寒；易感风、寒、湿邪。

4. 阴虚质

总体特征：体内津液精血等阴液亏少，阴虚内热，以口燥咽干、手足心热等阴虚表现为主要特征。

形体特征：体形偏瘦。

常见表现：手足心热，双目干涩，口鼻咽干，皮肤偏干，偏好冷饮，大便干燥，唇红微干少津，脉细数。

心理特征：性格外向，喜动，易急躁。

发病倾向：易患阴亏燥热的病变；感邪易从热化。

对外界环境适应能力：耐寒不耐热；不耐暑、热、燥邪。

5. 痰湿质

总体特征：痰湿凝聚，黏滞重浊，以形体肥胖、腹部肥满、口黏苔腻等痰湿表现为主要特征。

形体特征：体形肥胖，腹部肥满松软。

常见表现：皮肤油性，多汗且黏，胸闷，痰多，口黏腻或甜，喜食肥甘甜黏，易于困倦，大便正常或不实，苔腻，脉滑。

心理特征：性格温和、稳重，善于忍耐。

发病倾向：易患中风、胸痹等病。

对外界环境适应能力：对雨季及湿重环境适应能力差。

6. 湿热质

总体特征：湿热内蕴，以面垢油光、口苦、苔黄腻等湿热表现为主要特征。

形体特征：形体中等或偏瘦。

常见表现：面垢油光，淡黄而暗，口苦有异味，身重困倦，心烦易怒，大便黏滞不畅，小便短黄，舌质偏红，苔黄腻，脉滑数。

心理特征：性格多急躁易怒。

发病倾向：易患口疮、皮肤湿疹、疮疖、黄疸等病。

对外界环境适应能力：对夏末秋初湿热气候较难适应。

7. 血瘀质

总体特征：血行不畅，以肤色晦暗、舌质紫黯等血瘀表现为主要特征。

形体特征：胖瘦均见。

常见表现：皮肤晦暗，眼眶发黑，皮下易现瘀斑，肢体麻木，喜卧，口唇黯淡，舌质黯或有瘀点，舌下络脉紫黯或增粗，脉涩。

心理特征：性情急躁，健忘。

发病倾向：易患胸痹、痛证、血证等。

对外界环境适应能力：不耐寒邪。

8. 气郁质

总体特征：气机郁滞，以神情抑郁、紧张焦虑等气郁表现为主要特征。

形体特征：形体瘦者居多。

常见表现：神情抑郁，紧张焦虑，烦闷不乐，有孤独感，容易受到惊吓，舌淡红，苔薄白，脉弦。

心理特征：性格内向不稳定，多愁善感，敏感多虑。

发病倾向：易患不寐、郁证等。

对外界环境适应能力：对精神刺激适应能力较差；不适应阴雨天气。

9. 特禀质

总体特征：表现为一种特异性体质，多指由于先天性因素造成的一种体质缺陷。过敏体质者，禀赋不耐异气外侵，以过敏反应等为主要特征；先天失常者为另一类特禀质，以禀赋异常为主要特征。

形体特征：过敏体质者一般无特殊；先天失常者或有畸形，或有生理功能缺陷。

常见表现：过敏体质者常见哮喘、风团、咽痒、鼻塞、喷嚏等；先天失常者患遗传性疾病，有垂直遗传、先天性、家族性特征。

心理特征：随禀质不同，情况各异。

发病倾向：过敏体质者易患哮喘、荨麻疹、过敏性鼻炎及药物过敏等；先天失常者多有遗传疾病，如血友病等。

对外界环境适应能力：适应能力差，如过敏体质者对季节变化、异气外侵的适应能力差，易引发过敏反应。

扫一扫，看课件

单元三

特殊人群保健推拿

项目一　老年人保健推拿技术

一、老年人生理特点

1. 元阴元阳渐虚　人在机体生长壮老过程中，元阴元阳呈现自然盛衰规律。即人在四十岁以前元阴元阳逐渐壮大，四十岁时盛极，而后逐渐衰弱。这与《素问·阴阳应象大论》"年四十而阴气自半也，起居衰矣"说法一致。

2. 脏腑功能渐衰　老年人元阴元阳虚损，元阴元阳不能滋润五脏六腑并推动其功能活动，引起脏腑的器官形质衰败和功能衰退。

3. 气血渐亏，形体渐弱　人进入老年期，其脏腑功能日渐降低，气血化生日趋减少。气血作为人体生命活动的基础，若亏虚则导致五脏六腑及其所属器官失养，进而出现牙齿、皮毛、筋骨、爪甲等多种组织器官的形质衰败，常见如形体消瘦、关节活动不利、皮肤干燥皱折、毛发枯槁稀疏、五官九窍干涩等表现。

二、老年人病理特点

1. 本虚标实，虚实兼杂　由于老年精气衰弱，命门阴阳俱虚，脏腑功能低下，气血亏虚，机体内外调节和适应能力大为减退，易遭外邪侵袭，阴阳失衡，导致疾病。本虚常夹杂痰饮、瘀血等内伤宿疾，易致实证，实证反过来又可作为致病因素使本虚之体更加虚衰，内伤之证更加突出。所以老年人多虚实夹杂。

2. 起病隐匿，传变迅速　老年人本虚，多有宿疾，常起病隐匿，又易遭外邪发病，或诱发宿疾，容易传变，引动多脏腑发病，数病夹杂，病情常复杂或危重。

3. 恢复缓慢，病程迁延　老年人本虚，机体的抗邪能力和修复能力大幅下降，即使低致病能力的邪气也可使老年人发病，且老年人对药物的吸收、转化等功能低下，所以老年人发病缓慢，病程缠绵。

三、 老年人保健推拿技术

人到老年，身体各器官组织会自然老化，机体生理功能逐渐衰退，代谢过程也逐渐变慢，身体活动能力下降；在老年人群体中的平和体质相对较少，偏颇体质较多。因此，我们可以从体质改变情况来关注老年人的身体健康，通过认识和了解老年人的生理特点，科学地、有针对性地进行保健推拿，能有效地增进健康、延缓衰老过程，起到延年益寿的作用。

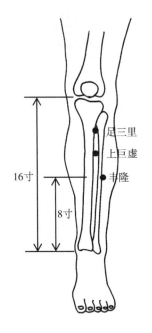

图 5-1　下肢部分穴位图

1. 平和质

（1）选穴　涌泉、足三里。

（2）定位　涌泉位于足底部，屈足时足心最凹陷处，约当足底第 2、3 趾缝纹头端与足跟连线的前 1/3 与后 2/3 交点凹陷中。足三里位于小腿前外侧，犊鼻下 3 寸，胫骨前缘一横指处（图 5-1）。

（3）操作　采用大拇指按压或拨法刺激穴位，以穴位酸胀为度，操作 2~3 分钟，每天操作 1~2 次。

2. 气虚质

（1）选穴　气海、关元。

（2）定位　气海位于下腹部，前正中线上，当脐下 1.5 寸。关元位于下腹部，前正中线上，当脐下 3 寸（图 5-2）。

（3）操作　采用揉法和摩法，每个穴位按揉 2~3 分钟，每天操作 1~2 次。也可采用艾条温和灸，具有温阳益气的作用。也可借助温灸盒，对穴位进行温灸，每次 10 分钟。艾条温和灸点燃端要与皮肤保持 2~3 厘米的距离，不要烫伤皮肤。温和灸可每周操作 1 次。

3. 阳虚质

（1）选穴　关元、命门。

（2）定位　关元定位见气虚质。命门位于腰部，当后正中线上，第 2 腰椎棘突下凹陷中。

（3）操作　两穴均可采用温和灸（见气虚质）的方法，每周进行 1 次。关元穴还可采用掌根揉法，按揉每穴 2~3 分钟，每天 1~2 次。也可小鱼际横擦腰骶部以温肾助阳，每次操作约 10 分钟，以摩至皮肤温热为度，每天 1 次。

4. 阴虚质

（1）选穴　太溪、三阴交。

（2）定位　太溪位于足内侧，内踝后方，当内踝尖与跟腱之间的凹陷处。三阴交位于小腿内侧，当足内踝尖上 3 寸，胫骨内侧缘后方。

（3）操作　采用指揉或点按穴位的方法，以穴位酸胀为度，每个穴位 2~3 分钟，每天操作 1~2 次。

5. 痰湿质

（1）选穴　丰隆、足三里。

（2）定位　足三里定位见平和质；丰隆穴位于小腿前外侧，外踝尖上 8 寸，条口外，距胫骨前缘二横指处（图 5-1）。

（3）操作　采用指揉法（见平和质）。

6. 湿热质

（1）选穴　支沟、阴陵泉。

（2）定位　支沟穴位于前臂背侧，尺骨和桡骨间隙中点，腕背横纹上 3 寸。阴陵泉位于小腿内侧，当胫骨内侧髁后下凹陷处。

（3）操作　采用指揉法（见平和质）。

7. 血瘀质

（1）选穴　期门、血海。

（2）定位　期门位于胸部，当乳头直下，第 6 肋间隙，前正中线旁开 4 寸。血海，屈膝，在大腿内侧，髌底内侧端上 2 寸，当股四头肌内侧头的隆起处。

（3）操作　采用指揉法（见平和质）。

8. 气郁质

（1）选穴　合谷、太冲穴。

（2）定位　合谷位于手背，第 1、2 掌骨间，第 2 掌骨桡侧的中点处。太冲位于足背侧，第 1、2 跖骨间，跖骨底结合部前方凹陷处（图 5-3）。

（3）操作　采用指揉法（见平和质）。

9. 特禀质

（1）选穴　神阙、曲池。

（2）定位　神阙位于腹中部，脐中央。曲池位于肘横纹外侧端，屈肘，当尺泽与肱骨外上髁连线中点（图 5-2、图 5-3）。

（3）操作　神阙采用温和灸，曲池采用指揉法（见平和质）。

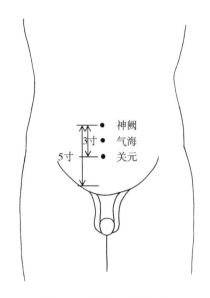
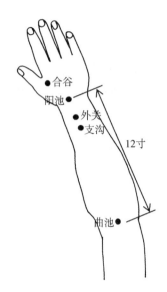

图 5-2　腹部部分穴位图　　　　图 5-3　上肢部分穴位图

四、 注意事项

1. 根据需要准备滑石粉、爽身粉或冬青膏等介质。

2. 天气寒冷时，操作者双手要保持温暖，被操作者也应注意保温。

3. 老年人基本上都有骨质疏松，不宜重手法刺激。

4. 严重的心、脑、肝、肾等器官的器质性疾病不宜推拿。

项目二　儿童保健推拿

一、 小儿生理特点

1. 脏腑娇嫩，形气未充　脏腑娇嫩是指小儿五脏六腑还比较娇弱、柔嫩，不耐攻伐；形气未充指小儿形体结构、四肢百骸、精血津液等，以及小儿各种生理功能，尚未充实旺盛。这个特点概括地说明了小儿机体对病邪侵袭的抵抗和耐受能力都较弱，整体适应性和自我调节能力也低下。也正由于小儿生理功能还未成熟，所以对五脏六腑有很大的要求，特别对肾气生发、脾气运化、肺气宣发的功能状况要求更高。相对于小儿的生长发育需求，经常会出现肾、脾、肺气之不足，表现出肺脏娇嫩、脾常不足、肾常虚的特点。

2. 生机蓬勃，发育迅速　小儿的机体，无论是在形态结构方面，还是在生理功能方面，都在不断地向成熟和完善的方向发展。所以小儿这种蓬勃生机、迅速发育的生理特点，古今学者形象地将其概括为"纯阳"。这里的"纯"是指小儿先天所禀的元阴元阳未曾耗散，"阳"意为生长、发育，指小儿的生命活力蒸蒸日上，生机勃勃，发育迅速。

二、小儿病理特点

1. 发病容易，传变迅速　由于小儿为"稚阴稚阳"之体，脏腑娇嫩，形气未充，阴阳二气不足，故其在调节、适应、抗邪等能力方面较差，不耐攻伐，外易为六淫所侵，内易为饮食所伤，易于患病。小儿之肺气宣发肃降功能不完善，卫表不固，易感受外邪，引发感冒、咳嗽、哮喘等肺系病证；小儿"脾常不足"，其脾胃之体成而未全，脾胃之气全而未壮，易因食物不洁、乳食失节、脾运失健等因素出现呕吐、泄泻、腹痛、积滞等脾系病证；小儿"气血未充，肾气未固"，故肾常虚，易对小儿脑、骨、齿、发、耳的生长发育产生影响，出现小儿五迟、五软、解颅等；另外小儿还有"心常有余""肝常有余"的特点，病理上感受各种外邪易从火化，火热伤心生惊、伤肝引动肝风的证候。小儿患病之后常见变化迅速、易虚易实、易寒易热的特点。小儿在患病之初常见邪气亢盛，易伤正气而迅速转化为虚证，或虚实相兼之证。又因小儿为"稚阴稚阳"之体，稚阴未长，稚阳未充，易形成寒热迅速转化或夹虚或夹实的证候。

2. 脏气清灵，易趋康复　小儿为病虽有发病容易、传变迅速的特点，但小儿脏气清灵，生机蓬勃，再生和修复能力比较强，故其病情更易于好转，疾病更易康复。

三、小儿保健推拿技术

小儿具有生机旺盛而又稚嫩柔软的生理特点，也因此具有"发病容易，传变迅速，脏气清灵，易趋康复"的病理特点。针对小儿这种生理和病理特点，我们可以采用中医保健推拿技术对小儿进行干预，疗法易于接受，操作性强，极大缓解了小儿不配合治疗的难题。

1. 摩腹法

（1）位置　腹部。

（2）操作　操作者用手掌掌面或单指、多指指面附着于小儿腹部，以腕关节连同前臂反复做环形有节律的摩动，力度和速度要均匀，每次 1~3 分钟。

（3）功效　具有消食化积，和中行气，改善脾胃功能，促进消化吸收等作用。

2. 捏脊法

（1）位置　背脊正中，龟尾至大椎段的脊柱两旁或脊柱正中。

（2）操作　操作者用双手的中指、无名指和小指屈曲重叠握成空拳状，食指半屈置于脊柱正中，拇指伸直与食指合作交替夹起脊柱正中皮肤，从龟尾至大椎，然后沿督脉两侧，自下而上，按照推、捏、捻、放、提的先后顺序进行操作，可捏拿 20 遍；从第 2 遍开始，操作者可根据不同症状，合理选择穴位进行"重提"，加强疗效。在结束捏拿小儿脊背时，在督脉两旁的背俞穴处，用较重的力量在捏拿的基础上，进行提拉（图5-4）。

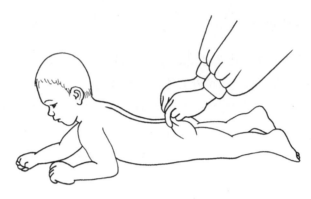

图 5-4　捏脊法

（3）功效　具有良好的调理脏腑功能、增强体质的作用，还具有消食积、健脾胃、通经络的作用。

3. 按揉足三里

（1）位置　在小腿前外侧，当犊鼻下3寸，胫骨前缘旁开1寸。

（2）操作　操作者用拇指端按揉，每次1~3分钟。

（3）功效　具有健脾益胃、强壮体质的作用。

4. 按揉迎香穴

（1）位置　在鼻翼外缘中点旁，当鼻唇沟中。

（2）操作　用食、中二指同时按揉两侧迎香穴。或以中指按揉该穴。操作1~3分钟。

（3）功效　具有宣通鼻窍的作用。

5. 按揉四神聪穴

（1）位置　在头顶部，百会前后左右各旁开1寸处，共4处。

（2）操作　用手指逐一按揉，先按左右神聪穴，再按前后神聪穴，每次1~3分钟。

（3）功效　具有醒神益智的作用。

四、 注意事项

1. 由于小儿皮肤细嫩，为防止操作过程中损伤小儿皮肤，可使用滑石粉、爽身粉或冬青膏等介质。

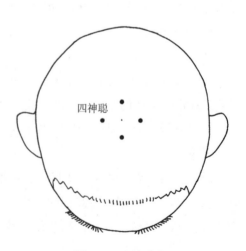

图 5-5　四神聪穴

2. 操作者应保持双手清洁，指甲修剪圆润，防止操作时划伤小儿皮肤。

3. 天气寒冷时，操作者要保持双手温暖，可搓热后再操作，以免凉手刺激小儿。

4. 手法应柔和，争取小儿配合。

项目三　产后保健推拿

一、产后妇女生理特点

因产妇分娩时用力耗气或产创出血，又乳汁由精血、津液所化，产后哺乳亦会耗伤气血，故产后多呈现气血俱虚的生理状态。

1. 产褥期恶露　恶露是指产后自子宫排出的余血浊液，按从子宫排出的先后顺序，依次分为红恶露、浆液性恶露和白恶露（见表 5-3）。倘若血性恶露持续时间达 10 天以上，疑子宫复旧不良或感染，应积极给予治疗。

表 5-3　恶露的分类及特点

名称	质	量	持续时间
红恶露	暗红色的血性恶露	稍多	3~4 天
浆液性恶露	淡红色的浆液性恶露	渐少	7~10 天
白恶露	不含血色的白色恶露	总量约为 500mL	

2. 产后哺乳　《景岳全书·妇人规》：“妇人乳汁，乃冲任气血所化。”中医认为，乳汁由精血、津液所化，妇人精血津液充足，便能化生足够的乳汁哺育婴儿。顺产妇女，产后半小时即可哺乳，哺乳次数则按婴儿的需求进行供给。最佳的哺乳时间一般为 8 个月，但 3 个月后可给婴儿添加适量辅食。在哺乳期，产后妇女多月经停闭，少数人有排卵和月经来潮，因此需采取避孕措施。哺乳停止后，为避免因长期溢乳导致经、乳疾病，需及时用药物回乳。

产妇产后应尽早哺乳。新生儿尽早吮吸乳头，可刺激乳头尽早泌乳，促进母体宫缩，以达到减少产后出血的作用，还可提高婴儿的自身免疫能力，促进胎粪排出，能积极改善产妇和婴儿的身体情况，亦有助于建立良好的母子感情。

二、产后妇女病理特点

产后百脉亏虚，胞宫瘀滞，呈现多虚多瘀之特点。产后病的病理特点可以概括为四个方面：一是亡血伤津。由于分娩用力、出汗、产创出血，导致阴血暴亡，虚阳浮散，易致产后血晕、产后痉证、产后发热、产后大便难、产后小便淋痛等。二是元气受损。由于产时用力耗气，或产程过长、耗气更甚，或失血过多、气随血耗，或产后操劳过早，导致气虚失摄，冲任不固，易致产后发热、产后恶露不绝、产后自汗、产后小便不通、产后乳汁自出等。三是瘀血内阻。分娩创伤，脉络受损，血溢脉外，离经成瘀；产后百脉空虚，起居不慎，寒热入侵，寒凝血瘀或热灼成瘀；元气亏虚，运血无力，血滞成瘀；情志所伤，气机不畅，气滞成瘀；胞衣残留，瘀血内阻，败血为病，易致产后血晕、产后发热、产后腹痛、产后恶露不绝、产后身痛、产后情志异常等。四是外感六淫或饮食房劳所伤。产后元气受损，气血俱伤，腠理疏松，卫表不固，所谓"产后百节空虚"，稍有不慎或调摄失当，便可发生产后痉证、产后发热、产后腹痛、产后恶露不绝、产后身痛等。

在产后多虚多瘀的病理特点上，疾病发生易于传变，临证应予以重视。

三、 产后妇女保健推拿技术

产后妇女因特殊的生理、病理特点，以及哺乳期用药受到局限的情况，中医外治显示出独特的优势，对于方便、安全、经济且行之有效的推拿疗法，为产后患者所接受。

1. 一指禅推法

（1）位置　腰背部腧穴。

（2）操作　患者俯卧位，操作者用拇指指端、偏峰或罗纹面吸定于穴位或施术部位，通过前臂的主动摆动带动腕关节有节律地摆动和（或）拇指指间关节的屈伸，从而产生轻重交替、持续不断的作用力。

（3）功效　调和营卫，疏通经络，舒筋活血，通调脏腑。

2. 脐部热扣法

（1）位置　脐部（神阙穴）。

（2）操作　患者仰卧位，操作者将两手搓热，或将一手之手掌放置于火上取热，然后迅速将掌心略加压力扣于脐部（神阙穴）1~2分钟，如此操作3~5遍。

（3）功效　温中通阳，调理脏腑。

3. 产后摩乳法

（1）位置　乳房部。

（2）操作　患者仰卧位，操作者用双手轻轻握住乳房，手指沿乳房四周方向进行顺时针旋摩，然后轻捏起乳房向乳头方向拨松，剥离胸小肌筋膜和乳房基底膜。双手握住乳房基底部向乳头方向做左右上下摇动的提起。左右手掌交叉揉按乳房。用食指和拇指捏住乳头做牵拉，牵拉至乳头与乳颈部、乳轮分离为止。接着，用热毛巾擦拭乳头，祛除乳腺管中的乳栓。用手掌顺时针方向旋转按摩双侧乳房后，用大拇指和食指在乳晕四周挤压，可溢出淡黄色或无色透明稍带黏性的初乳。产后摩乳法使用于哺乳前，每日两次，早晚各一次，每次15分钟。

（3）功效　疏通经络，增强局部血液循环，消炎止痛；调节神经和内分泌，促进孕妇子宫颈"成熟"和乳汁分泌。

4. 一指托天法

（1）位置　百会穴（位于头顶正中线与两耳间连线之交点）。

（2）操作　患者坐位或卧位，操作者拇指指腹抵于食指的二、三节间屈侧，食指指腹抵于中指二、三节背侧辅以中指，以中指端着力于百会穴，由表及里，由浅入深，垂直发力，持续点按配合轻按微颤，持续 1~2 分钟。患者可自我感觉有温热感从头顶向背后下达两腿，且有气感上提。

（3）功效　理气消滞，补虚益气。

5. 腹部斜摩法

（1）位置　腹部（腹哀、太乙、水分、神阙、四满、水道、归来穴为主）。

（2）操作　患者仰卧，操作者坐其侧面。一手四指或两手四指掌侧并置于腹哀穴处先摩动 3~5 次后，从上至对侧内下方斜摩，经太乙、水分、神阙、四满、水道、归来穴，反复斜摩 5~10 分钟。上腹部摩动的力量宜重些，但脐下及下腹部的力量宜轻些。

（3）功效　温运脾阳，和胃理肠。

四、注意事项

1. 注意产褥期卫生，保持会阴部清洁卫生。

2. 注意全身保暖，避风寒，饮食应温热，少食寒凉。

3. 操作者的双手要保持一定的温度，保持清洁，手指甲不宜过长。

复习思考

一、单选题

1. 保健推拿主要针对哪些人群（　　）

　　A. 健康人、亚健康人　　　　　　　B. 老年人

　　C. 病人　　　　　　　　　　　　　D. 孕妇

2. 气虚质体质对外界环境适应能力是（　　）

　　A. 对自然环境和社会环境适应能力较强

　　B. 不耐风、寒、暑、湿邪，不耐劳累

　　C. 耐热不耐寒；易感风、寒、湿邪

　　D. 对雨季及湿重环境适应能力差

3. 气郁质体质的老年人应选择的保健推拿穴位是（　　）

　　A. 太溪、三阴交　　　　　　　　　B. 合谷、太冲

C. 丰隆、足三里　　　　　　　　　D. 期门、血海

4. 平素语音低弱，气短懒言，精神不振，易疲乏，易出汗，易头晕，活动量减少，舌淡红，舌边有齿痕及脉弱，属于什么体质（　　　）

A. 气虚质　　　　　　　　　　　　B. 痰湿质

C. 湿热质　　　　　　　　　　　　D. 特禀质

5. 下列哪项不属于是老年人的生理特点（　　　）

A. 元阴元阳渐虚　　　　　　　　　B. 脏腑功能渐衰

C. 发病容易，传变迅速　　　　　　D. 气血渐亏，形体渐弱

6. 阴虚质体质的老年人应选择的保健推拿穴位是（　　　）

A. 太溪、三阴交　　　　　　　　　B. 关元、命门

C. 丰隆、足三里　　　　　　　　　D. 期门、血海

7. 哪项不属于儿童的生理特点（　　　）

A. 脏腑娇嫩　　　　　　　　　　　B. 发病容易，传变迅速

C. 形气未充　　　　　　　　　　　D. 生机蓬勃，发育迅速

8. 面垢油光，淡黄而暗，口苦有异味，身重困倦，心烦易怒，大便黏滞不畅，小便短黄，舌质偏红，苔黄腻，脉滑数，属于什么体质（　　　）

A. 气虚质　　　　　　　　　　　　B. 痰湿质

C. 湿热质　　　　　　　　　　　　D. 特禀质

9. 患遗传性疾病，有垂直遗传、先天性、家族性特征，属于什么体质（　　　）

A. 阴虚质　　　　　　　　　　　　B. 特禀质

C. 血瘀质　　　　　　　　　　　　D. 痰湿质

10. 下列哪项不属于老年人的生理特点（　　　）

A. 脏腑功能渐衰　　　　　　　　　B. 气血渐亏，形体渐弱

C. 元阴元阳渐虚　　　　　　　　　D. 生机蓬勃，发育迅速

11. 下列哪项不属于儿童的生理特点（　　　）

A. 脏腑娇嫩　　　　　　　　　　　B. 发病容易，传变迅速

C. 形气未充　　　　　　　　　　　D. 生机蓬勃，发育迅速

12. 不属于产后保健推拿的注意事项的是（　　　）

A. 注意产褥期卫生，保持会阴部清洁卫生

B. 注意全身保暖，避风寒

C. 饮食应多食寒凉

D. 操作者的双手要保持一定的温度，保持清洁，手指甲不宜过长

13. 保健推拿的特点（　　　）

    A. 操作便捷　　　　　　　　　　　B. 疗效明显

    C. 易于推广　　　　　　　　　　　D. 以上全是

14. 以矫正骨错筋歪这一类骨伤科疾病为诊治范围的一种推拿流派是（　　　）

    A. 内功推拿流派　　　　　　　　　B. 一指禅流派

    C. 正骨推拿流派　　　　　　　　　D. 脏腑经络推拿流派

15. 小儿保健推拿使用捏脊描述恰当的是（　　　）

    A. 良好的调理脏腑功能　　　　　　B. 能增强体质

    C. 消食积、健脾胃　　　　　　　　D. 以上全正确

16. 下列关于小儿保健推拿描述错误的是（　　　）

    A. 按揉迎香穴具有宣通鼻窍的作用

    B. 按揉四神聪穴具有醒神益智的作用

    C. 按揉足三里具有健脾益胃、强壮体质的作用

    D. 摩腹法具有宽胸理气、补心血、补肺气的作用

17. 阳虚体质的老年人调理保健选用（　　　）

    A. 关元、命门　　　　　　　　　　B. 太溪、昆仑

    C. 支沟、阴陵泉　　　　　　　　　D. 丰隆、足三里

18. 平和质的人群进行保健选取穴位合适的是（　　　）

    A. 涌泉、足三里　　　　　　　　　B. 气海、关元

    C. 太溪、三阴交　　　　　　　　　D. 膈俞、腰阳关

19. 产后女性生理病理描述不恰当的是（　　　）

    A. 产妇产后应尽早哺乳，可刺激乳头尽早泌乳

    B. 新生儿尽早吮吸乳头，促进母体宫缩，以达到减少产后出血的作用

    C. 尽早哺乳能积极改善产妇和婴儿的身体情况，亦有助于建立良好的母子感情

    D. 产后百脉亏虚，但瘀滞少见

20. 产后妇女保健推拿描述不正确的是（　　　）

    A. 脐部热扪法可温中通阳、调理脏腑

    B. 腹部斜摩法温运脾阳、和胃理肠

    C. 操作者的双手要注意保暖，保持清洁

    D. 产后摩乳法顺时针为泻，逆时针为泻

扫一扫，知答案